漢方の聖典
『傷寒論』とは
どのような医学書か

齋藤謙一 著

源草社

漢方の聖典『傷寒論』とはどのような医学書か

漢方の聖典
『傷寒論』とはどのような医学書か

まえがき

なぜこの本を書こうと思ったか

「葛根湯」は多くの人が知っている著名な漢方薬である。その葛根湯の出どころが『傷寒論』である。『傷寒論』も、漢方の聖典と称されるほどの有名な医学書だが、古来、難解な書物と言われているためか、名前だけが広まっている。

実は、5年前に「仮説と検証」を土台とした『リアル傷寒論』を上梓して、『傷寒論』の実像に迫った。しかし、臨床応用にも注力したために、目的を十分に達成できたとは感じられずにいた。

そこで、今回は端的に、『傷寒論とはどのような医学書か』と題して、前著書のバージョンアップを試みた。方法は、『傷寒論』の『原本』がどのようにして、創造されたかを追究することである。その過程を再現して、原作者たちの「発想」、「思考法」あるいは「手法」に迫り、『原本』の「仕組み」を明らかにした。その仕組みとは、急性熱性病に罹病した病人から得られる一次情報に基づいて、診断と治療を直結するシステムである。情報処理の手法がモデル化と規格化であった。

したがって、『原本』の条文の指示に従えば病人を治すことができる。ただ、ここに大きな誤解が生じた。それは、条文の内容が事実そのものと受け取られたことである。実際は、システム化のためにモデル化と規格化され、その上、加工されている。

そのために、条文に記載されている桂枝湯証や葛根湯証は、桂枝湯と葛根湯のすべての効能を述べたものではない。あくまで、『傷寒論』のシステム内

の証である。このことが、『傷寒論』の真の姿をみる妨げになっている。

　さらに、『原本』によって、『伝本』の条文を徹底的に検討した。その結果、註釈を寄せ集めて作った条文が多数発見された。また、条文の冒頭にある、関連性のない文言（29 傷寒脈浮、67 傷寒　若吐、若下後、102 傷寒　二三日など）も多かった。そこで、『原本』に無関係で、臨床的価値のないそれらをすべて削除して、『伝本』を整理・整頓した。

　このようにして、『傷寒論（原本）』の原風景を観ると、どのような医学書なのかが分かり、これまでの難解な書物のイメージを払拭できると確信したからである。

本書でなにを伝えたいか

　伝えたいことは、まず、表題への解答だが、それに伴い以下の三点が挙げられる。

　　一点は、『傷寒論』誕生時の姿すなわち『原本』である。それは、モデル化・規格化され、システム化により 30 の条文からなる医学書である。

　　二点は、『原本』がどのように創造されたかについてである。それを解明すれば、「どうして、そうなのか」という根源的な解答も自ずから得ることができる。

　　三点は、『原本』と『伝本』の関係である。『原本』に薬方や註釈などが書き込まれた経緯を明らかにすれば、『伝本』を『原本』が成長した姿と見なすことが可能になる。

　以上の三点を伝えるために、できるだけ可視化を試みた。原作者たちはモデル化による抽象的な対象を、具体的な条文として『原本』を創造したのである。

なぜ『傷寒論』なのか

『傷寒論』は約 2000 年前に書かれたといわれる医学書である。他にも『金

匱要略』、『諸病源候論』、『微急千金方』、『外臺秘要方』など多数の医学関係書がある。それなのに、なぜ『傷寒論』にこだわるのか。決して、『傷寒論』以外の医学書を軽視するわけではない。それらにも、独自の理論があり、有用な薬方が多数含まれている。

　しかし、『傷寒論』が前出の医学書と異なるのは、病名や病因にとらわれずに、「病人」を治すことを目的として、システム化により、診断と治療を直結していることである。それは、当時としては画期的な方法であり、『傷寒論』が今日でも、色あせない存在でいられる理由である。

　それに、『傷寒論』本来の目的は、急性熱性病に罹病した病人を治すことであったが、発熱の無い慢性病にも薬方を応用できる特長がある。

　したがって、『傷寒論』の「仕組み」を理解できれば、漢方の基本がわかり、前出の医学書の活用もさらに容易になると考えたためである。

　本書が『傷寒論』を理解することの一助になれば、著者としてこれに勝る喜びはない。

2024 年 10 月 1 日

著者

目　　次

まえがき　*1*

凡　　例　*13*

表題への解答

『原本（傷寒論）』の全容　*16*

比較：『傷寒論』と『金匱要略』　*20*

訂正：『リアル傷寒論』　*22*

総　　論

I　『傷寒論』とは何者か　26

1　書物の名称『傷寒論』について　*26*

2　『傷寒論』の歴史について　*28*

3　伝本・『傷寒論』の内容について　*28*

II　どのような方法で「仕組み」を解明するか　31

III　どのようして『伝本』から『原本』を求めるか　32

1　『伝本』から『原本』を選別するための判定基準　*32*

　1・1　「伝本」全体から得られる判定基準　*32*

　1・2　『伝本』の各条文から得られる判定基準　*33*

2 判定基準による『伝本』から『原本』の選別　*33*

3 選別の結果　*38*

IV 求められた『原本』はどのような内容か ································ *40*

傷寒論の『原本』　*41*

傷寒論　巻第一　辨太陽病脈證幷治　上　*41*

傷寒論　巻第二　辨太陽病脈證幷治　下　*41*

傷寒論　巻第三　辨陽明病脈證幷治　　　*42*

傷寒論　巻第四　辨少陽病脈證幷治　　　*42*

傷寒論　巻第五　辨太陰病脈證幷治　　　*42*

傷寒論　巻第六　辨少陰病脈證幷治　　　*43*

　　　　　　　　辨厥陰病脈證幷治　　　*43*

V どのように原作者たちは、『原本』を創造したか ················ *44*

1 「だれ」が「いつ」、『原本』を創造したか　*44*

2 どのような「発想」をしたか　*45*

3 どのように発想を「現実化」したか　*46*

　3・1　どのように基盤（○○病脈證幷治）を構成したか　*46*

　　3・1・1　基盤構成の思考法と方法　*46*

　　3・1・2　病人の分類と対比　*47*

　　3・1・3　基盤となる基本骨格の形成　*47*

　　3・1・4　基盤の構成　*48*

　3・2　どのようにシステム化したか　*50*

　3・3　どのように条文を作成したか　*51*

　　3・3・1　基盤の変換とアルゴリズム化　*51*

　　3・3・2　条文の加工　*53*

　3・4　どのような目的でモデル化・規格化をしたか　*53*

　3・5　どのような項目をモデル化・規格化したか　*54*

目　次

4　どのように「病」、「病人」と「治」をモデル化し規格化したか　55

4・1　どのように「病」をモデル化・規格化したか　55
4・1・1　「病」におけるモデル化の過程　55
4・1・2　モデル化された三陽病・三陰病のイメージ図　58
4・1・3　加工による病の記載順と進行順の相違　61
4・1・4　システムにおける三陽病・三陰病の相互関係　65

4・2　どのように「病人」をモデル化・規格化したか　68
4・2・1　「病人」におけるモデル化の過程　68
4・2・2　病人をモデル化した「表・表裏間・裏」と身体の部位　69
4・2・3　病人の自己治病力　73
4・2・4　病人の病理　74
4・2・5　病人の脈　76
4・2・6　病人の証　78s
4・2・7　「病」と「病人」の関係　81

4・3　どのように「治（薬方）」をモデル化・規格化したか　82
4・3・1　『原本』における薬方（18方）の独創性　83
4・3・2　18方の名称の検討　85
4・3・3　18方を構成する生薬の薬理作用　88
4・3・4　18方の構成と自己治病力の関係　89
4・3・5　三陽病・三陰病に対応する18方の構成　90

5　どのようにシステム化における問題点を解決したか　119
5・1　中風と傷寒の取り扱い　119
5・2　太陰病の設定　121
5・3　少陰病における発熱　121
5・4　陰から陽への回帰（厥陰病・乾嘔 → 少陽病・嘔而発熱）　122
5・5　システムにおける病の進行順と実際の臨床との相違　124
5・6　『原本』におけるシステム化のまとめ　124

VI　『原本』と『伝本』を比較するとなにがわかるか　125

1　『原本』は幸運に恵まれた　125

2 『原本』には序文がなかった　*126*

3 『原本』は傷寒論巻第一から巻第六までで、巻第七以降
（辨霍亂病脈證并治と辨陰陽易差後勞復病脈證并治）はなかった　*127*

4 『伝本』の辨太陽病脈證并治下は、『原本』にはなかった　*127*
　　4・1　壊病、（二陽併病）、合病は後からつけ加えられた　*128*
　　4・2　「心下」は、胸脇と胃の中間に後から増設された　*128*

5 傷寒は『原本（傷寒論）』の「主役」ではなかった　*129*

6 『原本』に数多くの薬方が書き加えられた　*130*
　　6・1　『原本』において太陽病の病的感覚反応に桂枝湯を服用もしくは
　　　　　瀉下あるいは太陽中風に大青龍湯服用後の変化に対して書き込ま
　　　　　れた薬方　*130*
　　6・2　『原本』の薬方と比較のために書き加えられた薬方（一次）　*130*
　　6・3　一次薬方と比較のために書き加えられた薬方（二次・三次）　*132*
　　6・4　新たに加えられた項目に関係する薬方　*133*
　　6・5　「心下」に関係する薬方と書き加えられた薬方　*133*
　　6・6　小柴胡湯証に「経水適断（熱入血室）」の追加　*134*
　　6・7　註釈の小柴胡湯証・嘔との比較および吐の追加　*134*

7 書き加えられた薬方の冒頭にある文言は信用できない　*134*

8 『伝本』では条文の記載順が乱れている　*136*

9 『伝本』には『原本』にない用語や概念が混在している　*138*

10 『伝本』の条文には多くの間違った註釈がある　*146*

11 呉茱萸湯、大柴胡湯、白虎加人参湯は原方ではないが、『伝本』では
様々な場面に登場する　*147*

12 削除した辨霍乱病脈證幷治と辨陰陽易差後勞復病脈脈幷治は、関係ない薬方の寄せ集めである 150

12・1 辨霍乱病脈證幷治第十三における薬方 150
12・2 辨陰陽易差後勞復病脈證幷治第十四における薬方 151

各 論

傷寒論 巻第一 辨太陽病脈證幷治 上   *154*

傷寒論 巻第二 辨太陽病脈證幷治 下   *169*

傷寒論 巻第三 辨陽明病脈證幷治   *255*

傷寒論 巻第四 辨少陽病脈證幷治   *271*

傷寒論 巻第五 辨太陰病脈證幷治   *273*

傷寒論 巻第六 辨少陰病脈證幷治   *275*
辨厥陰病脈證幷治   *296*

索引 薬方索引 *306*
表題への解答・総論索引 *310*
各論索引 *317*

参考文献 *325*
あとがき *326*

凡　例

1　テキストについて
　　『傷寒雑病論』（日本漢方協会学術部編）の「傷寒論」をテキストに用いた。

2　テキストの採用範囲について
　　テキストの辨太陽病脈證幷治上第五（1〜30条）から辨厥陰病脈證幷治第十二（326〜381条）までを採用した。

3　本書の構成について
　(1)　敢えて、最初に「表題への解答」を記載し、『傷寒論（原本）』についての「全容」を提示した。また、『金匱要略』との比較を追記した。
　(2)　次いで、総論において判定基準により『伝本』から「条文」を選択し、それらから『原本』を求めた。その上で、原作者たちが『原本』をどのように創造したかを考察した。
　(3)　最後に、各論で『原本』の条文の解説と書き込み（註釈や薬方など）の状態を明らかにし、『原本』が『傷寒論』として成長する過程を追究した。

4　本書の編集について
　(1)　『原本』の条文には、通し番号とテキストの番号をつけた。
　(2)　書き込み文にはテキストの番号をつけた。
　(3)　『原文』の条文と主要な書き込み文は、次の様式で記載した。
　　　● 条文
　　　● 薬方と煎じ方・服用法
　　　● 薬方の機能的構造式
　　　　　○○病（表裏の陽・陰）/ 病理〈気・血・水〉、治
　　　　　薬方の構成生薬とそれらの位置（陽・陰と表・表裏間・裏））
　　　● 自己治病力の指示
　　　● 薬方の薬理と構成生薬
　　　● 条文の読み方と内容、解説

5 傷寒論の『原本』における薬方名について

　　『原本』の薬方名は、本来ならば、原名で表記すべきだが、煩雑になるので『伝本』の薬方名を記載した（18方の名称の検討 p.85 を参照）。

原名		『伝本』の薬方名
（五味）猪苓散	→	五苓散
柴胡湯	→	小柴胡湯
厚朴大黄芒硝湯	→	大承氣湯
桂枝麻黄石膏湯	→	大青龍湯
石膏知母粳米湯	→	白虎湯
茯苓芍薬生姜附子湯	→	眞武湯

表題への解答

表題への解答

【表題】漢方の聖典・『傷寒論』とは、どのような医学書か。

【解答】その『原本』は、急性熱性病に罹病した病人を治すことを発想の原点とし、病・病人・治のモデル化・規格化により、診断と治療の直結を目的として、30から成る条文をシステム化した医学書である。
病人を重視したので、病人の自己治病力と気血水の循環不全（病理）を活用している。
また、治は自己治病力の指示と病理に対応する生薬の組み合わせ（薬方）で構成されている。

『原本（傷寒論）』の全容

時代	戦国時代（紀元前 350 年頃）か
場所	湖南長沙か
著作者	老耼の弟子たち（士）か
制作者	長沙守張機か
発想	急性熱性病に罹病した個々の病人を治すこと
目的	急性熱性病の診断と治療の直結による、病人を治すことの確実化と迅速化および標準化
方法	原理・原則によるモデル化・規格化及び基盤の作成

　　　　　　原作者たちの発想の原点は、病人を治すことであった。

そのため、病人を病と人に分類するのではなく、「病と病人の対比関係」にした。同時に、病人の自・他覚的症状を情報として処理しようと考えた。そこに、「治」を加えて、原理（二項対立概念）と原則（三点集約）により、病（急性熱性病）・病人・治をモデル化・規格化し、それらによって「基盤」を作成した。基盤は『原本』の根幹であり、仕組みの本体である。

　その基盤から三陽病・三陰病の治療システムを構築した。次いで、基盤を変換して、「書式」とし、条文を作成して、三陽病・三陰病の治療システムに加えた。条文はアルゴリズム的構造になっている。すなわち、治（解）を求める「手順」が、同一の規格で統一されている。手順は、

$[(a：p・s) ＝ t]$ という式で表現できる。

$$[(a：p・s) ＝ t]$$

　　　　　　a　三陽病・三陰病、（中風、傷寒）

　　　　　　p　脈

　　　　　　s　証

　　　　　　t　治

　同時に、式は診断と治療が直結していることを表している。このように、原理の分類・対比による二者択一と原則による三者択一を組み合わせて、診断と治療の精度向上を目指している。

　それを可能にしたのは、病・病人・治をモデル化・規格化するという、当時としては画期的な手法であった。また、診断と治療を直結して、システム化することも原作者たち以外には、思いもつかぬことだったのではないだろうか。

　彼らが目指したのは、病人を治すことの確実化と迅速化それに標準化であった。したがって、誰でも条文の指示通りに薬方を病人に与えれば、病人は短時間で、急性熱性病から解放された。それを目の当たりにした医家たちは衝撃を受けたことだろう。

表題への解答

我が国において、『傷寒論』の人気が高い秘密は、そのような確実性と迅速性にあるのかもしれない。

〔註〕

システム system

　各部分が有機的に組み合わされ、全体として一つのまとまった働きをするもの。特にコンピュータによる情報処理の仕組み[1]。

　体系とは、系統的・階層的な全体・まとまり[2]。

アルゴリズム algorithm　算法

　演算手続きを指示する規則。特に、同類の問題一般に対し、有限回の基本的操作を、指示の順を追って実行すれば、解がある場合にはその解が得られ、解がない場合には、そのことが確かめられるように、はっきりと仕組んである手順[3]。

分類　種類別に分けること。同種類のものをまとめ、全体をいくつかの集まりに区分すること[4]。

対比　二つのものをつき比べること[5]。

規格　基準としての定め[6]。

モデル化　そのままでは扱えない複雑な対象を形式化・抽象化して扱えるようにすること[7]。

加工　細工すること[8]。

治療法　「治」は、病人の自己治病力と病理を拠り所として、数種類の生薬を組み合わせた「薬方」の服用によりおこなわれる。基本は「一病人一薬方」である。大多数の薬方は水で煮詰められ、湯として服用される。

　原作者たちは、ヒトの生理現象を「気血水の循環」とモデル化したので、病理を「気血水の循環不全」として表示できる。生薬の薬理作用は病理に対応し、自己治病力の発汗、中和、瀉下などの指示により薬方を構成する。

薬方数は 18 で、すべて原作者たちによる創製である。

18方を構成する生薬数は29で、それらを煮詰める水を加えると30になる。

システム構成 　急性熱性病を三陽病・三陰病の六病に集約し、中風を太陽病に、傷寒を太陽病と少陽病に外付けして、30の条文にまとめた。
　『原本』は、辨太陽病脈證幷治上の「太陽之爲病　脈浮頭項強痛而悪寒」で始まり、辨厥陰病脈證幷治の「嘔而発熱者　小柴胡湯主之」で終わる。

システム内容 　システムは、三陽病と三陰病を有機的に結合して構築された。
　システムは、対比のために陽と陰の二系統で構成されている。
　システム１　三陽病
　　太陽病（桂枝湯証）で始まり、少陽病を経て、陽明病で終わる。
　システム２　三陰病
　　太陽病（桂枝湯証）で始まり、太陰病（桂枝加芍薬湯証）あるいは少陰病（麻黄附子細辛湯証）になり、少陰病から厥陰病（四逆湯証）を経て少陽病（小柴胡湯証）に変化し、陰から陽に回帰する。『原本』に記載されていないが、最終的には陽明病（大承気湯証）になる。

　このように、二系統の出発点と終着点は同じである。また、上に示したようにシステム１と２は断絶していない。陽 → 陰が２ルートと陰 → 陽１ルート合わせて３ルートがある。加えて、システムには時間の経過とそれに伴う病の存在する体の部位の移動が含まれている。

書物の構成　『傷寒論』は、三陽病を次のように記述している。

辨太陽病脈證幷治（総論）

条文（各論）

辨陽明病脈證幷治（総論）

条文（各論）

辨少陽病脈證幷治（総論）

条文（各論）

　辨○○病脈證幷治は、基盤であり総論である。総論で各条文を区切っている。すなわち、総論　各論、総論　各論の構成である。これは三陰病でも同様である。

　システムにおける三陽病の実際の進行順は、太陽病 → 少陽病 → 陽明病である。ところが、書物の構成は、太陽病篇 →陽明病篇 →少陽病篇となっている。総論　各論、総論　各論の構成は、　三陽病と三陰病を篇とするためであった。太陽病と太陽病篇との違いに注意しなければならない。つまり、太陽病篇 →陽明病篇は、太陽病→陽明病と同一ではない。

　したがって、病の進行は太陽病 → 少陽病であり、進行順は表 → 表裏間である。表 → 裏にはならない。

比較：『傷寒論』と『金匱要略』

『金匱要略』の発想は、病人ではなく「病」を治療することであった。ただし、その対象は急性熱性病ではなく、主として、慢性病である。『金匱要略』の作者たちは、『傷寒論』の方法を真似て「慢性病」の治療をシステム化しようと試みたのだろう。

　しかし、その試みは成功したとは言い難い。原因は「病」の分類に

つまずいたことにある。病名別にするか、症状別にするかあるいは臓器別にするか規準が定まらなかった。何とかそれらをまとめて一冊の書物とはしたが、システムは不完全で開放系であった。そのため、容易に様々な考え方と数多くの薬方が追加できた。

皮肉なことに、それが『金匱要略』の長所となっている。すなわち、当時の薬方を後世に残せたからである。もし、『金匱要略』が存在しなかったら、桂枝茯苓丸、当帰芍薬散や八味丸などにはお目にかかれなかったかもしれない。その意味で、なくてはならない貴重な医学書である。

注意点は、全体がモデル化・規格化されていないことである。八味丸を例にとると、血痺虚勞病脈證幷治では＜虚勞腰痛　少腹拘急　小便不利者＞で八味腎氣丸であり、中風歴節病脈證幷治では＜治脚気上入　少腹不仁＞で崔氏八味丸である。

さらに、婦人雑病脈證幷治では、＜問曰　婦人病　飲食如故　煩熱不得臥而反倚息者何也。師曰　此名轉胞　不得溺也。以胞系了戻　故致此病　但利小便則愈（問いていわく、婦人の病、飲食もとの如くにして煩熱し臥するを得ず。しかるに反ってよりかかって息をする者は何ぞや。師いわく、此れを転胞と名づける。溺するを得ざるなり＝小便が出なくなる。胞系了戻＝輸尿管がよじれる　をもって、この病を致す。ただ、小便を利すれば則いゆ）＞とあり、名称は腎氣丸となっている。

このように、モデル化されず病名別に、その上、名称が異なって記載されている薬方がある。それは、多数の書物からそのまま引用されたことを物語っている。

したがって、『傷寒論』の「○○病　脈證幷治」と『金匱要略』の「○○病脈證幷治」は、文言が同一でも別物と認識する必要がある。『金匱要略』のそれは、『傷寒論』のコピーに過ぎず、内容を伴っていないからである。

以上から、『傷寒論』がいかに独創性に富んだ医学書であるかがわかる。特に、原作者たちの思考法や手法が、現代のコンピュータによる情報処理に通じるものがある。それを、約2000年も前に、急性熱性病に罹病した病人を治すために応用したことは驚きである。

表題への解答

訂正：『リアル傷寒論』
本書における 8 項目の訂正

『傷寒論とはどのような医学書か』において、『リアル傷寒論』中の 8 項目を訂正した。

1 『リアル傷寒論』p.141 □ を削除した。

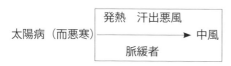

   理由：傷寒は、中風を経過せずに直接発病する。

2 『リアル傷寒論』p.158 と p.305　大青龍湯 ＝ 麻黄湯 ＋ 越婢湯
   越婢湯を麻黄石膏湯に訂正した。

   理由：越婢湯は『傷寒論』には存在せず、『金匱要略』にある。『傷寒論』の麻黄石膏湯が越腫湯ともいわれ、それが越婢湯とされて『金匱要略』に転載されたと考えられるからである。

3 『リアル傷寒論』p.161　28（太陽中風）服桂枝湯（或下之）仍頭項強痛〜〜
   の（太陽中風）を（脈浮　頭項強痛而悪寒）に訂正した。

   理由：服桂枝湯の対象は（太陽中風）ではなく、（脈浮　頭項強痛而悪寒）である。すなわち、発熱前の「悪寒」に桂枝湯を服用したときの変化を述べている。28条は、21 太陽病　下之後や 43 太陽病　　下之　と同様に、太陽病の病的感覚反応を発汗あるいは瀉下しても誤治ではなく、いずれも、桂枝湯の去加方で対応できることを示した条文である。

4 『リアル傷寒論』の太陽與少陽合病と三陽合病を削除した。
   　太陽與少陽合病の削除
   　　　p.287　附方：黄芩湯及び黄芩加半夏生姜湯〈合病〉の〈合病〉削除して、〈合病〉2-172 を〈合病 1-32〉太陽與陽明合病への書

き込み文に訂正した。同時に、合病の要約 (p.294) と合病の図解 (p.296) から、太陽與少陽合病を削除した。

理由：『傷寒論』における合病は、太陽與陽明合病だけである。172 条は、32 条の必自下利と比較するために、自下利者　與黄芩湯と書き込まれた文章の冒頭に太陽與少陽合病をつけられたに過ぎない。

三陽合病の削除
　　　p.291　〈合病〉3-221　三陽合病　脈浮緊　〜〜〜を削除。
　　　p.293　三陽合病　藤平健博士の自験を削除。
　　　p.294　合病の要約から三陽合病を削除。
　　　p.296　合病の図解から三陽合病を削除。

理由：219 三陽合病と 221 陽明病には錯簡がある。219 条は三陽合病ではなく、陽明病である。恐らく、220 条の二陽併病の影響で、冒頭に三陽合病をつけられたのだろう。221 陽明病は、註釈を寄せ集めて条文とされただけで内容は皆無である。

　　　脈浮而緊は、220 太陽證罷の太陽證への註釈。
　　　咽燥　口苦は、219 陽明病の口不仁への註釈。
　　　腹満而喘　身重は、220 条の大便難而讝語者の註釈。
　　　発熱汗出　不悪寒反悪熱は、220 条の但発潮熱　手足繋繋汗出の註釈。

5　『リアル傷寒論』p.541　傷寒論の附録を削除した。
　　したがって、p.542 の辨霍乱病脈證幷治と p.547 の辨陰陽易差後病脈證幷治は、『傷寒論』に存在しない。

　　理由：いずれも、後人が『傷寒論 (伝本)』に付け足したものであり、『原本』には全く関係ない。

6　『リアル傷寒論』p.24、p.39、p.167 にある石膏の作用を清熱から「冷熱」に訂正した。

　　理由：石膏には、清熱よりも冷熱の方が適している。

表題への解答

7　本書における薴茵と薴茵蒿をすべて茵薴と茵薴蒿に訂正する。

　　茵薴蒿湯に訂正　p.40　p.67　p.111　p.117　p.157　p.461　p.465

　　茵薴五苓散（金）に訂正　p.464

　　茵薴蒿に訂正　p.23　p.28　p.29　p.40　p.462　p.463　p.464

　　p.552　— 薬方索引 —

　　薴茵蒿湯を茵薴蒿湯に訂正する。

　　薴茵五苓散を茵薴五苓散に訂正する。

　　p.557　— 生薬索引 —

　　薴茵蒿を茵薴蒿に訂正する。

　　　薴茵蒿湯 → 茵薴蒿湯

　　　薴茵五苓散 → 茵薴五苓散

　　p.567　— 臨床応用索引 —

　　　p.570 薴茵蒿湯 → 茵薴蒿湯　　　*薴茵五苓散 → 茵薴五苓散*

　　　p.571 *薴茵五苓散 → 茵薴五苓散*

　　　p.574 薴茵蒿湯 → 茵薴蒿湯

8　『リアル傷寒論』において、附録として採用した p.542 〜 p.549 にある辨
　　霍乱病脈證幷治と辨陰陽易差後勞復病脈證幷治をすべて取り消して削除
　　する。その理由は、p.127 と p.150 で述べる。

総 論

I　『傷寒論』とは何者か

『傷寒論』は急性熱性病に罹病した病人をいかに治すかを述べた医学書である。

『原本』は、辨太陽病脈證幷治上で始まり、続く「太陽之爲病　脈浮頭項強痛而悪寒」から、辨厥陰病脈證幷治の「嘔而発熱者　小柴胡湯主之」で終わる。

　書物の体裁は、条文方式で記述は簡潔である。原作者たちは、理論ではなく、実践を重んじたと想像する。そのため、総論はあるのだが、気づかれにくい存在なので、いきなり条文の羅列から始まる印象を受ける。

1　書物の名称『傷寒論』について

　ここに、書物の名称と書いたが、『傷寒論』は最初からそう呼ばれていたのだろうか。そもそも、それは、紙の書物ではなく、木簡あるいは竹簡だったのではないだろうか。

　後漢の105年に蔡倫によって"紙"が発明されて以降、筆写が盛んにな

り、書き込みが増加して書物となったのだろう。そのような事情から最初は名称がなかったと考える。しかし、それでは不都合なので、三陽病・三陰病、中風、傷寒を一つにまとめて「雑病論」などと呼んでいた。

ところが、後人が「雑病論」に"序文"なるものを付け加えたことにより、傷寒が主役とみなされるようになった。

序文には以下の文章がある。

＜余宗族素多　向餘二百　建安紀年以来　猶未十稔　其死亡者　三分有二　傷寒十居其七＞
（私の一族はもともと多く二百人以上だったが、建安紀年からまだ十年もたたないのに死亡者が三分の二あった。その十分の七が傷寒である 9)）

この文章の作者は、死亡者数を具体的に示して、傷寒が悪性の急性熱性病であることを強調した。ところが、たまたま、「雑病論」の中にも傷寒が記載されていた。ただし、この傷寒は、**悪寒発熱を分類した病態の一つに過ぎな**かったのだが、序文の傷寒と同一視されて「雑病論」の冒頭につけられ「傷寒雑病論」となった。それがいつしか"雑病"が消失して『傷寒論』といわれるようになり、現在に至っていると考える。

そのため、本来ならば本書も「雑病論」とすべきなのだが、一般に普及している『傷寒論』を用いた。

なお、この文章に続いて＜感往昔之淪喪　傷横夭之莫救　乃勤求古訓　博采衆方　撰用素問　九巻　八十一難　陰陽大論　胎臚薬録　幷平脈辨證　爲傷寒雑病論合十六巻　云々＞がある。（その昔、死亡者の続出したことや、年若くして空しく死んでゆくのを救う手段のなかったことをなげき、勤めて古人のおしえを探しもとめ、ひろく諸種の薬方をとり集めた。素問以下の書物を撰用して傷寒雑病論合わせて 16 巻とした。云々 10)）

傷寒雑病論合十六巻を著わした動機と参考にした書物を挙げた内容だが、後人が想像して書いたものであり、読む人を惑わす罪作りな文章である。

総論　I『傷寒論』とは何者か

2 『傷寒論』の歴史について

　今日、私たちが目にしている『傷寒論』は「原本」ではない。いわゆる「伝本」である。大塚敬節はつぎのように述べている。

＜傷寒論の傳本には、宋板傷寒論（宋本と略称）、成無己の註解傷寒論（成本と略称）、金匱玉函経（玉函と略称）、康平傷寒論（康平本と略称）などがある。

　傷寒論が張仲景によって西紀 200 年頃に編纂せられてから 100 年ほどたって、西晋の王叔和が散逸した仲景の舊論を集めて撰次した。

（中略）

　次に宋の太祖の開寶年中（970 年代）に、節度使の高継冲が傷寒論を編録して進上したと伝えられているが、それがどのようなものであったか、今日では知ることができない。

　その後、宋の英宗の聖旨を奉じて、高保衛、孫奇、林億などの儒者が傷寒論を校正し、治平 2 年（1065 年）に、この書を刊行した。これが宋板傷寒論の原本であるが、その當時のものは亡んで現代には伝わらない。

　明代になって、趙開美が宋の原本を底本として翻刻したものが、後世に伝わり、これをまた底本として、わが国でも数種の宋板が刊行せられた。[11]＞

　歴史では 4W ＋ 1H が基本である。『傷寒論』についての When（いつ）は西暦 200 年頃、Who（だれが）は張仲景、Where（どこで）は揚子江の南とされているが定かではない。

　それらよりも、Why（なぜ）と How（どのようにして）が重要である。この二つを解明すれば、『傷寒論』の真の姿をみることができるだろう。

3 伝本・『傷寒論』の内容について

　前述したように『傷寒論』の伝本は数種類ある。本書が用いたテキストは次の通りである。その内容を記載する。

2 『傷寒論』の歴史について／3 伝本・『傷寒論』の内容について

『傷寒雑病論』日本漢方協会学術部編
　　　　（元版は趙開美版とし、句読点は宋　成無己註・明汪濟川校の人民衛
　　　　生出版社版『註解傷寒論』に基づいた。條文番号は、趙開美版を元
　　　　本とする上海中医学院基礎理論教研室校註の『傷寒論』によった）

『傷寒雑病論』

漢	張仲景述	晋	王叔和撰次
		宋	林　億校正
		明	趙開美校刻
			沈　琳仝校

傷寒卒病論集（序）
傷寒論巻第一　　辨脈法　　　　　　　　　第一
　　　　　　　　平脈法　　　　　　　　　第二
傷寒論巻第二　　傷寒例　　　　　　　　　第三
　　　　　　　　辨痓濕暍脈證治　　　　　第四
　　　　　　　　辨太陽病脈證幷治　上　　第五　（1〜30條）
傷寒論巻第三　　辨太陽病脈證幷治　中　　第六　（31〜127條）
傷寒論巻第四　　辨太陽病脈證幷治　下　　第七　（128〜178條）
傷寒論巻第五　　辨陽明病脈證幷治　　　　第八　（179〜262條）
　　　　　　　　辨少陽病脈證幷治　　　　第九　（263〜272條）
傷寒論巻第六　　辨太陰病脈證幷治　　　　第十　（273〜280條）
　　　　　　　　辨少陰病脈證幷治　　　　第十一（281〜325條）
　　　　　　　　辨厥陰病脈證幷治　　　　第十二（326〜381條）
傷寒論巻第七　　辨霍乱病脈證幷治　　　　第十三（382〜391條）
　　　　　　　　辨陰陽易差後勞復病脈證幷治第十四（392〜398條）
　　　　　　　　辨不可発汗病脈證幷治　　第十五
　　　　　　　　辨可発汗病脈證幷治　　　第十六
傷寒論巻第八　　辨発汗後病脈證幷治　　　第十七
　　　　　　　　辨不可吐　　　　　　　　第十八
　　　　　　　　辨可吐　　　　　　　　　第十九
傷寒論巻第九　　辨不可下病脈證幷治　　　第二十
　　　　　　　　辨可下病脈證幷治　　　　第二十一

総論　Ⅱ どのような方法で「仕組み」を解明するか

傷寒論巻第十　　　辨発汗吐下後病脈證幷治　　第二十二
　　此第十巻　第二十二篇　凡四十八證　前三陰三陽篇中　悉具載之。
　　（この第十巻　第二十二篇のおよそ四十八證は、前の三陰三陽篇の中にことご
　　とく、つぶさにこれをのせる）

　　伝本・『傷寒論』の内容をみると、実際の臨床に役立つのは辨太陽病脈證幷
治上第五から辨厥陰病脈證幷治第十二までである。
　　辨霍乱病脈證幷治第十三と辨陰陽易差後勞復病脈證幷治第十四は、本書で
は削除している（『リアル傷寒論』では付録として採用したが取り消して削除する）。
　　急性熱性病の病人を一刻も早く治そうとする医学書がこのように雑然とし
ていてよいのだろうか。撰次者が関連性のある項目と考えて他の書物から原
本につけ加えたかあるいは校正者がしたのかはわからない。しかし、いずれ
にしても『原本』はシンプルだったと想像する。
　　ところでテキストには、傷寒論巻第一から傷寒論巻第十まで、傷寒論巻第
〇という冒頭表示がある。“巻”とは巻いて筒状になったものを意味する。
これらから類推すれば傷寒論の原本は木簡あるいは竹簡で各病篇ごとに紐で
ぐるぐる巻かれていたことが想像できる。
　　紙が普及して、書き込みが多くなってもその習慣が継続した。そうすると、
「傷寒論」の『原本』は六巻だったのではないか。つまり辨少陰病脈證幷治、
辨厥陰病脈證幷治の二病篇は、傷寒論巻第六に統合されたと考える。
　　同時に、『伝本』では、三陽病・三陰病を中心として、体裁を一冊の書物に
する目的で通し番号がつけられた。それが、第一から第二十二までの数字で
ある。それがどの段階でなされたのか不明だが、校正時の可能性が高い。

Ⅱ　どのような方法で　　　　　「仕組み」を解明するか

『伝本』には、時間の経過とともに様々な書き込みが加えられたので、そのままの状態では全貌を理解することは困難である。テキスト中心主義である従来の解説書がそれを物語っている。そこで、本書では傷寒論の『原本』を求めることから開始した。

　次に、『原本』がどのように創造されたかを追究した。創造の原点である発想やそれを現実化した思考法・手法を明らかにすれば、「仕組み」は自ずと姿を現すだろう。

総論　Ⅲ　どのようにして『伝本』から『原本』を求めるか

Ⅲ　どのようにして『伝本』から『原本』を求めるか

　では何を判定基準にして、『伝本』から『原本』を選別したらよいのだろうか。それは、『(伝本) 傷寒論』の中に示されている。

1　『伝本』から『原本』を選別するための判定基準

　一定の判定基準がなければ、『伝本』から『原本』を選別することはできない。その判定基準には、二つの種類がある。全体と個々の条文である。

1・1　『伝本』全体から得られる判定基準

『伝本』は三陽病（太陽病・少陽病・陽明病）と三陰病（太陰病・少陰病・厥陰病）の六病で構成されている。（中風と傷寒はそれらに外付けした病との位置づけである）

　このことから、原作者たちが「病の分類」に**陽と陰**という**二項対立概念**を用いたことがわかる。

　さらに、二項対立概念により、「症状」を寒熱、「体の部位」を表裏とモデル化した。

病　→　陽陰　　症状　→　寒熱　　病が存在する体の部位　→　表裏

　したがって、選別の判定基準は「陽陰」、「寒熱」、「表裏」である。これらは、**傷寒論をモデル化するための三大要素**でもある。

1・2　『伝本』の各条文から得られる判定基準

『伝本』の中で三陽病・三陰病は、「辨○○病　脈證　幷治」という文言で区切られている。そして、○○之爲病〜〜〜と続く。次いで、○○病〜〜〜者　□□湯主之　という条文となり薬方が登場する。

　ここから得られる判定基準は、**すべて三点に集約していること**である。その結果、「陽」は**三陽病**に、「陰」は**三陰病**に、「寒熱」は、三陽病では**悪寒発熱、往来寒熱、熱**に、「表裏」は**表・表裏間・裏**になる。

　特に「寒熱」は、急性熱性病において重要な選別の判定基準になる。

2　判定基準による『伝本』から『原本』の選別

　1・1と1・2から得られた判定基準に従って、『伝本』から『原本』の条文を選別する。数字はテキストの条文番号である。

太陽病篇　　辨太陽病　脈證　幷治
　　　　　1　　太陽之爲病　脈浮　頭項強痛　而悪寒。
　　　　　13　太陽病　頭痛　発熱「汗出」悪風者　桂枝湯主之。

　以上のように、辨太陽病、太陽之爲病、太陽病　はすべて三つの項目で統一されている。
　また、判定基準の「寒熱」については13条と35条にみられるように「汗出」と「無汗」の対比で示されている。
　　　　　35　太陽病　頭痛　発熱　身疼　腰痛　骨節疼痛　悪風　「無汗」而喘

総論　Ⅲ どのようにして『伝本』から『原本』を求めるか

　　　　者　麻黄湯主之。

　頭痛　発熱は、13桂枝湯の条文と同じである。異なるのが麻黄湯は「無汗」
で桂枝湯は「汗出」であること。これは太陽病が悪寒　発熱に対して、「汗出」
と「無汗」を対比することにより構築されていることを示している。
　それ故、太陽病の判定基準は発熱による**汗出**と**無汗**であり、『伝本』からの
選別の結果は次の通りである。

　― 寒熱 ―
＜悪寒　発熱＞
　　汗出　　　　　　　　13桂枝湯（頭痛）　　　　14桂枝加葛根湯（項強）
　　無汗　　　　　　　　35麻黄湯（頭痛）　　　　31葛根湯（項強）
　　汗出あるいは無汗　23桂枝麻黄各半湯（如瘧状発熱悪寒）
　　汗出　→　不汗出　12太陽中風　桂枝湯　→　38太陽中風　大青龍湯
　　　　　　　　　　　　　　　　　　　　　　　　　　　　　　（煩躁）

　よって、太陽病篇における太陽病は、1条、12条、13条、14条、23条、
31条、35条、38条であり、下記の2条と3条を加えたものが、『原本』の
太陽病篇の条文（十条）である。
　2　太陽病　発熱　汗出　悪風　脈緩者　名爲中風。
　3　太陽病　或已発熱　或未発熱　必悪寒　體痛　嘔逆　脈（陰陽）倶緊者
　　　名爲傷寒。

少陽病篇　　辨少陽病　脈證　幷治
　　　　　　　263　少陽之爲病　口苦　咽乾　目眩也。

少陽病も、太陽病と同じく寒熱に対して三点に集約されている。
　口苦は口が苦いことである。ただし、3太陽病に　或已発熱　或未発熱（名
爲傷寒）とあるので口苦は、往来寒熱と身熱悪風の二つになる。いずれも、
小柴胡湯がつかさどる。
　咽乾はのどが渇くことである。目眩は目がくらむことで"めまい"を意味
するが、めまい自体ではなく、胸中窒（胸の中がふさがる）の状態を比喩的

34

に表現している。

したがって、少陽病では下記のように小柴胡湯（二役）、五苓散、梔子鼓湯の条文が『伝本』から選別できる。

― 寒熱 ―
＜口苦＞
　　往来寒熱　　　　　　96 小柴胡湯（胸脇苦満　黙黙不欲飲食）
　　身熱悪風　　　　　　99 小柴胡湯（頸項強　手足温而渇）
＜咽乾＞
　　脈浮（表熱）・微熱　71 五苓散（小便不利　消渇）
＜目眩＞
　　煩熱　　　　　　　　77 梔子鼓湯（胸中窒）

よって、『原本』における少陽病の条文は、太陽病篇の 71 条、77 条、96 条、99 条に少陽病篇の 263 条を加えた五条である。

陽明病篇　　　辨陽明病　脈證　幷治
　　　　　　　　180　陽明之爲病　胃家實也。

胃家實也とは、胃の部位（消化管内）に熱が充満していることである。つまり、主語の「熱」が省略されている。なぜ省略したのだろう。その理由は「熱」を病的身体反応に分類したため、病的感覚反応として取り扱えないからである。それで熱を省略した。

寒熱に関して、太陽病は悪寒発熱であり、少陽病は往来寒熱だが、陽明病は寒が無く熱だけである。すなわち、太陽病や少陽病のように寒がないので、陰（影）ができない。

悪寒発熱　→　往来寒熱　→　熱（実）

原作者たちはこれを自明の理としたことも省略の理由に挙げられる。

しかし、条文においては、病的身体反応としてこの熱を三点に分類している。潮熱、裏熱、瘀熱である。

総論　Ⅲ　どのようにして『伝本』から『原本』を求めるか

```
─ 熱 ─
潮熱　　　　　　208 大承気湯（腹満而喘）
裏熱　　　　　　219 白虎湯　（腹満　自汗出）
瘀熱　　　　　　236 茵蔯蒿湯（小便不利　渇引水漿）
```

　よって、『原本』の陽明病篇における陽明病の条文は、180条、208条、219条、236条の四条である。

　　太陰病篇　　辨太陰病　脈證　幷治
　　　　　　　273　太陰之爲病　腹満（而吐）食不下（自利益甚）時腹自痛。

　原作者たちは、胃を陽（陽明病）、腹を陰（太陰病）としたが、前述のように陽明病には寒すなわち陰がないので、太陰病を陽明病の陰とはいえない。そこで、瀉下をしてはいけない太陽病を瀉下したこととして太陰病を創設した。そのため寒熱はなく、陽と陰は体の部位（胃と腹）の対比により分類されている。

```
─ 寒熱 ─
表示なし　　　　279 桂枝加芍薬湯（腹満時痛）
```

　よって、『原本』の太陰病篇における太陰病の条文は、273条と279条の二条である。

　　少陰病篇　　辨少陰病　脈證　幷治
　　　　　　　281　少陰之爲病　脈微細　但欲寐也。

　少陰病の病的感覚反応は、脈微細　但欲寐　の二点だけで、他の三陽病・二陰病と異なり、三点集約がなされていない。実は三点集約ができなかったのである。
　その理由は、少陰病篇の特殊性にある。
　ⅰ　少陰病は表において、太陽病と陰・陽の関係にある
　　　　　→　発熱がある（麻黄附子細辛湯証）

36

                                      2　判定基準による『伝本』から『原本』の選別

　　　　　　　→　麻黄湯証との対比（附子湯証）
　ⅱ　隣接する太陰病との関係 ＝ 桂枝加芍薬湯からの進行
　　　　　　　→　真武湯
　ⅲ　隣接する厥陰病の薬方を少陰病篇で言及する
　　　　　　　→　四逆湯と通脈四逆湯

　以上のように、三つの理由で二点にせざるを得なかった。寒熱に関しては
次の通りである。

　― 寒熱 ―
　　反発熱　　　　　　　301 麻黄附子細辛湯（脈沈）
　　其背悪寒　　　　　　304 附子湯（身體痛　手足寒）
　　表示なし　　　　　　316 真武湯（腹痛）
　　熱不去 / 厥逆而悪寒　353 四逆湯（咽乾 / 下利）
　　手足厥逆 / 身反不悪寒
　　　　　　　　　　　　317 通脈四逆湯（下利清穀 / 利止　脈不出）

　よって、『原本』の少陰病篇の条文は、少陰病の 281 条、301 条、304 条、
316 条に厥陰病の 317 条、353 条を加えた六条である。

厥陰病篇　　辨厥陰病　脈證　幷治
　　　　　　326 厥陰之爲病　消渇（氣上撞心）心中疼熱　饑而不欲食（食
　　　　　　　則吐蚘　下之利不止）。

　厥陰病は、少陽病と表裏間において陰と陽の関係にある。そのため、326
条が少陽病の口苦、咽乾、目眩によく似ている。ただし、記載の順序には相
違がある。それは、厥陰病が三陽病・三陰病の終点ではなく、厥陰病から少
陽病へと変化する可能性を示す必要があるためである。
　すなわち、厥陰病は四逆湯や通脈四逆湯で治る場合と治らないで小柴胡湯
証になる場合の二通りがある。これは、陽→陰→陽という病の陽への回帰を
意味する。
　したがって、寒熱による選別はつぎの通りである。

総論　Ⅲ どのようにして『伝本』から『原本』を求めるか

― 寒熱 ―
　身有微熱　　　　　　377 四逆湯（嘔而脈弱）
　発熱　　　　　　　　379 小柴胡湯（嘔）

　よって、『原本』の厥陰病篇における条文は、326 条、377 条、379 条の
三条である。

3　選別の結果

　テキストの『伝本』は 398 条であるが、選別された条文は以下の **30 条**で
ある。
　特に、辨太陽病脈證幷治下は、後から『原本』に加えられた条文の集合体
なので原文はゼロである。

　　　　　『伝本』　　　　　　　　　　　　『原本』
辨太陽病脈證幷治上　　1 〜 30 条において、『原本』と考えられる条文
　　　　　　　　　　　→ 1，2，3，12，13、14

辨太陽病脈證幷治中　　31 〜 127 条において、『原本』と考えられる条文
　　　　　　　　　　　→ 23，31，35、38，71，77，96，99

辨太陽病脈證幷治下　　128 〜 178 条において、『原本』と考えられる条文
　　　　　　　　　　　→ なし

辨陽明病脈證幷治　　　179 〜 262 条において、『原本』と考えられる条文
　　　　　　　　　　　→ 180，208，219，236

辨少陽病脈證幷治　　　263 〜 272 条において、『原本』と考えられる条文
　　　　　　　　　　　→ 263

辨太陰病脈證幷治　　　273 〜 280 条において、『原本』と考えられる条文
　　　　　　　　　　　→ 273，279

辨少陰病脈證幷治　　　281 〜 325 条において、『原本』と考えられる条文

→ 281, 301, 304, 316, 317, 353

辨厥陰病脈證幷治　　　326〜381 条において、『原本』と考えられる条文
　　　　　　　　　　　→ 326, 377, 379

辨攪乱病脈證幷治　　　382〜391 条において、『原本』と考えられる条文
　　　　　　　　　　　→なし

辨陰陽差後勞復病脈證幷治
　　　　　　　　　　　392〜398 条において、『原本』と考えられる条文
　　　　　　　　　　　→なし

『伝本』では、傷寒論巻第一に辨太陽病脈證幷治上が記載されていない。そこには、辨脈法第一と平脈法第二があり、さらに、傷寒論巻第二には傷寒例第三と辨痙濕暍脈證治第四がある。辨太陽病脈證幷治上は傷寒論巻第二に第五として、辨痙濕暍脈證治第四に続いて記載されている。

　これらは、『原本』とは関係のない項目で、何者かが自説を書き加えたかあるいは他の書物から転載したかのいずれかである。それを校正者が『傷寒論』の一部と考えて、項目の下に第一、第二、第三と番号をつけた。

　傷寒論巻第一に辨太陽病脈證幷治上がないのは不自然である。本書では、原理・原則に基づく判定基準により『原本』を求めた。それにより、辨脈法第一と平脈法第二、傷寒例第三と辨痙濕暍脈證治第四を削除して、傷寒論巻第一に辨太陽病脈證幷治上を、傷寒論巻第二に辨太陽病脈證幷治下を置いた。以下、巻第三に辨陽明病脈證幷治、巻第四に辨少陽病脈證幷治、巻第五に辨太陰病脈證幷治、巻第六には継続性を重視して辨少陰病脈證幷治と辨厥陰病脈證幷治を併載した。

　したがって、『原本』は巻第一から巻第六で構成されている。巻第七から巻第十も上述と同様の理由で削除した。

　なお、巻七の辨霍亂病脈證幷治第十三と辨陰陽易差後勞復病脈證幷治第十四については取り消して削除する。

総論　Ⅳ 求められた『原本』はどのような内容か

Ⅳ　求められた『原本』は　　どのような内容か

　『原本』と考えられる30条を得た。この30条に時間の経過とともに数多くの人たちが、様々な書き込みをしたので『伝本』の398条になったと考える。

　なお、『原本』には著者の考えで、6個の註が加えられている。

〔註1〕左の**数字**（太字）は『原本』の通し番号で、右の数字はテキストの番号である。

〔註2〕＜　＞は、著者による追加の文言である。

　　　　（　　）は、後人たちの註釈を示す。なお、その中で参考になるものは（　　）を大きく表示した。

〔註3〕『原本』は巻第一から巻第六とした。また、『伝本』にある第五から第十二の通し番号については『原本』では不要なので省略した。

〔註4〕傷寒論　巻第四　辨太陽病脈證拜治下第七は、小柴胡湯証の「胸脇苦満」から派生した「心下」に関連した条文が集められている。その他、二陽の併病、合病などがある。いずれも、後世に付け加えられて再編集されたものなので、『原本』では「伝本」巻第二辨太陽病脈證拜治中を巻第二辨太陽病脈證拜治**下**に変更した。

〔註5〕『原本』では、辨少陰病脈證拜治と辨厥陰病脈證拜治を統合して**傷寒論巻第六**とした。その理由は辨少陰病脈證拜治の中に厥陰病の四逆湯と通脈四逆湯が記載されているからである。

〔註6〕『原本』の条文には、『伝本』の旧字体をそのまま使用した。

〔註7〕下記の薬方は削除した。

40

烏梅丸、瓜蔕散、乾姜附子湯、桂枝去芍薬加附子湯、桂枝二麻黄一湯、桂枝加大黄湯、柴胡加芒消湯、十棗湯、大陥胸丸、猪膚湯、抵當丸、白散、白朮附子湯、文蛤散、牡蠣澤瀉散、麻黄升麻湯、蜜煎導、燒褌散、枳實梔子湯など 19 方。

傷寒論の『原本』

傷寒論　卷第一　　辨太陽病脈證幷治　　上

1- 1　太陽之爲病　脈浮　頭項強痛　而惡寒。

2- 2　太陽病　發熱　汗出　惡風　脈緩者　名爲中風。

3- 3　太陽病　或已發熱　或未發熱　必惡寒　體痛　嘔逆　脈（陰陽）俱緊者　名爲傷寒。

4-12　太陽中風　＜脈＞（陽）浮（而陰）弱（陽浮者　熱自發　陰弱者　汗自出）嗇嗇惡寒　淅淅惡風　翕翕發熱　鼻鳴　乾嘔者　桂枝湯主之。

5-13　太陽病　頭痛　發熱　汗出　惡風者　桂枝湯主之。

6-14　太陽病　項背強几几＜發熱＞反汗出　惡風者　桂枝加葛根湯主之。

傷寒論　卷第二　　辨太陽病脈證幷治　　下

7-31　太陽病　項背強几几＜發熱＞無汗　惡風＜項背痛者＞葛根湯主之。

8-23　太陽病　得之（八九日）如瘧狀發熱惡寒（熱多寒少）（其人不嘔清便欲自可）一日二三度發（脈微緩者　爲欲愈也　脈微而惡寒者此陰陽俱虛　不可更發汗　更下　更吐也）面色反有熱色者（未欲解也）（以其不能得小汗出　身必痒）（宜）桂枝麻黄各半湯＜主之。＞

9-35　太陽病　頭痛　發熱　身疼　腰痛　骨節疼痛　惡風　無汗而喘者　麻黄湯主之。

10-38　太陽中風　脈浮緊　發熱　惡寒　身疼痛　不汗出而煩躁者大青龍湯主之。（若脈微弱　汗出　惡風者　不可服之。服之則厥逆　筋惕肉瞤　此爲逆也）

41

総論　IV 求められた『原本』はどのような内容か

11‐71　太陽病　発汗後〈大汗出　胃中乾　煩躁　不得眠　欲得飲水者　少少
　　　　與之　令胃氣和則愈)〈若)　脈浮　小便不利　微熱　消渇者　五苓
　　　　散主之。

12‐77　＜太陽病＞　発汗〈若下之)　而煩熱　胸中窒者　梔子豉湯主之。

13‐96　傷寒五六日〈中風)　往来寒熱　胸脇苦満　黙黙不欲飲食　心煩
　　　　喜嘔〈或胸中煩而不嘔　或渇　或腹中痛　或脇下痞鞕　或心下悸　小
　　　　便不利　或不渇　身有微熱　或欬)者　小柴胡湯主之。

14‐99　傷寒四五日　身熱　悪風　頸項強　脇下満　手足温而渇者
　　　　小柴胡湯主之。

傷寒論　巻第三　辨陽明病脈證并治

15‐180　陽明之爲病　胃家實〈是)也。

16‐208　陽明病　脈遅　雖汗出不悪寒者　其身必重　短氣　腹満而喘
　　　　有潮熱者〈此外欲解　可攻裏也)〈手足濈然而汗出者　此大便已鞕也)
　　　　大承氣湯主之。

　　　　　〈若汗多　微発熱　悪寒者　外未解也。其熱不潮　未可與承氣湯。若腹
　　　　　大満不通者　可與小承氣湯。微和胃氣　勿令至大泄下)

17‐219　〈三陽合病)＜陽明病＞　腹満　身重　難以轉側　口不仁　面
　　　　垢　讝語　遺尿〈発汗則讝語　下之則額上生汗　手足逆冷)〈若)自
　　　　汗出者　白虎湯主之。

18‐236　陽明病　発熱〈汗出者　此爲熱越　不能発黄也)但頭汗出　身無
　　　　汗　劑頸而還　小便不利　渇引水漿者〈此爲瘀熱在裏)〈身必
　　　　発黄)茵蔯蒿湯主之。

傷寒論　巻第四　辨少陽病脈證并治

19‐263　少陽之爲病　口苦　咽乾　目眩也。

傷寒論　巻第五　辨太陰病脈證并治

20‐273　太陰之爲病　腹満〈而吐)食不下〈自利益甚)時腹自痛〈若下之
　　　　必胸下結鞕)。

42

21 - 279　本太陽病　醫反下之　因爾腹滿時痛者（属太陰也）桂枝加芍藥湯主之。

（大實痛者　桂枝加大黄湯主之。）

傷寒論　卷第六　辨少陰病脈證幷治

22 - 281　少陰之爲病　脈微細　但欲寐也。

23 - 301　少陰病　始得之　反発熱　脈沈者　麻黄附子細辛湯主之。

24 - 304　少陰病　得之一二日　口中和　其背悪寒（者）（當灸之）身體痛　手足寒　骨節痛　脈沈者　附子湯主之。

25 - 316　少陰病(二三日不已　至四五日)腹痛　小便不利　四肢沈重(疼痛)自下利者（此爲有水氣）（其人或欬　或小便利　或下利　或嘔者）眞武湯主之。

26 - 353　大汗出　熱不去（内拘急　四肢疼）＜咽乾者＞　又　下利　厥逆而悪寒者　四逆湯主之。

27 - 317　(少陰病)下利清穀（裏寒外熱）手足厥逆　脈微欲絶　身反不悪寒（其人面色赤）（或腹痛）乾嘔（或咽痛）或利止　脈不出者　通脈四逆湯主之。

辨厥陰病脈證幷治

28 - 326　厥陰之爲病　消渇（氣上撞心）心中疼熱　饑而不欲食（食則吐蚘下之利不止）。

29 - 377　嘔而脈弱　小便復利　身有微熱＜者＞（見厥者　難治）四逆湯主之。

30 - 379　嘔而発熱者　小柴胡湯主之。

総論　V どのように原作者たちは、『原本』を創造したか

V　どのように原作者たちは、『原本』を創造したか

　求められた『原本』の条文の数は 30 で、薬方数は 18 である（桂枝湯は 2 回、小柴胡湯は 3 回、四逆湯は 2 回登場するが、同一薬方なのですべて 1 とした）。『原本』はこのようにシンプルな形で誕生したのではないだろうか。『原本』は『伝本』の純粋な成分といえる。夾雑物のない純粋な『原本』が得られたので、それをどのように創造したかを追究できる。これが、取りも直さず、『原本』の「仕組み」の解明につながる。

1　「だれ」が「いつ」、『原本』を創造したか

『傷寒論』の歴史で述べたように、『傷寒論』は張仲景によって西紀 200 年頃に編纂されたといわれている。しかし、確実な根拠があるわけではない。恐らく『原本』には書物名ばかりでなく、著者名もなかったことだろう。後世、書物に書名と著者名を記載することが慣例になった。その際、書名には傷寒雑病論がつけられ、著者名には伝説の名医である張仲景の名が記載されたのではないだろうか。

　では、一体だれが『原本』を創造したのだろう。証拠はないが、『老子』の著者である老耼の弟子たちだと考える。老耼は諸子百家と呼ばれた思想家で

44

ある。彼の仕事は、弟子を育て、諸国を遍歴して、諸侯に官僚として送り込むことだった。弟子たちは"士"といわれて、形成されつつあった官僚制国家の担い手として成長していった[12]。

　その中には、医師として雇用された士もいたのではないだろうか。領主が急性熱性病に苦しむ自分の一族や領民を救うための方法を彼らに求めた可能性がある。『原本』はこのような背景から生まれたと考えられる。

　原作者の士は一人ではなく、少なくても、五、六人はいただろう。彼らの長い年月にわたる臨床と思索の結晶が『原本』である。その間、相当な資金も要したと考えられる。その支援者が領主の長沙守南陽張機か。したがって、『原本』の著者は張仲景ではなく、名もない"士たち"であった。そこで、本書では彼らを（『傷寒論』の）「原作者たち」と記載する。

2　どのような「発想」をしたか

　原作者たちはどのような発想から『原本』（傷寒論）を創造したのだろう。彼らの**発想の原点**は、急性熱性病に罹病した**個々の病人**を一刻も早く治すことであった。治す対象を病ではなく**病人**としたことに特徴がある。なぜ、病人を治そうとしたのか。

　当時、治療に利用できる情報は、病人の自覚症状と病人から得ることができる他覚的症状、それに脈と病人の雰囲気に限られていた。したがって、病因を追究することは困難であり、強いてそれにこだわれば、想像や推定の領域となり、理論を優先せざるを得ず、現実から乖離すると考えたのだろう。

　そのような情況から、原作者たちは病人から得られる一次情報を重視したと考えられる。一次情報をどのように処理して、治のシステムを構築するか。そのためには、どのような方法が最適かを検討した。

総論　Ⅴ　どのように原作者たちは、『原本』を創造したか

3　どのように発想を「現実化」したか

　彼らは、発想を現実化するために、まず、治療のシステム化を考えた。
目指したのは診断と治療の直結であり、治療の確実化・迅速化と標準化
であった。そこで、彼らは原理と原則を設定し、対象をモデル化・規格
化して『原本』の基盤を構成した。それが、『原本』の冒頭に表示され
ている**辨太陽病脈證幷治**である。

　このように、『原本』には、根源的な仕組みを説明する**総論**があった
のだが、誰にも気づかれずに今日に至っている。『原本』のシステムや
条文は、いずれも基盤から構築されている。基盤は、また、その重要性
を認識させる目的で、六つの病篇の仕切りの役割をしている。

3・1　どのように基盤（○○病脈證幷治）を構成したか

　原作者たちは病人を治す目的で、まず、「治療のシステム」を考えた。先に
条文を作成してそれらを寄せ集めたのではない。それでは統一性を保つのが
困難である。そのためには、共通の基盤が必要であった。では、どのように
して基盤を構成したのだろうか。

3・1・1　基盤構成の思考法と方法

思考法　まず、原理と原則を設定した。原理は、分類と対比を目的とする
　　　　「二項対立概念」である。原則は三点に集約して規格化し決定する
　　　　ことである。
　　　　なぜ、三点かというと、「3」にはものごとを決定する力があるか
　　　　らである。
　　　　例えば、「平面は３点が決定する」[13)]や三段論法などの形式がある。
方法　　そのための方法が**モデル化**である。複雑な急性熱性病、病人、治
　　　　を抽象化・形式化して、単純化しないと治療のシステムを構築で
　　　　きない。

3・1・2　病人の分類と対比

　原理の二項対立概念により、治す病人を急性熱性病（以後、「病」と略称）と病人に分類して対比する。

病人の分類　→　　病　：　病人

対比　　　　（抽象：具象）

（固定：変動）

　対比は、それぞれの属性から上記のようになる。このような分類と対比は、治す対象を「病人」としたことであり、原作者たちの発想の原点に対する"こだわり"をみることができる。

（比較）　病人　→　病：人

　この分類と対比は、現代医学にみられる。ただし、病人と病の名称は、患者と疾患に変更されている。

患者　→　　疾患：人

　すなわち、疾患と健常人の対比になる。具体的には、健常人の数値を基準として、患者の臨床検査の数値を比較する。あるいは画像撮影などで、異常を発見して、検査値と併せて疾患名を診断して治療する。治療の対象が疾患であり、『原本』のように病人（患者）は対象でない。

3・1・3　基盤となる基本骨格の形成

　病人の分類と対比に「治」を加えて、基盤の基本骨格を形成する。

基本骨格　　　病人　→　　病　：　病人　＝　治

　病人は自己治病力と気血水の循環不全（病理）を持つ。病人が「＝」で治と連結できるのは、共通の自己治病力と病理に対応する薬方の薬理があるからである。

総論　Ⅴ　どのように原作者たちは、『原本』を創造したか

3・1・4　基盤の構成

〈第一段階〉

　　思考法　原理により、病と病人、それぞれが有する特性を分類・対比する。
　　方法　　病をモデル化するために、陽と陰に分類・対比

　　　　　　　　　　　　　　　　　　　　　　病→陽：陰

　　　　　　病人をモデル化するために、表と裏に分類・対比

　　　　　　　　　　　　　　　　　　　　　病人→表：裏

　　　　　　症状をモデル化するために、寒と熱に分類・対比

　　　　　　　　　　　　　　　　　　　　　症状→寒：熱

　このように、「陽・陰」、「表・裏」、「寒熱」は、病、病人をモデル化するための三大要素である。

〈第二段階〉

　　思考法　原則により、三大要素を三点に分類してモデル化・規格化する。
　　方法　　病を三点に分類してモデル化・規格化する。
　　　　　　　病を三陽病と三陰病にモデル化・規格化する。これは、複雑な
　　　　　　　急性熱性病を六病に集約することを意味する。

　　　　　　　　病（陽）のモデル化　→　太陽病、少陽病、陽明病（三陽病）
　　　　　　　　病（陰）のモデル化　→　太陰病、少陰病、厥陰病（三陰病）

　　　　　　　病人を三点に分類してモデル化・規格化する。
　　　　　　　　病人の身体を「円筒」に見立て、表面から内部に向かって、
　　　　　　　　表・表裏間・裏の三点に分類してモデル化・規格化する。

　　　　　　　　病人（身体）のモデル化　表裏　→　表、表裏間、裏

　　　　　　　症状（寒熱）を三点に分類してモデル化・規格化する。
　　　　　　　　症状（寒熱）を分類して悪寒発熱、往来寒熱、熱にモデル化・
　　　　　　　　規格化する。これは、複雑な急性熱性病の症状を三種類に集
　　　　　　　　約することを意味する。
　　　　　　　　ただし、この三分類は、三陽病では成立するが、三陽病の影
　　　　　　　　になる三陰病では成立しない。

48

症状（寒熱）のモデル化　寒熱　→　悪寒発熱、往来寒熱、熱
なお、寒熱は、病と病人の両方にある。

病の場合は、寒熱が病的**感覚**反応として表示される。

	太陽病	少陽病	陽明病
病的**感覚**反応	脈浮 頭項強痛而悪寒	口苦、咽乾、目眩	熱

病人の場合は、病的**身体**反応である。

病人	表	表裏間	裏
病的**身体**反応	悪寒発熱	往来寒熱	熱

〈第三段階〉
　基本骨格に、モデル化・規格化した三陽病・三陰病と表・表裏間・裏および寒熱による病的身体反応を加えて、構成したのが「基盤」である。

基本骨格	病	：	病人	＝	治
	太陽病 少陽病 陽明病		表・表裏間・裏 → 脈に変換		
	太陰病 少陰病 厥陰病		証 病的身体反応		自己治病力＋薬理
	（病的感覚反応）		（自己治病力＋病理）		
⇒ **基盤**	○○病	：	脈証		幷治

　身体をモデル化した表・表裏間・裏は、浮・弦・沈として**脈**に変換される。また、証は寒熱に対する自己治病力の病的身体反応であるが、内容は［自己治病力＋病理（気血水の循環不全）］である。そのため、証に対応する治は［自己治病力＋薬理］になる。

　自己治病力、病理は、病人が有するものである。したがって、病人を治す**治**には、当然、自己治病力と病理に対応する薬理がなければならない。薬理を担当するのが薬方である。

　このように、形成された基盤は、『原本』の最初に、**辨太陽病脈證幷治**として、表示されている。それは、**総論**を兼ねる。

総論 Ⅴ どのように原作者たちは、『原本』を創造したか

3・2　どのようにシステム化したか

　二者択一と三者択一により、モデル化・規格化された病を次のように体系化した。

■ **病の体系**（病の実際の進行順による表示）

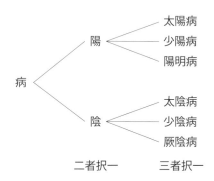

　このように、二者択一と三者択一を組み合わせた目的は、診断と治療の精度を高め、それを迅速に実行するためである。しかし、この体系では、三陽病と三陰病の関係が不明である。
　そこで、形成された基盤（○○病脈證幷治）により、病の体系をシステム化した。システムは基盤の○○病が陽と陰に二分され、そこに、表裏と寒熱が配置されている。

■ **病のシステム化**（病の実際の進行順による表示）

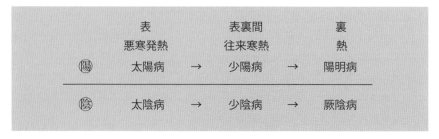

50

3　どのように発想を「現実化」したか

　このシステムでは、表の陽の太陽病で発病し、太陽病 → 少陽病 → 陽明病
と進行し、陰では太陰病 → 少陰病 → 厥陰病となることを示している。しか
し、三陽病と三陰病の有機的な関係はわからず、完全なシステムとはいえな
い。
　そのため、上記のシステムを加工して、太陽病、少陽病、陽明病を太陽病篇、
少陽病篇、陽明病篇とし、太陽病篇、陽明病篇、少陽病篇の順にした。
　また、陰では、太陽病篇の下に少陰病篇を、少陽病篇の下に厥陰病篇を配
置した。つまり、太陽病と少陰病が表において陽と陰の関係にあり、少陽病
と厥陰病は表裏間において、陽と陰の関係にあることを示すためである。た
だし、陽明病篇と太陰病篇間には陰陽の関係がない。（図6参照）

■ 加工したシステム（篇として病の実際の進行順とは異なる表示）

	表 悪寒発熱	裏 熱	表裏間 往来寒熱
陽	太陽病篇	陽明病篇	少陽病篇
陰	少陰病篇	（太陰病篇）	厥陰病篇

　上のように、病の実際の進行順を加工して「篇」とした目的は、病の体系
を有機的にシステム化することである。そのため、システムでも、病の二者
択一と三者択一は生かされている。基盤によるシステムは、『原本』の根幹で
ある。なお、中風と傷寒は、熱型が三陽病とは異なるため、システムに外付
けされているので、ここには表示されていない。

3・3　どのように条文を作成したか

3・3・1　基盤の変換とアルゴリズム化

　システムは条文の羅列で構成されている。ではそれらの条文をどのように
作成したのだろう。それは、基盤の「○○病　脈證　幷治」を変換した書式
によって作成した。

51

総論　Ⅴ　どのように原作者たちは、『原本』を創造したか

　それが、「○○病　～～～者　□□湯主之」という書式であり、すべての条文の構成を同一規格にしている。

基盤　　　　　○○病　脈證　幷治

条文の書式　　○○病　～～～者　□□湯主之

　書式はアルゴリズム化されている。そのため、作成された条文は、□□湯主之を求める「手順」がすべて同一の規格にされている。したがって、条文は、[(a：p・s) ＝ t] という式で表現できる。

a　○○病　　p・s脈證　＝　～～～者

t　治　　　＝　□□湯主之

　システム内では、太陽病が少陽病や太陰病などに変化しても「治の手順」は同じである。但し、少陽病と厥陰病は、それぞれ太陽病と少陰病からの継続を優先したので、条文の冒頭に少陽病や厥陰病は記載されていないが、「治の手順」に変わりはない。

　そのことを示す目的もあり、基盤が六病篇の**部分け**に使用されている。

辨太陽病脈證幷治（基盤）

　（例）条文　5-3　太陽病　（脈浮弱）頭痛　発熱　汗出　悪風者　桂枝湯
　　　　　　　主之。

　　　書式　○○病＝太陽病
　　　　　　　～～～者　　　＝　頭痛　発熱　汗出　悪風者
　　　　　　　□□湯主之　　＝　桂枝湯主之

　　　アルゴリズム　[(a：p・s) ＝ t]
　　　　　　　　　a太陽病　：　p（脈浮弱）・s（頭痛　発熱　汗出　悪風者）
　　　　　　　　　　　　　　　＝t　桂枝湯（治）

　このように、アルゴリズムにより、治（薬方）を求める「手順」を統一している医学書は、『原本』（傷寒論）だけである。

3・3・2　条文の加工

さらに、条文は**加工**されている。

たとえば、条文の　1-1 太陽之爲病　脈浮　頭項強痛　而悪寒　である。この文章を注意して読むと事実とは正反対に記載されていることがわかる。つまり、実際にはさむけを感じ、頭痛あるいは項強がするので脈に触れたら浮であるというのが順序である。常時、脈に触れているわけではないからである。頭項強痛を中心として**脈浮と悪寒の順序を逆にしている**。これはまさに「加工」である。

その目的は、二つある。

一つは、3・1・4で述べたように「脈」が表・表裏間・裏を確定し、それを病的身体反応と結びつけることを強調するためである。

二つは条文の「システム化」にある。すなわち、病的感覚反応の「悪寒」を最後に置いて、病的身体反応の「発熱」に接続するためである。太陽病の悪寒→発熱は、病的感覚反応から病的身体反応への移行を示す重要な指標である。

また、太陽病篇の次に陽明病篇を配置して、臨床上の進行順ではない構成をしている。その上で、『原本』は太陽病篇下で少陽病を記載して、病の進行順にいささかの矛盾のないことを示している。これは明らかに原作者たちによる加工である。太陽病篇、少陽病篇が太陽病、少陽病と同一でないことに注意すべきである。

このように、条文は書式に則りつつ、加工され作成されている。したがって、『原本』を正しく理解するためには、**条文が必しも病人の症状をありのままに記載したものではなく**、また、**事実をそのままの状態で述べたものではない**ことに留意する必要がある。

3・4　どのような目的でモデル化・規格化をしたか

モデル化の目的は、複雑な病、病人と治を形式化して、容易に取り扱い可能にするためである。具体的には、病人から得られる一次情報をいかに合理的に処理して治に結びつけるかにあった。そこで、対象をモデル化すると同時に、規格化して、決定をした。最終的には、個々の病人の治療をシステム化することにある。システム化すれば治療の確実性と迅速性および標準化が

総論　Ⅴ　どのように原作者たちは、『原本』を創造したか

可能となる。

　システムにより、空理空論は自ずから排除され、合理的な治療に直結する。原作者たちは、当時の混乱した医療情勢の中で、診断と治療の直結という革新的な方法を編み出した。

3・5　どのような項目をモデル化・規格化したか

　基盤によって、主となる項目はすべてがモデル化・規格化されている。

『原本』においてモデル化・規格化された項目

基本（基盤）	（三）	急性熱性病、病人、治（薬方）
急性熱性病と病人	（三）	陽陰、表裏、寒熱
病（陽・陰）＊	（三）	三陽病（太陽病、少陽病、陽明病）
	（三）	三陰病（太陰病、少陰病、厥陰病）
病理と薬理	（三）	気・血・水の循環不全
病の存在する体の部位＊	（三）	表、表裏間、裏
脈	（三）	浮、弦、沈
自己治病力の指示	（三）	三陽病 ⇒ 発汗、中和、瀉下
	（三）	三陰病 ⇒ 補、温、補温
症状（寒熱）＊	（三）	三陽病 ⇒ 悪寒発熱、往来寒熱、熱
急性熱性病の種類	（三）	六病（三陽病・三陰病）、中風、傷寒
六病の病的感覚反応	（三）	太陽病（脈浮　頭項強痛　而悪寒）
		少陽病（口苦　咽乾　目眩）
		陽明病（胃家實也 ＝ 潮熱　裏熱　瘀熱）
		太陰病（腹満　食不下　時腹自痛）
		少陰病（脈微細 － 但欲寐）
		厥陰病（消渇　心中疼熱　饑而不欲食）
条文の構成（書式）	（三）	○○病　〜〜〜者
		□□湯主之（病・病人・薬方）
病の循環	（三）	陽 → 陰 → 陽

4 どのように「病」、「病人」と「治」をモデル化し規格化したか

条文の数	(三 ×10)	30条
薬方の数	(三 × 6)	18方
薬方を構成する生薬の数	(三 ×10)	生薬の数 (29) ＋水（白飲）

＊はモデル化の三大要素

4 どのように「病」、「病人」と「治」をモデル化し規格化したか

　原作者たちは、病人を治すために、まず、基盤を形成して30の条文から成る治療システムを構築した。それは病人を病と病人に分類・対比することから開始した。

　ではどのようにして、これら三者をモデル化・規格化したかについて考える。

4・1 どのように「病」をモデル化・規格化したか

4・1・1 「病」におけるモデル化の過程

「病」のモデル化には三大要素である「陽陰」と「寒熱」を利用している。すなわち、病を原理により**陽**と**陰**に分類・対比した。病自体抽象であるが、陽・陰も抽象である。そこに寒熱（症状）をくわえて具体的な「陽病」と「陰病」にしようとした。

図1

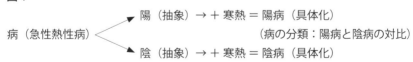

　『原本』の陰陽は、易学思想とは異なり特に深い意味をもたない。急性熱性病を分類した**記号**である。単純に、陽のあたる面を陽とし、その影を陰とした。（通常、"陰陽"と表現されているが、本書では『原本』が太陽病から始まるので陽陰としている。）

総論　V　どのように原作者たちは、『原本』を創造したか

　ではなぜ、病を陽と陰に分類したのだろう。その目的は、「病」を「二つの面」で対比して診ることにより、**治病の確実性と迅速性を向上させる**ことであった。二者択一であるから、陽陰間は存在しないので診断を確実化・迅速化できる。分類された陽病と陰病は、原則により三陽病と三陰病に分類された。

　三陽病は太陽病、少陽病、陽明病で、**三陰病は太陰病、少陰病、厥陰病**である。このように、三点に分類した理由は、急性熱性病を規格化して「六病」に集約・決定することにより、二者択一から三者択一へと診断と治療の精度を高めるためである（3・2を参照）。

　実際には、陽が面でなければ影となる陰は発生しないので、陽病と陰病はそれぞれが面の上に存在することになる。**図1**を参照。

図2

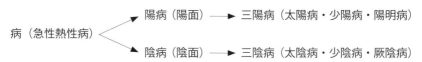

　では、これらの三陽病・三陰病は具体的に何を意味するのだろう。原作者たちはすでに述べたように、病人を病と病人に分類したとき、寒熱による症状を病的感覚反応と病的身体反応の対比とした。そのため、三陽病・三陰病は**病的感覚反応**になる。

　そこで、三陽病の病的感覚反応を症状のある部位と症状から次のようにモデル化した。

4 どのように「病」、「病人」と「治」をモデル化し規格化したか

■ 三陽病の病的感覚反応とモデル化（図3）

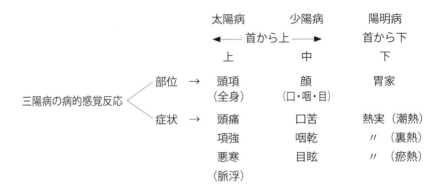

　身体の部位は、首（頸）を上下に分類して、上部を頭項と顔（口・咽・目）とし、下部を胃家としているが、これをさらに細分化して、頭項を「上」とし、顔の前面（口と目）と咽を「中」とすると胃家は「下」となる（ただし、この上・中・下は上焦、中焦、下焦の意味ではない）。すなわち、身体を上・中・下に三分割して、そこに、病的感覚反応を配置した。これによって、抽象的な急性熱性病を太陽病、少陽病、陽明病として具体化できる。

　図2の陽面上にある太陽病、少陽病、陽明病の順に図3の部位と症状を加えたものが、三陽病の病的感覚反応である（ただし、『原本』では加工により、太陽病篇、陽明病篇、少陽病篇の順になっている）。

　一方、三陰病の部位は三陽病の影になるので、三陽病のように詳細には記載されていない（ただし太陰病と陽明病間には陰陽の関係はない）。

　太陰病では腹、少陰病では脈、厥陰病では咽と心中である。

三陰病		太陰病	少陰病	厥陰病
三陰病の病的感覚反応	→	**腹**満	**脈**微細	消渇（咽）
		食不下	但欲寐也	**心中**疼熱
		時**腹**自痛		饑而不欲食

　以上のように、病は陽面あるいは陰面に病人の病的感覚反応が配置され、「三陽病・三陰病」に集約された。同時に、本来は抽象的な三陽病・三陰病が

総論　Ⅴ どのように原作者たちは、『原本』を創造したか

存在する身体の部位を与えられ、具体化された。「病」のモデル化と規格化の目的は、「規準」として、変動する「病人」を「確定」することである。
　同時に、三陽病・三陰病は時間の経過を示している。『伝本』には、16 太陽病三日とあるが、これは後人による書き込みである。『原本』では傷寒が四五日 (14-99) あるいは五六日 (13-96) 経過すると記載されている。しかし、それ以外に、日数は記載されていない。それは、三陽病の変化を日数で表示することが困難だからである。『伝本』16 の太陽病三日の意味は、太陽病を三日間発汗しても、病が依然として解さないということである。太陽病が必ずしも三日継続することではない。**13-96** 傷寒五六日と **14-99** 傷寒四五日については後述する。
　なお、三陽病・三陰病への集約の背景に『老子』の影響があったと考える。『老子』第四十二章には次のように述べられている[14]。
　＜道生一。一生二。二生三。三生萬物。萬物負陰而抱陽。冲氣以爲和＞
　（道は一を生じ、一は二を生じ、二は三を生じ、三は万物を生ず。万物は陰を負うて、陽を抱き、冲氣以て和することをなす。）
　これを『原本』に当てはめると以下のようになる。

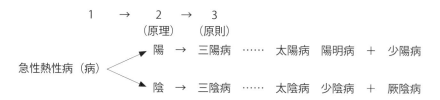

　このような物の考え方が原作者たちに影響を及ぼしたのではないだろうか。様々な症状のある急性熱性病をモデル化してわずか**六病**に規格化・集約化するには、根底に、確固たる思想があったと考える。

4・1・2　モデル化された三陽病・三陰病のイメージ図
　原作者たちは三陽病・三陰病をどのようにイメージしたのだろう。恐らく、図を用いて考えたのではないだろうか。それは、陽と陰に特別な意味を持たせず、単なる記号とし利用していることからも推定できる。
　陽面と陰面の立体図から平面図へ、そしてそこに三陽病・三陰病を配置したイメージ図は次の通りである。

4 どのように「病」、「病人」と「治」をモデル化し規格化したか

■ 陽と陰から三陽病・三陰病への展開図

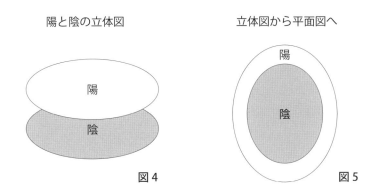

陽と陰の立体図　　　立体図から平面図へ

図4　　　　　　　　図5

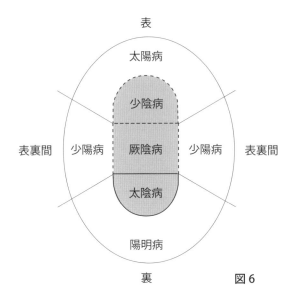

三陽病・三陰病の平面図

図6

総論　Ⅴ　どのように原作者たちは、『原本』を創造したか

　図4と**図5**は、まず、陽と陰の発生とそれを平面図にする過程を示している。そこへ、太陽病、少陽病、陽明病を配置することにより三陽病が生まれる。続いて、**図5**へ三陰病を配置したのが**図6**である。**図6**において、点線（…）は、二つの病の境界を示すが、はっきりとした断絶状態ではなく、互いに交流可能である。それは、太陽病と少陰病は「表」において陽と陰の関係があり、少陽病と厥陰病も「表裏間」において、陽と陰の関係にあることを示している。

　一方、実線（—）は、二つの病の間に、陽と陰の関係がないことを表している。したがって、陽明病と太陰病には、陽と陰の関係がなく、断絶している。

　これは、治療体系を加工したシステムを図解したものである。

　それを明確に図示したのが**図7**である。なお、**図7**の進行順は『原本』の編集順に作図している。

　これによれば、最初の薬方は桂枝湯、麻黄湯、桂枝加葛根湯、葛根湯、桂枝麻黄各半湯（太陽病）、小柴胡湯（少陽病）、大承気湯、白虎湯、茵蔯蒿湯（陽明病）、桂枝加芍薬湯（太陰病）、麻黄附子細辛湯、真武湯（少陰病）、四逆湯、通脈四逆湯（厥陰病）の14方であったのではないか。

　したがって、『原本』の薬方はこの14方からスタートしたと考えられる。そこに、太陽病発汗後の五苓散と梔子豉湯が追加された。さらに、少陰病では、麻黄湯と陽陰対比のために附子湯が加えられた。

　また、太陽中風では桂枝湯と大青竜湯が太陽病に組み入れられ、傷寒は太陽病における病的身体反応と少陽病の小柴胡湯証にまたがって外付けされ、『原本』の治療システムが完成した。

　このように、イメージ図からたどって行くと原作者たちの思考過程が見えてくる。

4 どのように「病」、「病人」と「治」をモデル化し規格化したか

■ 三陽病篇・三陰病篇と薬方の相関図（図7）

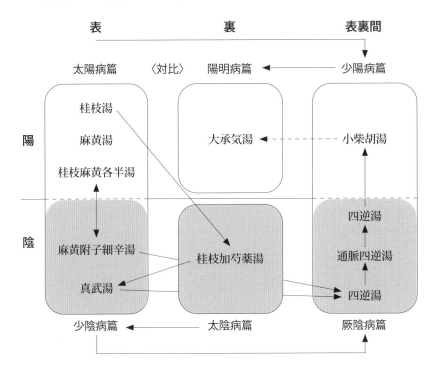

4・1・3 加工による病の記載順と進行順の相違

三陽病・三陰病の条文は、「辨〇〇病　脈證幷治」という基盤（総論）で区分されている。これは、『原本』の部分けであり、「篇」にすることを目的としている。太陽病を例にすれば、「辨太陽病　脈證幷治」は太陽病を「太陽病篇」とするためのものであり、「篇」となれば、最早、太陽病そのものではなくなる。

『原本』では、**図8**のように太陽病篇→陽明病篇→少陽病篇の順に記載されている。それが可能な理由は、三陽病を「篇」としているからである。

先に述べたように、原作者たちの目的は治療体系のシステム化であったが、同時に、三つの理由があった。

i　システム上の理由

システム上、太陽病篇と陽明病篇の対比関係を示す必要があるため、太陽病篇の次に陽明病篇を置いた。目的は二つある。

一つは病の出発点（太陽病）と終点（陽明病）を対比することである。

もう一つは、そうすることにより、少陽病篇と厥陰病篇を表裏間における陽と陰として「対比」できるからである。これは、システムが厥陰病で終了するのではなく、少陽病に回帰して、最終的には陽明病になる可能性を示すためである。すなわち、陽病も陰病も太陽病（桂枝湯）から始まり、陽明病（大承気湯）で終わるようにシステムを設計した。

ただし、『原本』では、厥陰病篇の 30-379 小柴胡湯を最終として、少陽病から陽明病（大承気湯）への過程を省略している。その理由は、条文の数を 30 に限定したことと太陽病篇の次に陽明病篇を配置したことで理解を求めたからである。

その過程を図 7 から抽出すると次のようになる。

■ 図 8

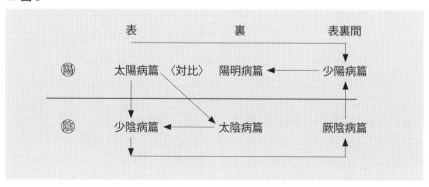

このように、対比を示す目的で三陽病では、記載順を太陽病篇 → 陽明病篇 → 少陽病篇というように「加工」している。

それによって、太陰病 → 少陰病 → 厥陰病 → 少陽病のように陰から陽への回帰をシステム上に示すことが可能になる。図 8 を参照。

4 どのように「病」、「病人」と「治」をモデル化し規格化したか

ii　治療上の理由

　太陽病と陽明病は陽において、「表」と「裏」の関係にある。治療法は表が「発汗」で、裏が「瀉下」である。これは、絶対に守らなければならない治療法則である。そのため、表を瀉下し、あるいは裏を発汗することは禁忌である。このように、治療法を明確に区別するために太陽病篇（表）→ 陽明病篇（裏）に順にした。

iii　陽を平面化するための理由

　陽を平面化して陽面としないと影ができないので陰面は生じない。**図5**を参照。

　したがって、太陽病 → 少陽病 → 陽明病　のような直線では、陽を陽面にすることができない。

　そのため、下記のように、「三点が平面を決定する」ことを利用した。

　陽面が決定すれば陰面は自動的に決定するので、三陰病の進行順は太陰病 → 少陰病 → 厥陰病であり、加工されずそのままの状態である。

■ **加工（太陽病篇 → 陽明病篇 → 少陽病篇）による陽面の決定**

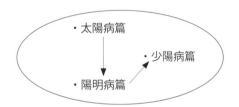

　すると、実際の進行順である太陽病 → 少陽病 → 陽明病と"食い違い"が発生する。すなわち、三陽病の記載順と進行順の相違である。それを解決するため、『伝本』では、太陽病篇を上・中・下に分けて、上・中を太陽病とし、中・下を少陽病として、太陽病から少陽病への進行順に加工し、その後に、陽明病篇を置いている。

総論　Ⅴ　どのように原作者たちは、『原本』を創造したか

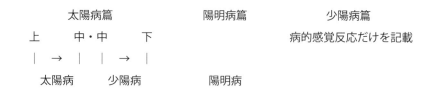

　上記のように、上・中・下は「辨太陽病脈證幷治」により、区分されている。すなわち、太陽病自体を三分割したのではなく、「太陽病篇」を三分割したわけである。(なお、『原本』では、三分割ではなく、太陽病篇上と太陽病篇下の二分割である。)
　その結果、太陽病篇中・下に太陽病 → 少陽病という実際の進行順を記載出来て、システムの運用には支障がないことを示している。また、少陽病は太陽病篇で論じられるので、「辨少陽病脈證幷治」には、少陽病の病的感覚反応しか記載されていない。このように、太陽病篇において少陽病は太陽病からの継続が重視され、独立した存在ではないので、冒頭に"少陽病"を置く条文は一つも存在しない。
　したがって、三陽病の記載順は、太陽病の次を陽明病としたのではなく、正しくは太陽病篇の次に陽明病篇を記載したと考えるべきである。
　同様の記載法は、少陰病篇と厥陰病篇においてもみられる。その理由は、少陰病と厥陰病がそれぞれ太陽病と少陽病の「陰」になるからである。

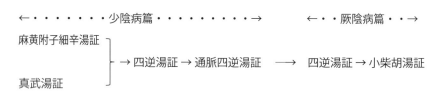

　四逆湯と通脈四逆湯は厥陰病の薬方である。それを厥陰病篇ではなく、少陰病篇に記載した目的は、少陰病の麻黄附子細辛湯証と真武湯証がいずれも厥陰病の四逆湯証に進行し、さらに通脈四逆湯証になることの**継続性**を強調するためである。
　したがって、『原本』において厥陰病篇には、病的感覚反応と 29-377 四逆湯、30-379 小柴胡湯の三条しか記載されていない。加えて四逆湯、小柴胡湯の条文の冒頭には厥陰病の文字がない。これは、少陽病と同じである。

64

4 どのように「病」、「病人」と「治」をモデル化し規格化したか

なお、**図7**は、一部、編集せずに作成されているので、四逆湯証 → 通脈四逆湯証 → 四逆湯証は少陰病篇ではなく、厥陰病篇に記載し、更に陽に回帰した小柴胡湯証は少陽病篇に置いている。

したがって、「加工」という視点から『原本』を読むと原作者たちの意図がよくわかる。

4・1・4 システムにおける三陽病・三陰病の相互関係

まず、病の初発である太陽病と他の五つの病（少陽病、陽明病、太陰病、少陰病、厥陰病）との関係について考える。「五病」の実際の進行順で記載する。

太陽病

i 太陽病と少陽病の関係（病の正常な進行先）

太陽病は病の初発であり、進行すると隣の少陽病になる（表 → 表裏間）。病的感覚反応は、**頭項**から**顔**（口、咽、目）へと変化する。

すると、病的身体反応は、つぎの二つのケースになる。

○太陽病を発汗した場合

・太陽病を発汗して、汗が大量に出で一応は解熱したが、依然として、脈が浮で小便不利と猛烈な口渇がある（咽乾）。

・太陽病を発汗したら、発熱が煩熱になり胸中窒となる（目眩）。

○太陽病を発汗しない状態で経過した場合

・太陽病から四五日後　身熱　悪風　頸項強　胸下満　手足温而而渇　となる（口苦）。

・太陽病から五六日後　往来寒熱　胸脇苦満　黙黙不欲飲食　心煩　喜嘔　となる（口苦）。

ii 太陽病と陽明病の関係（病の進行はない）

太陽病は表の陽であり、陽明病は裏の陽である。そのため、表裏の「対比関係」にあり、太陽病から陽明病へ進行することはない。表はヒトの表面（皮膚）であり、裏は内部の表すなわち消化管の粘膜を意味する。身体をモデル化して、円筒と考え、このようにした。

総論　Ⅴ　どのように原作者たちは、『原本』を創造したか

　但し、「壊病」の場合には例外的に太陽病から陽明病になることがある。

　248　太陽病　三日　発汗不解　蒸蒸発熱者（属胃也）調胃承氣湯主之。

　この調胃承気湯は、真武湯のような原方ではない。後から書き込まれた薬方である。
　壊病については後述する。

iii　太陽病と太陰病の関係（病の特異な進行先）
　太陽病の治病法は発汗が原則である。ところが、太陽病・桂枝湯証を発汗ではなく間違って瀉下をした。その結果、病的感覚反応は「頭項」から**腹**へと移動し、腹満　食不下　時腹自痛　になる。
　また、その場合、病的身体反応は腹満時痛である。
　太陽病は表の陽であるが、太陰病は裏の陰ではない。このままでは関係がないが、故意の**誤下**によって太陽病と太陰病に関係が生まれる。

iv　太陽病と少陰病の関係（正常な進行と異常な進行）
　○正常な進行
　太陽病と少陰病は、同じ表に存在して陽と陰の関係にある。少陰病の病的感覚反応は、「脈微細　但欲寐」である。まず、脈状を示して太陽病の病的感覚反応の「脈浮」に対応している。また、少陰病の始まりは、本来ならば太陽病の影なので発熱しないのだが、発熱があり（反発熱）、脈は浮ではなく「沈」である。
　具体的に、薬方で示すと、太陽病（桂枝麻黄各半湯証）から少陰病（麻黄附子細辛湯証）への進行である。但し、この進行は一方通行ではなく、交互に進んだり戻ったりする傾向がある。

　（表の陽）　桂枝麻黄各半湯証　⇔　（表の陰）　麻黄附子細辛湯証

　また、太陽病において桂枝麻黄各半湯証から麻黄湯証になるように、少陰病においても麻黄附子細辛湯証から附子湯証に変化する。ここでは、麻黄湯と附子湯を陽と陰の対比の関係で示している。

4 どのように「病」、「病人」と「治」をモデル化し規格化したか

○異常な進行（壊病）

　太陽病に発汗剤を与えて発汗しても太陽病が解さない場合がある。こ
れは太陽病が壊れて、他の病に変化した現象である。発汗という正しい
治療法によるものなので誤治（医反下之）ではない。これを**壊病**と表現
している。システム化後に発見された現象だろう。

　その壊病によって太陽病から少陰病になる場合がある。

　　太陽病・麻黄湯証（発汗）　→　少陰病・真武湯証（発汗　汗出不解　仍発熱）

ｖ　太陽病と厥陰病の関係

　　両者間に関係はない。

　次に、初発から二番目の少陽病と陽明病、太陰病、少陰病、厥陰病との関
係について考える。

少陽病

ｉ　少陽病と陽明病の関係

　　両湯は隣接しているので、少陽病は陽明病へと進行する。しかし、『原
本』は太陽病篇の次が陽明病篇となっている。これは、前述したように、
「加工」によるものである。

　　したがって、臨床上は太陽病 → 少陽病 → 陽明病と進行する。

　　病的感覚反応は顔（口、咽、目）から胃家に移動する。それに伴って、
病的身体反応は胸脇（表裏間）から胃（裏）に移り、往来寒熱が熱実に
変化し寒が消滅する。熱実は三種類の熱の総称である。それらは、少陽
病から次のように変化する。

少陽病		陽明病（胃家実也）
（口苦）往来寒熱	→	潮熱
（咽乾）脈浮・微熱	→	裏熱
（目眩）煩熱	→	瘀熱

総論　Ⅴ　どのように原作者たちは、『原本』を創造したか

　　ただし、太陽病 → 少陽病のような継続性は示されていない。また、システムにおける循環によって厥陰病から少陽病（小柴胡湯証）へと陰 → 陽の回帰後に少陽病から陽明病になる場合が想定されるが省略されている。**図7**を参照。

ⅱ　少陽病と太陰病、少陰病との関係
　　これらの間には関係はない。

ⅲ　少陽病と厥陰病の関係
　　少陽病と厥陰病は表裏間において、陽と陰の関係にある。少陽病の病的感覚反応は、口苦　咽乾　目眩であり、厥陰病は消渇　心中疼熱　饑而不欲食である。口苦と饑而不欲食の順序が異なるのは、四逆湯証から変化する小柴胡湯証に対応するためである。**図7**を参照。
　　厥陰病の病的身体反応は、〈咽乾〉、下利、厥逆悪寒であるにもかかわらず、身反不悪寒、身有微熱がある。つまり、表裏間の陰において、「往来寒熱」が発生している病態だが、そこでは「往来」が消滅して寒と**熱**とに分離している。それが、通脈四逆湯証を転換点として四逆湯証になり、嘔而発熱の小柴胡湯証となる。(p.116 参照)
　　これらは、陽（太陽病）で発病した病が陰（太陰病、少陰病、厥陰病）を経過して、再び陽に回帰することを表している。その陽は初発の太陽病ではなく少陽病で、小柴胡湯証である。

陽明病
陽明病は太陰病、少陰病、厥陰病と関係ない。

4・2　どのように「病人」をモデル化・規格化したか

4・2・1　「病人」におけるモデル化の過程
「病」と対比の関係にある「病人」も当然モデル化されている。それには三大要素の「寒熱」と「表裏」が関係している。さらに、「病人」に備わっている特質についても考慮されている。それが、病人の**自己治病力**と**病理**である。
　　正常なヒトと病人のモデル化の関係をみると次のようになる。

4　どのように「病」、「病人」と「治」をモデル化し規格化したか

	正常なヒトのモデル化		病人のモデル化		
<身体>	表・表裏間・裏	→	病の存在する部位	＝	脈
<生理現象>	気血水の循環	→	気血水の循環不全	＝	病理
<病に対する抵抗力>	自己治病力	→	自己治病力の発動	＝	治法の指示

　原作者たちは、病人をモデル化する前に、ヒトの身体、生理現象をモデル化した。それによって、病人になるとそれらがどのように変化するかを考えた。上記のように、ヒトの身体を外部から内部に向かって原理により表・裏に分類し、次いで、原則により、**表・表裏間・裏**に規格化し、決定した。それは、「寒熱」（症状）による病的身体反応が存在する身体の「部位」を表す。基盤では、脈に置き換えて表示されている。

　また、**寒熱**による症状を病人の病的**身体**反応として、病の病的**感覚**反応と対比させた。同時に、ヒトの生理現象を気血水の循環とモデル化したので、病人になれば、寒熱により**気血水の循環不全**が発生する。それが**病理**である。

　さらに、ヒトは病に対する抵抗力を持っていることを知っていた。そのため、発病して病人になると、自分の力で病を治そうとする。それを**自己治病力**と命名する。（自己治病力については4・2・3を参照）

「治」は自己治病力の指示と病理に対応する生薬の薬理によって構成される。

　病人のモデル化は、病人を治す「治」との密接な関係の上に実行されている。

4・2・2　病人をモデル化した「表・表裏間・裏」と身体の部位

　先に述べたように、ヒトの身体をモデル化して表・表裏間・裏に分類し、それを病人に応用して、「病の存在する身体の部位」を示す**記号**とした。したがって、「表・表裏間・裏」は、病的身体反応における「病の存在する身体の部位」になる。

　では、実際に「表・表裏間・裏」と身体の部位にはどのような関係があるのだろう。

　同時に、三陽病・三陰病の病的感覚反応における身体の部位との関係をまとめたのが次の表である。

総論　V　どのように原作者たちは、『原本』を創造したか

病的感覚反応と病的身体反応における身体部位との関係

	病的感覚反応	表・裏	病的身体反応（症状）
＜三陽病＞			
太陽病	**脈浮**	表	
	頭痛	表	**頭痛** /（発熱）**身**疼　**腰痛　骨節**疼痛
	項強	表	**項背強**几几　＜**項背痛**＞
少陽病	**口苦**	表裏間	**胸脇**苦満 / **身**熱　**頸項強　脇下**満
			手足温
	咽乾	表裏間	**咽**（消渇）
	目眩	表裏間	**胸中**窒
陽明病	**胃家実**	裏	其**身**必重　**腹**満 / **頭**但汗出　**身**無汗
			剤**頸**而還 / **身**重　**口**不仁
＜三陰病＞			
太陰病	**腹**満　時**腹**自痛	裏	**腹**満時痛
少陰病	**脈微細**	表	（脈沈者）**口中**和　其**背**悪寒　**身体**痛
			手足寒　**骨節**痛 / **腹**痛　**四肢**沈重
厥陰病	**消渇**	表裏間	〈**咽**乾者〉**手足厥逆**而悪寒
			身反不悪寒　（脈不出者）
	心中疼痛	表裏間	四逆湯（**厥逆**悪寒）　通脈四逆湯
			（**手足厥逆**　脈不出）
	饑而不欲食	表裏間	**身**有微熱

（身体部位は**太字**で表示）

　原作者たちは、まず、病的感覚反応においては、「脈と頭項」を「太陽病」とし、次いで「口・咽・目」を「少陽病」、その下に位置する「胃家」を「陽明病」とした。これは頭を頂点として**身体を垂直に**「上・中・下」と分類したことを表している（p.57）。

　一方、病的身体反応においては、**身体を外部から内部へと水平に分類した**のが「表・表裏間・裏」であり、「上・中・下」とは対比の関係にある。

70

■ 三陽病と表裏の関係

         上：表   中：表裏間   下：裏

㊀ 太陽病：表   少陽病：表裏間   陽明病：裏

　このように、太陽病：表、少陽病：表裏間、陽明病：裏　と対比している。
　身体を垂直あるいは水平に分類する思考法は、垂直方向を「固定」し、水平方向を「変動」とすることが目的である。したがって、変動する病人（病的身体反応）を三陽病・三陰病（病的感覚反応）に固定することになる。
　そのために、表、表裏間、裏にある症状を「病的身体反応」として、上・中・下の「病的感覚反応」と対比の関係にした。（太陽病＝表、少陽病＝表裏間、陽明病＝裏ではない）
　三陽病と対比の関係にある「表・表裏間・裏」と病的身体反応の部位は以下の通りである。

三陽病と表裏の関係	病的身体反応が存在する身体の部位
太陽病（頭項）：表の陽	頭、項背、腰、骨節、身
少陽病（口、咽、目）：表裏間の陽	胸脇、頸項、脇下、(咽)、胸中、手足、身
陽明病（胃家）：裏の陽	腹、頸、頭、身

　以上からわかるように、「表」では、病的感覚反応の頭項強痛に対し、病的身体反応の頭、項背、腰、骨節、身が対比の関係にある。
「表裏間」においては、病的感覚反応の口苦、咽乾、目眩に対し、病的身体反応の胸脇、頸項、脇下、胸中、(咽)、手足、身が対比の関係にある。
「裏」では、胃家対して、腹、頸、頭、身が対比の関係にある。
　一方、三陰病では、「表・表裏間・裏」が陽の影になる。

総論　Ⅴ　どのように原作者たちは、『原本』を創造したか

　三陰病と表裏と病的身体反応が存在する身体の部位の関係は以下の通りである。

　　太陰病（腹）：　―　　　　　　　腹
　　少陰病（脈）：表の陰　　　　　　口中、背、身体、骨節、腹、手足、四肢
　　厥陰病（心中）：表裏間の陰　　　＜咽＞、身、手足、四肢、脈

　このように、表の陽が陰になると病的身体反応が腹、手足、四肢に拡大することがわかる。また、表裏間では、病的身体反応が心中から四肢に拡大している。
　ところが、裏では、影が発生しないので陰ができない。そのため、太陰病：裏の陰　という関係が成立しないので、―　と表示している。
　なお、手足と四肢は同じ意味だが、原作者たちは両者を使い分けている。

　　手足　　　　手足温（小柴胡湯証）　手足寒（附子湯）　手足厥逆而悪寒（四逆湯証）

　　四肢　　　　四肢沈重（真武湯証）　四肢厥逆（四逆湯証）

　すなわち、温、寒、悪寒を伴う場合は、「手足」を用い、沈重や厥逆では「四肢」を使用している。このように、細かい配慮がなされている。
　さらに、「病の存在する身体の部位」を「脈」に置き換えた。すなわち、表 ⇒ 浮、表裏間 ⇒ 弦、裏 ⇒ 沈　として、脈により表、表裏間、裏を判別可能にした。ただし、実際は太陽病と少陰病の病的感覚反応において、それぞれ「脈浮」と「脈微細」を表示しただけで、表裏間と裏の脈を省略している。原作者たちは、表裏間の弦と裏の沈を自明のことと考えたのだろうか。（脈については、4・2・5を参照）
　したがって、病人の「表・表裏間・裏」とは、病人の身体を表面から内部に分類した記号であり、［病：病人］おいて、病の「上、中・下」分類と対比の関係にある。分類の目的は、病人の病的身体反応が存在する部位を病（三陽病・三陰病）に確定することである。

4・2・3　病人の自己治病力　the ability to cure　a disease by oneself

自己治病力とは、ヒトが生まれつき持っているもので、発病すると積極的に自分で病を治そうとする力である。それは病力と相対関係にある。しかし、『原本』のどこをみても自己治病力という用語は見当たらない。その理由は、自己治病力が条文の中に組み込まれているからである。原作者たちの発想の原点が、病人を治すことにあることからみても、病人の持っている自己治病力を積極的に利用するのは当然である。

最初に自己治病力の作用を示している条文が、< 5-13 太陽病　頭痛　発熱　汗出　悪風者　桂枝湯主之>である。この中の「汗出」が自己治病力による発汗作用である。すなわち、太陽病の頭痛　発熱を自己治病力が発汗をするので「汗出」となる。しかし、その力が病力より弱いために頭痛と発熱を治せず「悪風（さむけ）」する。そこで、桂枝湯が自己治病力の発汗作用を増強して病人を治す。

また、自己治病力は「辨太陽病脈證幷治上」にある「治」に深く関与している。5-13条では治に担当する薬方が桂枝湯である。だが、治 ＝ 桂枝湯ではない。桂枝湯の構成には自己治病力の指示が不可欠である。この場合、桂枝湯は自己治病力の指示で「発汗」をするように構成される。したがって、治 ＝［自己治病力（発汗）＋桂枝湯］となる。言い換えれば、薬方は自己治病力の作用を増強するのが役目である。

自己治病力病の作用は、病（三陽病・三陰病）と病人（表裏、寒熱）によって異なる。

それらは次のような関係にある。

■ 自己治病力の作用

<病>		<病人>	
	病的身体反応が存在する体の部位	寒熱	自己治病力の作用
太陽病	表の陽	悪寒発熱	発汗
少陽病	表裏間の陽	往来寒熱	中和
陽明病	裏の陽	熱	瀉下
太陰病	—	—	補
少陰病	表の陰	（熱）/ 悪寒	温
厥陰病	表裏間の陰	熱 / 厥逆	補・温

総論　V　どのように原作者たちは、『原本』を創造したか

　このように自己治病力の作用は、病・表裏・寒熱の**三大因子**によって決定される。それらは前述したように、モデル化の三大要素でもある。自己治病力がモデル化と深く結びついていることがわかる。

（比較）
1 自己治病力と免疫 immunity
　免疫は病原体に対して、感受性をもたないかあるいは感受性が減弱された状態にあることなので、発病後に活動する自己治病力とは明らかに異なる。すなわち、『原本』は、病的身体反応の発熱をもって発病としている。そこで、免疫と自己治病力の関係については、発病（発熱）前の悪寒を免疫の領域とし、発病（発熱）後は自己治病力の領域とした。そのため、太陽病の病的感覚反応（脈浮　頭項強痛　而悪寒）は、発病前なので免疫による警告反応といえる。
　ただし、少陽病以降の病的感覚反応は、発病後なので免疫には関係ない。

2 自己治病力と自然治癒 self-healing; spontaneous recovery
　また、自然治癒という語がある。これは、特別な治療をしなくても、病が自然に治るという消極的なイメージで、病に力点を置いている。それに対して、自己治病力は積極的に病を治そうとする病人を重視しているので意味する内容は異なる。

4・2・4　病人の病理
　原作者たちは、ヒトの生理現象を「気血水の循環」とモデル化した。そのため、病の症状（寒熱）を〈気血水の循環不全〉としてモデル化できる。このモデル化された〈気血水の循環不全〉は**病理**と言い換えられる。勿論、『原本』の中には、〈気血水の循環不全〉などとは記載されていないし、病理という用語も存在しない。これらは、寒熱による病的身体反応をモデル化して、薬方の薬理作用と対応させている。そのため、病人の自己治病力と病理がないと「治」を構成できない。
　モデル化された症状と〈気血水の循環不全〉の関係は次の通りである。

4　どのように「病」、「病人」と「治」をモデル化し規格化したか

```
 モデル化された症状（寒熱）　　　　　〈気・血・水の循環不全〉（病理）
・熱（発熱、鬱熱、往来寒熱、煩熱、潮熱、裏熱、瘀熱）、頭痛、手足厥逆など
　　　　　　　　　　　　　　　　　　　⇒〈気〉の循環不全
・項背強、胸脇苦満、身体痛、腹満腹痛など　　　⇒〈血〉の循環不全
・悪寒、身疼・骨節疼痛、喘、小便不利・消渇、渇、下利など
　　　　　　　　　　　　　　　　　　　⇒〈水〉の循環不全
```

　これらの〈気血水の循環不全〉によって、三陽病・三陰病、中風、傷寒の病理を示すと次のようになる。（なお、〈気血水の循環不全〉において**主となるもの**を太字で示す）

■ **三陽病・三陰病、中風、傷寒における病人の病理**

```
太陽病　　〈気・血・水〉〈気・血・水〉〈気・血・水〉〈気・―・水〉
　　　　　〈気×水・血〉＊
少陽病　　〈気・―・水〉〈気・―・―〉〈気・血・水〉
陽明病　　〈気・―・水〉〈気・―・水〉〈気・―・水〉
太陰病　　〈気・血・水〉
少陰病　　〈―・―・水〉〈―・血・水〉〈―・血・水〉
厥陰病　　〈気・―・水〉〈気・―・水〉（〈気・血・水〉）＊
太陽中風　〈気・血・水〉〈気×水・―〉＊
傷寒　　　〈気・血・水〉
```

〈気×水・血〉＊〈気×水・―〉＊における気×水は、気と水の衝突状態を示す。
厥陰病の（〈気・血・水〉）＊は小柴胡湯証を表す。

　このように、病人の病理には**21の型**がある。内容は、六病における病的身体反応をモデル化した18の型と、太陽病から派生した病態の中風と傷寒の3の型である。

　これは、複雑な急性熱性病がモデル化されて三陽病・三陰病の六病と中風、傷寒に集約され、規格化された結果である。そのため、くしゃみ、鼻水、咳、咽の痛みなどのかぜの一般的症状は、モデル化の対象から省略されているので、『原本』には記載されていない。

総論　Ⅴ どのように原作者たちは、『原本』を創造したか

4・2・5　病人の脈

　前述したように、病人の身体を「上・中・下」に分類して、三陽病・三陰病に規格化し、「固定」とした。同時に、身体を「表・表裏間・裏」に分類して、病的身体反応を三陽病・三陰病（病的感覚反応）と対比の関係にし、「変動」とした。

「表・表裏間・裏」は脈に置換され、「脈」によって病的身体反応が身体のどの部位にあるのかを判断可能とした。脈は、「表・表裏間・裏」と対比の関係にある三陽病・三陰病の「決定」をする。

　太陽病の病的感覚反応（脈浮　頭項強痛而悪寒）において、本来、病的身体反応のある体の部位を示す脈を真っ先に記載した目的は、「太陽病（上）」が「表」と対比の関係にあることを強調するためである。つまり、対比を固定（太陽病）と変動（表）にした。

　当然、脈もモデル化されている。そのため、『原本』における「脈」の記述は極めてシンプルである。

■『原本』においてモデル化された脈

・脈の深さ	浮 ＝ 表	太陽病、太陽中風（桂枝湯証）少陽病（五苓散証）
	弦 ＝ 表裏間（少陽病　小柴胡湯証）	
	沈 ＝ 裏	（陽明病）、少陰病（麻黄附子細辛湯証、附子湯証）
・脈の緊張度	緊 ＝ 無汗	太陽病（葛根湯証、麻黄湯証）
		太陽中風（大青竜湯証）
		傷寒
	弱 ＝ 汗出	太陽病（桂枝湯証、桂枝加葛根湯証）
		太陽中風（桂枝湯証）
	嘔而脈弱	厥陰病（四逆湯証）
・脈の速さ	緩	中風
	遅	陽明病（大承気湯証）
・脈の状態	微細	少陰病（病的感覚反応）
	微欲絶	厥陰病（通脈四逆湯証）

4　どのように「病」、「病人」と「治」をモデル化し規格化したか

したがって、虚（緊張度）、疾・促（速さ）、洪大・滑・結代・濇・細・無脈（状態）などの表現は後から書き込まれたものであり、『原本』にはなかった。いかに多くの後人が脈を重視して、自分たちの脈診を主張しているのかがわかる。注意して参考にすればよい。

脈診にはどうしても個人差が生じやすく、客観性に欠ける短所がある。そのため、脈を深さによる浮・弦・沈にモデル化して可能な限り単純化した。また、その目的も、病的感覚反応と病的身体反応の存在する身体の部位を確定することに限定している。脈は両者を結びつける働きをする。脈においても、原作者たちの苦心がうかがえる。

一方、三陰病は三陽病の影になるので、「三陰病の存在する身体の部位（表・表裏間・裏）」を示すことができても、三陽病のようにはっきりと浮、弦、沈とすることが不可能である。そのため、脈についての記述は少ない。

なお、少陽病と陽明病の脈は、16-208 陽明病　脈遅以外に条文中の記載はない。原作者たちは太陽病の脈を「浮」としたのだから、少陽病の脈は弦であり、陽明病の脈は沈であるのは当然であるとして省略したのだろう。少陰病の沈は太陽病の浮と比較上の沈であり、陽明病の沈とは意図する趣旨が異なる。したがって、同一文字の沈でも、状況によって区別する必要がある。

■ 病と病人の対比関係における「脈」

病人	→	病	：	病人
		（固定）		（変動）
心身		感覚	：	身体
寒熱		病的感覚反応（固定）		病的身体反応（変動）
脈				
浮 ⇒ 太陽病	脈浮　頭項強痛　而悪寒		表	悪寒発熱
弦 ⇒ 少陽病	口苦　咽乾　目眩		表裏間	往来寒熱 / 脈浮 / 煩熱
沈 ⇒ 陽明病	胃家実		裏	熱 / 腹満
（－）太陰病	腹満　食不下　時腹自痛		（裏）－	腹満時痛
沈 ⇒ 少陰病	脈微細　但欲寐也		（表）	（発熱）悪寒 / 身体痛
（－）厥陰病	消渇　心中疼熱　饑而不欲食		（表裏間）	不悪寒 / 微熱 / 厥逆悪寒 / 下利

総論　Ⅴ どのように原作者たちは、『原本』を創造したか

　なお、中風は太陽病に外付けされているので脈は「浮」である。

　　　浮弱 ⇒ 太陽中風　　　　　表　嗇嗇悪寒　淅淅悪風　翕翕発熱
　　　浮緊 ⇒ 太陽中風　　　　　表　発熱　悪寒

　また、傷寒は太陽病と少陽病にまたがって外付けされているために、太陽病の病的感覚反応の「脈浮」と病的身体反応の「緊」しか記載されていない。

　　　浮緊 ⇒ 傷寒　　　　　　　表・表裏間　或已発熱　必悪寒
　　　浮緊 ⇒ 傷寒　　　　　　　表・表裏間　或未発熱　必悪寒

　すでに述べたように、太陽病の病的感覚反応において、本来、最後に記載されるべき「脈浮」を冒頭に置いた理由は、病的感覚反応の存在する部位の「表」を決定するためである。そのため、まず、太陽病でそれを示した。（太陽之爲病「脈浮」頭項強痛而悪寒）
　しかし、少陽病の弦、陽明病の沈は省略されている。
　先に、太陽病の「脈浮」を示すことにより、少陽病と陽明病の脈を自明の理として省略したのだろうと述べた。省略は基盤「辨○○病　脈證幷治」に影響を及ぼさないのだろうか。恐らく、原作者たちは省略に過ぎないので、基盤への影響はないと考えたのだろう。読者に理解を求めるのは、彼らの不親切である。
　三陽病・三陰病の病的感覚反応は、それぞれの守備範囲を示す。そのため、「脈の変化」は「病の移動」を意味し、同時に現在の病が三陽病・三陰病の中でどれなのかを確認する目標となる。
　このように、モデル化された病と病人は「脈」によって結ばれている。「辨○○病　脈證　幷治」が示すように、対比の関係にある病（病的感覚反応）と証（病的身体反応）の間には「脈」が存在して機能している。すなわち、脈は「病（固定）」と「病人（変動）」を結びつける働きをしている。

4・2・6　病人の証
　脈証の「証」は何を意味するのだろう。また、証にはどのような機能があるのだろうか。

78

4　どのように「病」、「病人」と「治」をモデル化し規格化したか

1）証とはどのようなものか

太陽病における基盤は、「辨太陽病脈證幷治」である。そこで、基盤と書式および実際の条文を比較してみる。

基盤	辨太陽病	脈證	幷治
書式	○○病	〜〜〜者	□□湯主之
条文	5-13 太陽病	（浮弱）頭痛 発熱 汗出悪風者	桂枝湯主之
	（病的感覚反応）	（病的身体反応）	
		自己治病力＋病理	薬方（自己治病力＋薬理）

すると、証は「寒熱」による病人の病的身体反応に相当することがわかる。しかるに、病的身体反応は自己治病力と病理（気血水の循環不全）とで構成されている。それによって［治（自己治病力＋薬理）］が成立する。

したがって、**証とは、治療システムの三陽病・三陰病において、病的感覚反応と対比の関係にある病的身体反応（自己治病力＋病理）と定義**できる。

ではなぜ、証と命名したのだろう。それは、証の機能を示すためである。

2）証の機能とはどのようなものか

前述したように、脈は病と病人を結びつけている。同様に、証は病人と治を結びつける。

すなわち、モデル化・規格化された病と病人あるいは病人と治を関係づけるためには、仲介者が必要になる。特に、証は治療システムにおいて、病人と治を「幷」（＝）で結ぶために三つの機能を持っている。

i　「病人」と「治」の仲介をして適応する「薬方の証拠」を示す

基盤にあるように、太陽病　脈証と治の間には幷（ならびに）がある。これら三者を同一に並べたことを表している。しかし、わざわざ「幷」を挿入した目的は、［病的感覚反応：病的身体反応］において、特に、病的身体反応と治が密接な関係にあることを強調するためである。つまり、証は病的身体反応（病人）と治［自己治病力・薬方（薬理）］の仲介をして対応する**薬方の証拠**を示す働きをする。

総論　V　どのように原作者たちは、『原本』を創造したか

ii　薬方の決定をする

　証は、病的身体反応に適応する薬方の証拠を示すと同時にその決定をする。5-13条における桂枝湯主之の「主之」は、証が桂枝湯に**決定する**ことを表現している。

iii　情報を伝える

『原本』は、基盤を総論とした医学書である。しかし、基盤だけでは読者に伝えられない情報がある。そこで、原作者たちは証を通じて「情報」を伝えようとした。

　具体例を5-13条で述べる。

> 5-13　太陽病　頭痛　発熱　汗出　悪風者　桂枝湯主之。

　この中で、証は　頭痛　発熱　汗出　悪風　である。頭痛と発熱は明らかに病的身体反応であり、気血水の循環不全によるものである。しかし、「汗出　悪風」は自己治病力による発汗作用でもたらされたものであり、発病による気血水の循環不全ではない。すなわち、それは自己治病力による発汗作用を示している。

　なお、**悪風**は汗出時のさむけで、**悪寒**は無汗時のさむけである。

　このように、「汗出　悪風」は原作者たちが読者に伝えたい「情報」である。さらに、重要なのは、この情報が、『原本』の治療システムの出発点とされていることである。彼らは、ヒトが急性熱性病に罹病すると必ず、最初に自己治病力を発動して発熱を発汗し、それを治そうとする本能を持っていると考えた。

　そのため、7-31葛根湯と9-35麻黄湯の条文にある「悪風」は、葛根湯が桂枝加葛根湯を、麻黄湯が桂枝湯を経過したことを示す「指標」である。すなわち、システム上、太陽病がいきなり、葛根湯証や麻黄湯証で発病するのではないことを強調している。

　以上のように、「証」は三つの機能を有し、仏教用語の「頓証菩提（段階的な修行を経ず、直ちに悟りを得ること）」と同様に、病と対比の関係にある病人を直ちに治と結びつける働きをする。診断と治療の直結には欠かせない存

4 どのように「病」、「病人」と「治」をモデル化し規格化したか

在である。

4・2・7 「病」と「病人」の関係

前述したように、『原本』は病人を治すために、病人を病と人と分類するのではなく、病と病人を対比の関係にした。

対比の目的は、病を固定し、変動する病人を確定し、治療することである。したがって、上・中・下が固定で、表・表裏間・裏が変動である。詳細にみると、三大要素の「陽陰」と「寒熱」により、陽では上は太陽病、中は少陽病、下は陽明病とされ、陰では、陽の影となるので、太陽病（上）の影が少陰病、少陽病（中）の影が厥陰病となる。ただし、陽明病では影ができないので、太陰病との関係は生まれない。なお、「表裏」は名称を変えることなくそのままである。「寒熱」は、基盤を展開した図の○と●で示される（陽は○、陰は●）。

以上から、「病」と「病人」の関係は、次のように図解できる。

■ 図9

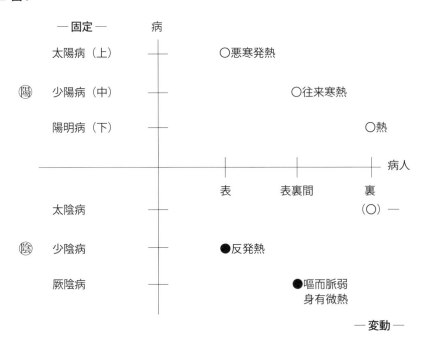

通常のグラフでは時間軸を横にして、固定した項目を縦軸にする。ところが、**図9**では逆である。縦軸の上 → 中 → 下（垂直変化）の変化は病の時間経過であり、横軸の表 → 表裏間 → 裏（水平変化）と対比の関係にある。病人の治療に時間と身体の部位を取り入れていることが特徴である。

原作者たちが意図した目的は、次の通りである。

・まず、病人からの自・他覚的症状や脈、病人の雰囲気などから情報を得る。
・情報を陽と陰の対比で検討する。
　病人の病的感覚反応が「脈浮　頭項強痛而悪寒」ならば、太陽病（○）である。
　病人の病的感覚反応が「脈微細　但欲寐也」ならば、少陰病（●）である。

このことは、初診だからといって、必ずしも太陽病とは限らず、少陰病の恐れがあることを示している。特に、初発の桂枝湯証を自覚できずに、時間が経過した場合、少陰病での発病がみられる。そのため、太陽病と少陰病の病的感覚反応の最初に、「脈」の状態を記載している。

同様に、少陽病と厥陰病も表裏間において、陽と陰の関係あるので、病の初発ではないが、注意が必要である。したがって、それぞれの病的感覚反応は類似している。

ただし、陽明病と太陰病間には、陽と陰の関係はない。共通の腹満に「熱」があるかないかで判断する。

以上のように、原作者たちは、常に、陽と陰の対比（二者択一）を求めていることが、**図9**から明らかである。その上で、病位が決定すれば、病的身体反応において、三者択一をすることになる。

これらは、前述したように、診断と直結した治療の確実性と迅速性を目的としている。

4・3　どのように「治（薬方）」をモデル化・規格化したか

これまで、病（急性熱性病）と病人のモデル化についてみてきた。「治」における薬方もモデル化されて構成されたと考えるのが自然である。すなわち、薬方は単純に病人の症状に応じて生薬を組み合わせたものではないというこ

とである。

では、薬方のモデル化と構成について考える。

4・3・1 『原本』における薬方（18方）の独創性

『原本』の18方は次の通りである。

太陽病	桂枝湯　桂枝加葛根湯　葛根湯　桂枝麻黄各半湯　麻黄湯　大青竜湯
少陽病	小柴胡湯　五苓散　梔子豉湯
陽明病	大承気湯　白虎湯　茵蔯蒿湯
太陰病	桂枝加芍薬湯
少陰病	麻黄附子細辛湯　附子湯　真武湯
厥陰病	四逆湯　通脈四逆湯

　これら18方はすべて『原本』の作者たちが創製したのだろうか。それとも、他の書物から引用したものだろうか。まず、この点を確認する。

　その方法として、『原本』と『金匱要略』に記載されている薬方を比較する。理由は、『原本』が急性熱性病を対象としているのに対し、『金匱要略』は対象が慢性病であり、前者をタテの糸、後者をヨコの糸と称される関係にあるからである。そのため、共通する薬方も多数あり、医学書の中では『原本』との結びつきが一番強いと考えられる。

　i　『原本』だけにあり、『金匱要略』には記載されていない薬方

太陽病	桂枝加葛根湯　桂枝麻黄各半湯　麻黄湯
少陽病	なし
陽明病	白虎湯
太陰病	桂枝加芍薬湯
少陰病	麻黄附子細辛湯　附子湯　真武湯
厥陰病	なし

（計8方）

総論　V どのように原作者たちは、『原本』を創造したか

ii 　『傷寒論』（原本・伝本）と『金匱要略』の両方に記載されている薬方

太陽病　　桂枝湯　　（金）腹満寒疝宿食病篇

　　　　　　　　　　烏頭桂枝湯として記載されている

　　　　　　　　　　『原本』の桂枝湯を転用したと考える

　　　　　　　　　　（金）嘔吐噦下利病篇

　　　　　　　　　　『伝本』372 の条文をそのまま転載

　　　　　　　　　　（金）婦人妊娠病篇　「つわり」に応用

　　　　　葛根湯　　（金）痙湿暍病篇　剛痙

　　　　　　　　　　冒頭に太陽病とあることから『原本』から転用

　　　　　　　　　　と考える

太陽中風　大青龍湯　（金）痰飲咳嗽病篇　病溢飲者　當発其汗

　　　　　　　　　　『原本』の不汗出煩躁の応用だろう

　　　　　　　　　　大棗の分量に違いがある

少陽病　　小柴胡湯　（金）嘔吐噦下利病篇

　　　　　　　　　　『伝本』379 の条文をそのまま転載

　　　　　五苓散　　（金）痰飲咳嗽病篇　臍下有悸　吐涎沫而癲眩

　　　　　　　　　　　　　　　　　　　　此水也

　　　　　　　　　　薬方分量の単位が異なる

　　　　　　　　　　製法と服用法は『原本』と同じ

　　　　　梔子豉湯　（金）嘔吐噦下利病篇

　　　　　　　　　　『伝本』375 の条文をそのまま転載

陽明病　　大承氣湯　（金）痙湿暍病篇　胸満口噤　臥不着席

　　　　　　　　　　　　　　　　　　　脚攣急　必齘歯

　　　　　　　　　　これは葛根湯証の口噤不得語　欲作剛　痙と比

　　　　　　　　　　較のための文章である。胸満に疑問がある。

　　　　　　　　　　『原本』からの転用だろう

　　　　　茵蔯蒿湯　（金）黄疸病篇　穀疸之爲病　久久発黄

　　　　　　　　　　薬方、煎じ方、服用法が『原本』と同じ

　　　　　　　　　　『原本』からの転用

厥陰病　　四逆湯　　（金）嘔吐噦下利病篇

　　　　　　　　　　『伝本』377 の条文をそのまま転載

　　　　通脈四逆湯　　嘔吐噦下利病篇
　　　　　　　　　『伝本』370 の条文をそのまま転載

　　　　　　　　　　　　　　　　　　（脈證幷治を篇と表示）

iii　18 方の独創性
　以上のように、『金匱要略』には『傷寒論』（原本・伝本）からの薬方がか
なり引用されている。
　その内訳は『原本』からの引用と考えられる薬方が 5 方、『伝本』からの
引用が 5 方ある。大承気湯については疑問があるが、『金匱要略』中の他の
条文から判断して『原本』からの転用とする。なお、大青竜湯 ＝ 麻黄湯 ＋
麻黄石膏湯としたので、『金匱要略』から『原本』に転載された薬方はない。
　その結果、『原本』の薬方（18 方）はすべて原作者たちによる独創である
といえる。

4・3・2　18 方の名称の検討
　18 方の名称は様々である。命名法に法則があったのだろうか。
　薬方名を分類すると次のようになる。

i　薬方の効能を代表する生薬を名称とした
太陽病　　　桂枝湯　桂枝加葛根湯　葛根湯　桂枝麻黄各半湯　麻黄湯
少陽病　　　小柴胡湯　（五味）猪苓散　梔子豉湯
陽明病　　　茵蔯蒿湯
太陰病　　　桂枝加芍薬湯
少陰病　　　麻黄附子細辛湯　附子湯
厥陰病　　　なし

ii　薬方の機能を名称とした
陽明病　　　大承氣湯
厥陰病　　　四逆湯　通脈四逆湯

iii　四神の名称を用いた
太陽中風　大青龍湯

総論　Ⅴ どのように原作者たちは、『原本』を創造したか

　　陽明病　　白虎湯
　　少陰病　　玄（眞武）湯

　ⅰはわかりやすい。これが『原本』における命名法だった可能性が高い。それが後人たちによって変えられてⅱやⅲになったのだろう。
　この中で、薬方名に大・小があるのが、大青龍湯、小柴胡湯、大承氣湯の３方である。それらは、後からつけられたものであり、最初はなかったと考える。青龍湯、柴胡湯、承氣湯は、小青龍湯、大柴胡湯、小承氣湯の書き込みと区別するために、大・小を冒頭に付け加えられた。
　なお、五苓散は、後世につけられた名称で、原方名はⅰの（五味）猪苓散の可能性が高い。

　ⅱの機能的名称は、「薬方の核」となる生薬組み合わせが基本になっている。

（大）承氣湯について
　承気には“気をたすける”[15]という意味がある。薬方の核が［大黄・芒消］である。『金匱要略』には「厚朴三物湯」と「厚朴大黄湯」があり、二方とも分量と煎じ方は異なるが、構成生薬は〈厚朴〉・〈大黄〉・〈枳実〉と同一であり、いずれも〈芒消〉を含まない。そのためか、承気湯の名称はつけられていない。
　また、同書には大黄牡丹皮湯がある。これには［大黄・芒消］があるが、対象が腸癰なので“気”には関係がないため、牡丹皮承気湯とは命名されていない。このようなことから、承気湯は最初、厚朴大黄芒消湯とされたのではないだろうか。それは、腹満・便秘による気の異常（其身必重　短気）に関係する。それを重視した後人が、厚朴大黄芒消湯を「承気湯」と命名した。後世に〈芒消〉を含まない小承気湯が書き込まれた際、それを「大」承気湯としたと考えられる。
　なお、『伝本』にある調胃承気湯と桃核承気湯は［大黄・芒消］を有して「気」の異常に対応している。ただし、二方とも後から書き込まれた薬方である。大承気湯にならったのだろう。

四逆湯について

　四逆湯と通脈四逆湯の目的は**四肢の厥逆を治す**ことであり、それによって四逆湯と命名した。しかし、構成生薬が同一（甘草・乾姜・生附子）である。それでは四逆湯が二方存在することになるので、乾姜の量を二倍にして、「脈不出」に対応する薬方を**通脈**四逆湯とした。この二方は原作者たちによる命名だろう。

　ⅲの四神とは青龍（東）、朱雀（南）、白虎（西）、玄武（北）である。

　著者は、四神名の発端は白虎湯だろうと考える。根拠は薬方構成成分の石膏が“白虎”とも呼ばれていたことである。そのため、石膏が主役の“石膏知母粳米湯”を白虎湯というようになった。また、別人がそれをみて、白虎は四神の“西”の神に該当するので、同様に、石膏を含む“桂枝麻黄石膏湯”を“東の神”すなわち青龍湯にした。ここから、四神との関係が生じた。

　さらに、茯苓芍薬生姜附子湯を“北の神”として玄武湯と呼ぶようになった。これも想像だが、茯苓芍薬生姜附子湯は当時、使用頻度が高く、人気のある薬方だったのだろう。そのため、長い本名よりも、眞武湯（病と戦う眞の戦士に値する薬方の意味）と尊敬の念をもって呼ばれていた。そこへ、四神からの玄武が加わり眞武湯を玄武湯とも呼んだのではないか。

　したがって、眞武湯と玄武湯が入り混じってしまった。それ故、玄武湯も眞武湯も同一薬方の名称であり、使用した人によって呼び名が違っただけだろう。一説には玄武湯だったが、宋の宣祖の諱（死後尊敬しておくる称号）を避けて玄を眞に改めたとあるが疑わしい。

　以上の状況から原方の名称を推定すると次のようになる。

　　　青龍湯　→　桂枝麻黄石膏湯

　　　白虎湯　→　石膏知母粳米湯

　　　眞武湯　→　茯苓芍薬生姜附子湯

　いずれも、今日では慣れ親しんだ名称なのでこのままでもよいが、経緯を知ることも重要と考える。なお、朱雀湯が目立たないのは、該当するといわれる十棗湯が原方ではなく、後から書き込まれた薬方であり、あまり使用されなかったからだろう。

　したがって、四神名は後世に付けられたことがよくわかる。

総論　V　どのように原作者たちは、『原本』を創造したか

4・3・3　18方を構成する生薬の薬理作用

　では、生薬の薬理作用はどのように考えられたのだろう。基本的には、**生薬を気血水に分類する**ことから始めたのではないか。それは、生薬の**薬理作用**であり、当然、病人の**病理**と対応する。

　なお、五気（熱、温、平、涼、寒）や五味（酸、苦、甘、辛、鹹）は、五行説由来の考え方によるものなので原作者たちの考えとは相容れない。

　例えば、〈桂枝〉をなぜ「気剤」としたのか。それは長い間の経験に基づいたと考える。『傷寒論』発祥の地といわれる江南地方はスープ料理が盛んである。その影響で、最初は生薬を単味で煎じて服用していたのだろう。それらの経験から、発熱や頭痛には〈桂枝〉を煎じた液が有効であることが判明した。発熱や頭痛は「気の循環不全」と考えられ、〈桂枝〉を気剤とした。

　同様に、様々な生薬を煎じて服用した経験の積み重ねが、原作者たちの考えた「気血水の循環不全（薬理）」に結びついた。

『原本』にある薬方数は18で、構成生薬は29である。

　その内容は次の通りである。

18方構成生薬の気血水分類

気剤　　黄芩、乾姜、甘草、枳実、桂枝、厚朴、柴胡、豉、梔子、石膏、大黄

血剤　　葛根、芍薬、人参

水剤　　茵蔯蒿、杏仁、粳米、細辛、生姜、大棗、沢瀉、知母、猪苓、半夏、白朮、茯苓、附子、芒消、麻黄

（五十音順　計29）

　水剤が一番多くて15種あるが、利水剤（茵蔯蒿、茯苓、白朮、猪苓、沢瀉など）と駆水剤（半夏、生姜、杏仁）に大別される。

　なお、大黄は便秘を治す下剤だが、原作者たちは便秘による腹満や譫語を重視して気剤としている。このように、今日の我々とは考え方に違いがみられる。また、大棗は、水剤の中では、血剤と親和性が強い特徴がある。29種の生薬で18の薬方を構成している。

4・3・4 18方の構成と自己治病力の関係

　4・2・3で述べたように病人は自己治病力を持っている。薬方だけが病人を治すのではない。自己治病力も関与する。前述したように、基盤が　○○病　脈証　幷「治」　となっていることがそのことを証明している。自己治病力は、三陽病と三陰病では働き方が異なる。

　自己治病力は、三陽病では積極的に病を排除しようとする。
　　太陽病　　悪寒発熱に対し**発汗**によって治病しようとする
　　少陽病　　往来寒熱に対して**中和**、その他、**発汗・利水**あるいは**消熱**によって治病しようとする
　　陽明病　　熱に対して、**瀉下**、**冷熱**あるいは**利水**によって治病しようとする

　三陰病では、三陽病の影になるので、自己治病力は積極性がなくなり、専ら、補給と温を求めることになる。
　　太陰病　　血の循環不全が主なので血剤〈芍薬〉の**補給**を求める（補）
　　少陰病　　一部、発汗作用を示すが、大部分は水の循環不全による冷えなので**温**〈附子〉を求める（温）
　　厥陰病　　四肢厥逆の原因が気と水の循環不全にあるので、気の**補給**〈甘草・乾姜〉と**温**〈附子〉を求める（補・温）

　したがって、薬方はこれらの自己治病力の働きを支援するように生薬の組み合わせをしなければならない。いいかえれば、自己治病力は薬方の構成に「指示」を出す（治 ＝ 自己治病力＋薬方）。その指示に主として対応するのが、**薬方の核**というべき二種類の生薬の組み合わせである。

　恐らく、数多くの生薬の組み合わせをするうちに、核が自己治病力の指示通りに、「薬方の作用を決定する」ことに気がついたのだろう。まとめると以下の通りである。

総論　Ｖ どのように原作者たちは、『原本』を創造したか

三陽病・三陰病における自己治病力と〔核〕となる生薬組み合わせ

	寒熱	自己治病力の働き	薬方の核
太陽病	悪寒　発熱	発汗	桂枝 / 桂枝・麻黄
少陽病	往来寒熱	中和	柴胡・黄芩
	微熱・水滞	発汗・利水	桂枝・沢瀉・猪苓
	煩熱	消熱	梔子・豉
陽明病	潮熱	瀉下	大黄・芒消
	裏熱	冷熱	石膏・知母
	瘀熱	利水	茵蔯蒿・梔子
太陰病	──	補	桂枝・芍薬
少陰病	反発熱	温・発汗	附子 / 麻黄・細辛
	悪寒・血水滞	温・駆血・利水	附子 / 人参・芍薬 / 白朮・茯苓
	悪寒・血水滞	温・駆血・利水	附子 / 芍薬 / 生姜、白朮・茯苓
厥陰病	厥逆・身反不悪寒	補・温	甘草・乾姜 / 附子

4・3・5　三陽病・三陰病に対応する18方の構成

　薬方は「治」を担当するが、それは［自己治病力＋生薬の薬理作用］によって構成される。生薬の薬理作用は「病理」に対応する。また、薬方には薬理作用の核となる主として二味の生薬の組み合わせが存在する。

　薬方は基盤を応用した**機能的構造式**で可視化するとわかり易い。そこには、病位　〇〇病（表裏）、病理〈気血水の循環不全〉、治の内容、構成生薬と分量を示すことができる。なお、治は「(治)頭痛　発熱　汗出　悪風者」のように記載した。

4 どのように「病」、「病人」と「治」をモデル化し規格化したか

■ 薬方の機能的構造式

病位 ○○病（表裏）/ 病理〈気・血・水の循環不全〉（治）〜〜〜者		
表	表裏間	裏
㊩ 生薬	生薬	生薬
㊥		生薬

太陽病の薬方構成

太陽病の病的感覚反応は「脈浮　頭項強痛　而悪寒」である。

太陽病では、病的感覚反応の「悪寒」が病的身体反応の「発熱」となる。それに対する自己治病力の作用は「発汗」である。ただし、病力との関係により、次のように六種類のケースがある。

太陽病の発熱に対する自己治病力（発汗）と病力の六種類のケース

太陽病　悪寒 → 発熱	自己治病力と病力	汗の状態	自己治病力の指示
i	自己治病力＞病力	汗出　悪風	発汗
ii	自己治病力＜病力	無汗	発汗
iii	自己治病力＝病力	汗出/無汗	発汗
		（如瘧状発熱悪寒）	
iv	自己治病力≧病力	汗自出	発汗
		（翕翕発熱　嗇嗇悪寒　淅淅悪風）	
v	自己治病力≪病力	不汗出而煩躁	発汗
vi	自己治病力作動せず	無汗（脈浮緊）	──

ⅰのケース

病の初発で自己治病力が病力よりも大きい。（自己治病力＞病力）

太陽病には病的感覚反応に示されているように頭痛と項強の二系統がある。

総論　Ⅴ どのように原作者たちは、『原本』を創造したか

<頭痛系>　頭痛　発熱　汗出　悪風者　⇒　**桂枝湯**

　〈桂枝〉が気剤として自己治病力の発汗作用を支援する。したがって、核となる生薬は［桂枝一味］である。但し、急性熱性病の初発なので全身の状態を整えないと桂枝が発汗作用を十分に発揮できない。そこで、表裏間の陽に〈生姜・大棗・甘草〉を裏の陰に〈芍薬〉を配置している。〈桂枝〉が主役なので桂枝湯と命名された。

　桂枝湯方　桂枝 3両　芍薬 3両　甘草 2両　生姜 3両　大棗 12枚
　　　　　　5味　㕮咀 3味　以水 7升　微火煮取 3升　去滓　適寒温
　　　　　　服 1升。

　　　　　服已須臾　歠熱稀粥 1升餘　以助薬力　温覆令一時許　遍身漐漐微似有汗益佳　不可如水流離　病必不除。
　　　　　（服しおわってしゅゆにして、熱きじゅく 1升餘をすすり、もって薬力を助け、温覆すること一時ばかりならしむ。遍身ちゅうちゅうとして、すこしく汗あるに似る者益益佳なり。水の流離するごとくならしむべからず。病必ず除かず）

　　　これは、後人による書き込みである。参考にすればよい。

■ **機能的構造式**

病位	太陽病（表の陽）/	病理〈**気**・血・水〉	（治）頭痛　発熱　汗出　悪風者
	表	表裏間	裏
⊛陽	桂枝 3	生姜 3・大棗 12・甘草 2	
⊛陰			芍薬 3

（治）自己治病力　　　　発汗＝［桂枝 3］
　　　薬理と構成生薬　　**気** ＝ 桂枝・甘草
　　　　　　　　　　　　血 ＝ 芍薬
　　　　　　　　　　　　水 ＝ 生姜・大棗

4　どのように「病」、「病人」と「治」をモデル化し規格化したか

＜項強系＞　項背強几几　反汗出　悪風者　⇒　**桂枝加葛根湯**

　　発熱して自己治病力が働いている状態に「項背強」が加わったので、薬方名の通り桂枝湯に〈葛根〉（血剤）を加えた。発汗の核となる生薬は〈桂枝〉だが、項背強のために桂枝湯よりも1両減らして〈葛根4〉を強調している。

桂枝加葛根湯方　　葛根4両　芍薬3両　生姜3両　大棗12枚　甘草2両　桂枝2両

　　　　　　　　6味　以水1斗　先煮　葛根　減2升　去上沫　内諸薬

　　　　　　　　煮取3升　去滓　温服1升。

　　　　　　　覆取微似汗　不須歠粥　餘如桂枝法　将息及禁忌。

　　　　　　　（覆って、すこしく汗に似るをとる。粥をすするをもちいず。余は桂枝の法のごとく、将息及び禁忌する）将息とは養生することである。

　　　　　　　これも後人による書き込みである。参考にすればよい。

■ **機能的構造式**

病位　太陽病（表の陽）/　病理〈気・**血**・水〉（治）発熱　項背強几几　汗出悪風者		
表	表裏間	裏
㊐　桂枝2・葛根4	生姜3・大棗12・甘草2	
㊗		芍薬2

（治）自己治病力　　　発汗＋駆血＝［桂枝2］：［葛根4］

　　　薬理と構成生薬　　気＝桂枝・甘草

　　　　　　　　　　　　血＝葛根・芍薬

　　　　　　　　　　　　水＝生姜・大棗

　ⅱのケース

　自己治病力が病力より小さくなり、発熱を発汗できなくなって無汗となる（自己治病力＜病力）。ⅰと同様に頭痛と項強の二種類がある。

　発汗作用は［桂枝2・麻黄3］の気剤・水剤のコンビが核になる。

93

総論　Ⅴ　どのように原作者たちは、『原本』を創造したか

＜頭痛系＞　頭痛　発熱　身疼　腰痛　骨節疼痛　無汗而喘者　⇒　**麻黄湯**
　　病力が増大して、相対的に自己治病力が小さくなると病人は発汗ができなくなり無汗となる。そのため、もはや桂枝湯は無効である。原作者たちは［桂枝 2・麻黄 3］の組み合わせに「強力な発汗作用」があることを発見して麻黄湯の核にした。
　　太陽病・無汗時の症状である「身疼　腰痛　骨節疼痛」は水の循環不全なので発汗で治るが、「喘」は発汗だけでは力不足なので、〈杏仁〉（駆水剤）を加えている。
　　また、桂枝湯の作用はなくなるので、表裏間の陽にある〈生姜・大棗・甘草〉と裏の陰の〈芍薬〉は取り除かれている。〈麻黄〉が主役なので麻黄湯と命名された。

麻黄湯方　　麻黄 3両　　桂枝 2両　　甘草 1両　　杏仁 70個
　　　　　　4味　　以水 9升　　先煮麻黄　　減 2升　　去上沫　　内諸薬
　　　　　　煮取 2升半去滓　　温服 8合。

　　　　　　覆取微似汗　　不須歠粥　　餘如桂枝法　　將息。

■■ **機能的構造式**

病位　太陽病（表の陽）/　病理〈**気**・—・**水**〉（治）頭痛　発熱　身体痛			
無汗而喘者			
	表	表裏間	裏
㊜	桂枝 2・麻黄 3	杏仁 70個・甘草 1	
㊟			

（治）　自己治病力　　　　発汗 ＋ 駆水 ＝［桂枝 2・麻黄 3］：［杏仁 70個］
　　　　薬理と構成生薬　　**気** ＝ 桂枝・甘草
　　　　　　　　　　　　　血 ＝ —
　　　　　　　　　　　　　水 ＝ 麻黄、杏仁

94

4 どのように「病」、「病人」と「治」をモデル化し規格化したか

<項強系> 項背強几几 <発熱> 無汗 <項背痛者> ⇒ **葛根湯**

　桂枝加葛根湯証で自己治病力が病力より小さくなって発汗できずに項背強と<項背痛>がある。そこで、桂枝加葛根湯に〈麻黄3〉を加えたのが葛根湯である。発汗作用の核は［桂枝2・麻黄3］だが、血の循環不全が大きいので〈葛根〉を主役として命名した。

　なお、桂枝加葛根湯に〈麻黄〉を加えたので、表裏間の陽には〈生姜・大棗・甘草〉と裏の陰には〈芍薬〉が残されている。

葛根湯方　葛根4両　麻黄3両　桂枝2両　生姜3両　大棗12枚　甘草2両
　　　　　芍薬2両

　　　　　7味　以水1斗　先煮麻黄　葛根　減2升　去上沫　内諸薬
　　　　　煮取3升　去滓　温服1升。

　　　　　覆取微似汗　餘如桂枝法　將息及禁忌　諸湯皆倣此。

■ **機能的構造式**

病位　太陽病（表の陽）/　病理〈**気・血・水**〉（治）項背強几几　発熱
　　　　　　　　　　　　　　　　　　　　無汗　<項背痛>者

　　　　　表　　　　　　　　　表裏間　　　　　　　　裏

㊦　桂枝2・麻黄3・葛根4　　生姜3・大棗12・甘草2

㊟　　　　　　　　　　　　　　　　　　　　　　　　芍薬2

（治）自己治病力　　　　発汗＋駆血＝［桂枝2・麻黄3］：［葛根4］
　　　薬理と構成生薬　　**気**＝桂枝・甘草
　　　　　　　　　　　　血＝葛根、芍薬
　　　　　　　　　　　　水＝麻黄、生姜・大棗

　葛根湯で注目すべき点は、表裏間に〈生姜3・大棗12・甘草2〉と陰の裏に〈芍薬2〉が配置されていることである。これを生薬の重量でみると、表が9両であるのに対して、表裏間・裏は10両である（大棗12枚を3両に換算）。このことは、項背強几几と無汗が、表裏間の陽にも強い影響を及ぼすことを

総論　V どのように原作者たちは、『原本』を創造したか

示している。そのため、葛根湯は適応範囲が広く、自下利や加半夏として但
嘔にも有効である。

iii のケース
　汗出から無汗に変化する段階で、偶然に自己治病力と病力が等しくなり拮
抗することがある。(自己治病力 ＝ 病力)

太陽病　得之 (八九日) 如瘧状発熱悪寒　一日二三度発　面色反有熱色者
　　　　　　　　　　　　　　　　　　　　⇒　**桂枝麻黄各半湯**

　条文には、" 太陽病　得之 "とあるが、これは病人が発病を自覚できない
ことを意味する。すなわち、何らかの理由で発病時に自己治病力が作動しな
い。その自己治病力が、桂枝湯証から麻黄湯証に変化する途中で出現し、作
用が突発的に強くなり、病力と平衡状態になる。すると瘧状（マラリア様）
の発熱悪寒が一日に二三度起こる。それは**鬱熱**によるもので、熱がる傾向が
あり、顔色が寒々しくなく、反対に赤くなる（熱多寒少　面色反有熱色）。汗
は一定でなく、発熱時は汗出だが、悪寒時には無汗である。ただし、(熱多寒
少) とあるように汗出の方が多い。
　鬱熱は気と水の循環不全が衝突することにより発生する（気×水）。薬方は
桂枝湯 1/3 と麻黄湯 1/3 の合方である。薬方名は桂枝麻黄各半湯だが生薬
の分量は 1/2 ではない。なぜ 1/3 ずつとしたのか。その理由は、太陽病全
体を「1」と考えたからである。
　太陽病「1」＝　桂枝湯 1/3 ＋桂枝麻黄各半湯 1/3 ＋麻黄湯 1/3
　したがって、各半湯とは桂枝湯と麻黄湯の二方を合方したという意味であ
り、生薬の分量を意味しない。合方としたのは、発熱時は汗出なので桂枝湯、
悪寒時は無汗なので麻黄湯が対応すると考えたからである。
　また、鬱熱には、発汗作用の［桂枝 2・麻黄 3］ではなく、［桂枝 1.16・麻黄 1］
が対応する。このように、桂枝と麻黄の比率が逆になる。桂枝湯と麻黄湯を
合方して 1/3 にした理由もここにある。

4　どのように「病」、「病人」と「治」をモデル化し規格化したか

桂枝麻黄各半湯方　桂枝 1両16銖　芍薬　生姜　甘草　麻黄各1両　大棗 4枚
　　　　　　　　　杏仁 24個
　　　　　　　　　7味　以水5升　先煮麻黄一二沸　去上沫　内諸薬
　　　　　　　　　煮取1升8合　去滓　温服6合。

■ **機能的構造式**

病位　太陽病（表の陽）/　病理〈**気×水・血**〉（治）如瘧状発熱悪寒　一日
　　　　　　　　　　　　　　　　　　　　　　　　　　　二三度発者

	表	表裏間	裏
陽	桂枝 1.16・麻黄 1	杏仁 24個・生姜 1・大棗 4・甘草 1	
陰			芍薬 1

（治）自己治病力　　　　発汗 ＝ ［桂枝 1.16・麻黄 1］
　　　薬理と構成生薬　　**気**（桂枝・甘草）
　　　　　　　　　　　×**水**（麻黄、杏仁、生姜・大棗）
　　　　　　　　　　　血 ＝ 芍薬

iv のケース

　初期の太陽中風では自己治病力が病力より幾分大きいが、その差は余りない。その上、汗出と無汗が交互に起こり入り乱れた状態で、往来寒熱の寒と熱のように明確に分離していない（自己治病力≧病力）。

　また、桂枝麻黄各半湯のように瘧状でもないので熱多く、寒少なしでもない。

　汗出の方が無汗より多いので、自己治病力を支援する目的で桂枝湯を使用する。

太陽中風　＜脈＞浮弱　嗇嗇悪寒　淅淅悪風　翕翕発熱　鼻鳴乾嘔者
　　　　　　　　　　　　　　　　　　　　　　　　⇒　**桂枝湯**

総論　Ⅴ どのように原作者たちは、『原本』を創造したか

ⅴのケース

後期の太陽中風では、にわかに、病力が大きくなったために、ⅳの自己治病力による発汗作用が妨害されて**発汗できずに煩躁**する。当然、無汗なので脈浮緊となり麻黄湯証類似の身疼痛がある。（自己治病力≪病力）

太陽中風　脈浮緊　発熱　悪寒　身疼痛　不汗出而煩躁者　⇒　**大青竜湯**

大青竜湯は麻黄湯と越婢湯の合方との見方（『リアル傷寒論』）もあるが、ここでは麻黄湯を主役にして、麻黄湯に〈麻黄・石膏〉と〈生姜・大棗・甘草〉を加味したと考えた。この見方が妥当かもしれない。

その理由は、越婢湯が『傷寒論』には記載されていないからである。越婢湯は『金匱要略』水氣病脈證幷治にある。

＜風水　悪風　一身悉腫　脈浮　不渇　續自汗出　無大熱　越婢湯主之＞
　　　越婢湯方　　　　麻黄 6　石膏 半斤　生姜 3　甘草 2　大棗 15枚
　　比較：大青竜湯方　麻黄 6　桂枝 2　甘草 2　杏仁 40個　生姜 3　大棗 12枚
　　　　　　　　　　　石膏 如鶏子大

越婢湯の条文にある不渇は渇の間違いだろう。この条文をよく見ると、悪風　脈浮　續自汗出　無大熱は、大青竜湯証の　脈浮緊　発熱　悪寒　不汗出而煩躁　の反対の証である。すなわち、越婢湯がすでに存在していたのではなく、大青竜湯創製時、麻黄湯に加味する〈麻黄・石膏・生姜・大棗・甘草〉を薬方として独立させた可能性がある。その名は"麻黄石膏湯"であった。

なお、越婢湯という薬方名には諸説ある。著者の見解は、麻黄石膏湯が『金匱要略』の水氣病脈證幷治に移されるときに、最初は越水湯とされたが、一身悉腫を散らす意味で"越腫湯"とされ、いつしか越婢湯となったというものである。（参考：236条に太陽病　発熱　汗出者　此爲"熱越"という書き込みがある）

大青竜湯証の煩躁（もだえいらだち焦っているさま）の原因は、気の循環不全と水の循環不全の衝突によるもので、血（芍薬）はない。同じような病態の桂枝麻黄各半湯では、自己治病力の発汗作用に妨害がないので完全な無汗にはならず、汗出の傾向が強い。

原作者たちは、自己治病力の発汗作用を"一身悉腫"が妨害していると考

えた。その上で、それを引き起こしているのが裏の陽に存在している**裏熱**であるとした。

　しかし、陽の表に位置する［桂枝２・麻黄３］の気水剤コンビでは力不足である。「裏熱」を冷すためには、気剤である〈石膏〉の力を借りなければならない。

　そこで、［桂枝２・麻黄３］に［麻黄３・石膏］を加え、〈麻黄６両〉として発汗作用を強化すると同時に、〈石膏〉の冷熱作用を利用した。

　〈石膏〉の分量は半斤（約 10.8g [16]）と如鶏子大の二つの単位で表示されている。恐らく、最初は半斤だった。誰かが、半斤の〈石膏〉の塊を“まるで鶏子（にわとりの卵）の大きさのようだ”と表現したのが始まりで、それが一般的になったと考える。

　また、一身悉腫は表裏間の陽にも及ぶので、〈生姜・大棗・甘草〉を配置している。但し、本方は麻黄湯が土台になっているので〈芍薬〉はない。核となる生薬の組合せは、［**麻黄・桂枝＋石膏**］である。

大青龍湯方　麻黄６両　桂枝２両　甘草２両　杏仁40個　生姜３両　大棗12枚
　　　　　石膏如鶏子大
　　　　　７味　以水９升　先煮麻黄　減２升　去上沫　内諸薬
　　　　　煮取３升　去滓　温服１升。

　　　取微似汗。汗出多者　温紛紛之。一服汗者　停後服。若復服　汗多亡陽
　　　　遂虚　悪風　煩躁　不得眠也。
　　　取微似汗　云々は、大青竜湯服後の注意である。その中に、汗が出ること多き者は、温紛を使えとある。恐らく、ベビーパウダーのようなものだろう。
　　　また、条文に後人が書き入れた文章がある。若脈微弱　汗出悪風者　不可服之。　服之則厥逆　筋惕肉瞤　此爲逆也。（もし、脈が微弱で汗出悪風すなわち、桂枝湯証の者はこれを服用してはならない。これを服用するとすぐに手足が冷えて筋肉が痙攣する。これは逆治である）。

　これらから、大青竜湯を強力な発汗剤と認識していたことがわかる。書き込みにあるように、服用には十分な注意が必要である。

総論　Ⅴ どのように原作者たちは、『原本』を創造したか

■ 機能的構造式

病位　太陽病（表の陽）／　病理〈**気×水・一**〉（治）発熱　悪寒　身疼痛
　　　　　　　　　　　　　　　　　　　　　　　　不汗出而煩躁者

	表	表裏間	裏
㊐	麻黄⁶・桂枝²	生姜³・大棗¹²・甘草²・杏仁⁴⁰	石膏 如鶏子大
㊛			

（治）自己治病力　　　発汗 ＋ 冷熱 ＝［麻黄⁶・桂枝²］：［石膏 如鶏子大］
　　　薬理と構成生薬　　**気**（桂枝・甘草、石膏）
　　　　　　　　　　　　×**水**（麻黄、杏仁、生姜・大棗）
　　　　　　　　　　　　血 ＝ 一

ⅵのケース

最初から無汗である。すなわち、自己治病力の活動が全然ない病態である。

条文は、太陽病の病的感覚反応の悪寒の後に発熱の有る無しに関わらず「脈俱緊」であることを強調している。つまり、「無汗」で証は体痛と嘔逆である。これらは、病が**陽の表と表裏間に併存する**ことを示す。そのため、自己治病力は発汗できない。

これまでのケースとは異なり単純に病力との関係では論じることが不可能である。このような病態が**傷寒**である。したがって、自己治病力は治病法を指示できないので、太陽病において傷寒に対応する薬方は存在しない。

以上のように、太陽病において核となる生薬組み合わせは、［桂枝］、［桂枝・麻黄］、［桂枝・麻黄＋石膏］の三種である。これらは、いずれも自己治病力の発汗作用を増強する。特に、［桂枝²・麻黄³］は発汗作用が強力である。

また、必要に応じて、〈葛根〉、〈杏仁・甘草〉や〈生姜・大棗・甘草〉が自己治病力の作用を支援するために配合される。

太陽病における桂枝と麻黄の配合比率は次の通りである。

4 どのように「病」、「病人」と「治」をモデル化し規格化したか

太陽病の薬方における桂枝（気剤）と麻黄（水剤）の配合比と作用

桂枝湯 　　　　桂枝：麻黄＝３：０
　　　　　　　　自己治病力による発汗を支援（汗出悪風）

桂枝加葛根湯 　桂枝：麻黄＝３：０
　　　　　　　　自己治病力による発汗を支援（汗出悪風）

葛根湯 　　　　桂枝：麻黄＝２：３
　　　　　　　　桂枝加葛根湯証が無汗となった証を発汗する

麻黄湯 　　　　桂枝：麻黄＝２：３
　　　　　　　　桂枝湯証が無汗となった証を発汗する

桂枝麻黄各半湯 桂枝：麻黄＝１.16：１
　　　　　　　　鬱熱を発汗する

大青竜湯 　　　桂枝：麻黄＝２：６＋石膏
　　　　　　　　裏熱による不汗出を発汗する

少陽病の薬方構成

　太陽病が進行すると少陽病になる。少陽病の病的感覚反応は、「口苦、咽乾、目眩」である。そのため、自己治病力はそれぞれの異なる熱型に対応することになる。自己治病力は次のように働く。

少陽病における寒熱と病理、自己治病力、薬方と〔核〕

少陽病	寒熱	病理	自己治病力	薬方と核
口苦	往来寒熱	〈**気・血・水**〉	寒・熱の中和	小柴胡湯［柴胡・黄芩］
咽乾	脈浮・微熱	〈**気・ー・水**〉	発汗・利水	五苓散 ［桂枝、沢瀉・猪苓］
目眩	煩熱	〈**気・ー・ー**〉	消熱	梔子豉湯［梔子・豉］

101

総論　Ⅴ どのように原作者たちは、『原本』を創造したか

口苦

本方には二つのパターンがある。

　　i　**3**-3　太陽病　或**已発熱**　から変化した小柴胡湯証（**13**-96）
　　ii　**3**-3　太陽病　或**未発熱**　から変化した小柴胡湯証（**14**-99）

i のケース（**13**-96）

傷寒五六日　往来寒熱　胸脇苦満　黙黙不欲飲食　心煩　喜嘔者

⇒　**小柴胡湯**

　往来寒熱とは、寒と熱が行ったり来たりすること。すなわち、太陽病の悪寒 → 発熱　が、五六日経過すると、悪寒 ↔ 発熱　に変化することである。冒頭の傷寒五六日は、本来は太陽病五六日の意味であり、実質は少陽病である。自己治病力は、太陽病における傷寒に対応できないので、治療システムに加えることができない。そこで、太陽病における傷寒の病的身体反応と少陽病の小柴胡湯証を対比することにより、システムに外付けした。それを傷寒五六日あるいは傷寒四五日と表示している。

　自己治病力は、往来寒熱を寒と熱の**中和**で治そうとする。それを支援するのが、核となる［柴胡・黄芩］の二味である。胸脇苦満に対しては、［柴胡・黄芩］に〈人参〉を加える。さらに、胸脇苦満に伴う黙黙不欲飲食、心煩、喜嘔には〈半夏・生姜〉が加勢する。

　したがって、小柴胡湯は［柴胡・黄芩・甘草］（気剤）と〈人参〉（血剤）、〈半夏・生姜・大棗〉（水剤）から構成され、往来寒熱による気血水の循環不全に対応する。

　なお、表裏間の陽に〈生姜・大棗・甘草〉の水・水・気トリオを配置して胃腸の機能を調整し、核となる［柴胡・黄芩］や〈半夏・生姜〉の作用を助ける。構成生薬が表裏間の陽に集中している。

小柴胡湯方　柴胡 半斤　黄芩　人参　甘草　生姜 各3両　大棗 12枚　半夏 半升
　　　　　　7味　以水1斗2升　煮取6升　去滓　再煎取3升　温服1升
　　　　　　日3服。

4 どのように「病」、「病人」と「治」をモデル化し規格化したか

■ 機能的構造式

病位　少陽病（表裏間の陽）/ 病理〈**気・血・水**〉(治) 往来寒熱　胸脇苦満、
　　　　　　　　　　　　　　　　　　　　　　　　喜嘔 / 身熱悪風
　　　　　　　　　　　　　　　　　　　　　　　　頸項強　胸下満　渇者

表	表裏間	裏
陽	柴胡^{半斤}・黄芩^3・半夏^{半升}・生姜^3・大棗^{12}・甘草^3	
陰		人参^3

(治)　自己治病力　　　中和（気・血・水）＝［柴胡^{半斤}・黄芩^3・甘草^3］
　　　　　　　　　　　　　　　　　　　　　：［人参^3］
　　　　　　　　　　　　　　　　　　　　　：［半夏^{半升}・生姜^3・大棗^{12}］

　　　薬理と構成生薬　　**気**＝柴胡・黄芩、甘草
　　　　　　　　　　　　血＝人参
　　　　　　　　　　　　水＝半夏・生姜・大棗

ⅱのケース（14-99）
傷寒四五日　身熱悪風　頸項強　脇下満　手足温而渇者　⇒　**小柴胡湯**

　ⅰのケースとの相違点は、往来寒熱と身熱悪風、胸脇苦満と頸項強、黙黙不欲飲食　心煩　喜嘔と脇下満、手足温而渇である。
　身熱悪風は、未発熱による往来寒熱の変形で、気の循環不全であり、頸項強と脇下満は気・血で、手足温而渇は水の循環不全なので、同じ小柴胡湯で対応する。
　なお、小柴胡湯については各論（原文 **13**-96、原文 **14**-99）で詳しく述べる（p.216）。

咽乾

太陽病　発汗後　脈浮　小便不利　微熱　消渇者　⇒　**五苓散**

　脈浮は「表」に熱があることを示しているので気剤の〈桂枝〉を用いる。
　微熱は表裏間（泌尿器系）にある。微熱による口渇と小便不利を改善するために〈猪苓〉（水剤）を加える。

103

総論　Ⅴ どのように原作者たちは、『原本』を創造したか

　小便不利と渇は、脈浮と微熱による胃のセンサー異常が原因である。そのため胃内には大量の水があるにもかかわらず、小便は出ず、口渇がひどくてさらに水を飲みたがる。しかし、水を飲ませると直ぐに吐いてしまう。これは〝水逆〟といわれ、脱水症状になる恐れがある。自己治病力は脈浮を発汗して、病を治そうとするのだが、微熱と水の循環不全に妨害されて目的を果たせない。

　そこで、三種の水剤を追加して利水作用を促進し発汗を助ける。

　　澤瀉　　胃内の過剰な水分を吸収して、体液の偏在を是正し、口渇を和らげ同時に、過剰な水分を小便として体外に排出する。五苓散の主役なので分量が最も多い。

　　茯苓　　全身の水の逆流性を改善して、循環を正常にし、精神不安を解消する。

　　白朮　　停滞している水の流れを良くして小便に導く。茯苓との組み合わせが多い理由は、水の逆流と停滞が同時に発生する頻度が高いからである。

　前述したように、五苓散の本名は〝（五味）猪苓散〟であったという。薬方名から考えて原作者たちが、もともと存在していた猪苓散（猪苓・茯苓・白朮）に、沢瀉と桂枝を加えて五味と命名した可能性がある。

　つまり、脈浮（表熱）に対して〈桂枝〉を加え、胃内の停水には〈沢瀉〉の分量を一番多くして対応しているのをみると五苓散そのものは『原本』のオリジナルだと考える。

　本方は『原本』の中で唯一の散剤であるが、今日では煎じて〟料〟として用いられることが多い。原作者たちが散剤にこだわったのは、料とすると水逆に合わないと考えたからである。経験上、水逆には散剤として〝白飲（おも湯）〟で服用する方が適していることを知っていた。したがって、［五苓散＋白飲］が水逆をつかさどることになる。

　　五苓散方　　澤瀉 1両6銖　　猪苓　白朮 茯苓各18銖　　桂枝 半両
　　　　　　　5味　擣爲散　以白飲和服方寸匕　日3服。

　　　　　　　多飲煖水　汗出愈　如法將息。

4　どのように「病」、「病人」と「治」をモデル化し規格化したか

■ **機能的構造式**

病位　少陽病（表裏間の陽）/　病理〈気・―・**水**〉（治）脈浮　小便不利
　　　　　　　　　　　　　　　　　　　　　　　　　　　　　　消渇者

表	表裏間	裏
㊐　桂枝 半両	澤瀉 1両6銖・猪苓 18銖・茯苓 18銖・白朮 18銖	
㊜		

（治）自己治病力　　　発汗＋利水 ＝ ［桂枝 半両］：［澤瀉 1両6銖・猪苓 18銖・
　　　　　　　　　　　　　　　　　　　　　　　　　茯苓 18銖・白朮 18銖］

　　　薬理と構成生薬　　気 ＝ 桂枝

　　　　　　　　　　　　血 ＝ ―

　　　　　　　　　　　　水 ＝ 沢瀉、猪苓、茯苓・白朮

　　　　　　　　　　　　補助 ＝ 白飲

目眩

＜太陽病＞　　発汗　而煩熱　胸中窒者　⇒　**梔子豉湯**

　目眩はめまいを意味するが、『原本』ではめまいを「頭眩」と記載している。したがって、目眩はめまいそのものではなく、ひどい症状の「たとえ」である。

　目眩の病的身体反応は煩熱　胸中窒である。煩熱（わずらわしい熱）により、胸の中がふさがる感じを病的感覚反応として目眩と表現している。そのため、煩熱を消熱すれば胸中窒は解消できる。

　表裏間の陽にある煩熱の病理は気の循環不全である。気剤である〈梔子〉と〈豉〉（香豉　黒大豆を発酵したもの）が、気の循環不全を改善して煩熱を解消する。核は［梔子・豉］である。その作用により、胸中窒も改善される。『原本』では最もシンプルな二味の薬方である。服用後の註釈に　温進一服　得吐者止後服（一服を温めて進め、それを服用して吐く者には、その後の服用を中止する）とあるため、本方が吐剤と誤解される恐れがある。吐剤ではなく消熱剤である。

105

総論　Ⅴ　どのように原作者たちは、『原本』を創造したか

　なお、梔子豉湯に関しては、心中懊悩や心中結痛が記載されているが、こ
れらはすべて胸中窒の言い換えである。

　　梔子豉湯方　梔子 14個　香豉 4合
　　　　　　　　2味　以水 4升　先煮梔子　得 2升半　内豉　煮取 1升半
　　　　　　　　去滓　分爲 3服。

　　　　温進 1服　得吐者　止後服。

■ **機能的構造式**

病位　少陽病（表裏間の陽）/ 病理〈**気**・—・—〉（治）煩熱　胸中窒者		
表	表裏間	裏
陽	梔子 14箇・豉 4	
陰		

　（治）自己治病力　　　消熱 ＝［梔子 14箇・豉 4]
　　　　薬理と構成生薬　　**気** ＝ 梔子・豉
　　　　　　　　　　　　　血 ＝ —
　　　　　　　　　　　　　水 ＝ —

陽明病の薬方構成

　少陽病から陽明病に進行する。陽明病の病的感覚反応は、「胃家實也」であ
る。
　これには、主語の「熱」が省略されている。熱は病的身体反応に分類され
たので陽明病の病的感覚反応には記載出来なかったためである。
　また、胃は主語ではないので、「胃家」と記載されている。胃家とは私たち
が考える胃ではなく、「腸（消化管）」を指す。そこに「熱が充満している」
のが陽明病の病的感覚反応である。但し、太陽病や少陽病のように病的感覚
反応には具体的な記述がなく、病的身体反応において示されている。

106

それが**潮熱、裏熱、瘀熱**の三種類である。三種類の熱は腸に充満する状態で分類される。

  腸の内部に充満する熱 → 潮熱（ちょうねつ）
  腸の外部に充満する熱 → 裏熱（りねつ）
  腸の内部と外部に散在する熱 → 瘀熱（おねつ）

　表（頭項）で悪寒発熱し、表裏間（胸脇）で往来寒熱となり、裏（胃）で熱だけとなる。熱が実（充満）する腸（消化管）の部位と状態によって三種類になる。陽明病の病的感覚反応ではこれら三種の熱を個別に記載せず、上記のように「熱実」とまとめて示す記載法を取っている。

陽明病における熱と病理、自己治病力、薬方と〔核〕

陽明病	熱	病理	自己治病力	薬方と核
熱実	潮熱	〈気・―・水〉	瀉下	大承気湯［大黄・芒消］
熱実	裏熱	〈気・―・水〉	冷熱	白虎湯［石膏・知母］
熱実	瘀熱	〈気・―・水〉	消熱・利水	茵蔯蒿湯［茵蔯蒿・梔子］

潮熱

陽明病　脈遅　雖汗出　不悪寒者　其身必重　短気　腹満而喘　有潮熱者
 ⇒　**大承気湯**

　大承気湯の病的身体反応は、上記の通りである。
　小柴胡湯証の往来寒熱の寒が消滅して、熱のみが胸脇から腸に移動・充満するのが潮熱である。そのため、腸熱といってもよいのだが、他の二つの熱も腸に関係するため避けたのだろう。“潮”には、多数の河川が海に集まり注ぐという意味がある[17]ので、熱が全身から腸に集まると考えて潮熱と命名した。潮とはあるが、海水には関係ない。潮熱は**腸の内部**に充満する。
　潮熱は脈遅　雖汗出以下の病的身体反応を引き起こすため、まず、潮熱を解さなければならない。自己治病力は**瀉下**を指示するので、［大黄・芒消］が核となる。その他の　其身必重　短気　腹満而喘　は気の循環不全によるも

総論　Ⅴ　どのように原作者たちは、『原本』を創造したか

のであり、〈大黄〉と共に〈厚朴〉・〈枳實〉（気・気）が対応する。

　　大承氣湯方　大黄 4両　厚朴 半斤　枳實 5枚　芒消 3合
　　　　　　　　4味　以水 1斗　先煮 2物　取 5升　去滓　内大黄　更煮取
　　　　　　　　2升　去滓内芒消　更上微火 1両沸　分温再服。

　　　　　　　得下　餘勿服。

■ **機能的構造式**

病位　陽明病（裏の陽）/　病理〈**気・―・水**〉（治）腹満而喘　有潮熱者
　　　　表　　　　　　　　　表裏間　　　　　　　　　裏
　㊐　　　　　　　厚朴 半斤・枳實 5枚　　　大黄 4・芒消 3合

　㊑

（治）自己治病力　　　瀉下＋承気 ＝［大黄 4・芒消 3合］：［厚朴 半斤・枳實 5枚］
　　　薬理と構成生薬　**気** ＝厚朴、枳実、大黄
　　　　　　　　　　　血 ＝―
　　　　　　　　　　　水 ＝芒消

裏熱
陽明病　腹満　身重　難以轉側　口不仁　面垢　讝語　遺尿　自汗出者
　　　　　　　　　　　　　　　　　　　　　　　　⇒　**白虎湯**

　白虎湯の病的身体反応は裏熱によるのだが、裏熱とは記載されていない。
そこで、本書では、白虎湯が裏の陽に位置するのでその熱を「裏熱」と呼ぶ
ことにする。裏熱は**腸の外部に充満**するために新陳代謝を異常に亢進させる。
　腹満　身重　難以轉側　讝語は新陳代謝の亢進による気の循環不全であ
り、口不仁　面垢　遺尿　自汗は水の循環不全である。〈気・―・水〉なので
［石膏・知母］が核となり、〈粳米〉・〈甘草〉（水・気）が核を支援する。

108

４　どのように「病」、「病人」と「治」をモデル化し規格化したか

白虎湯方　　知母 6両　石膏 1斤　甘草 2両　粳米 6合
　　　　　　4味　以水１斗　煮米熟　湯成　去滓　温服１升　日３服。

■ 機能的構造式

病位　陽明病（裏の陽）/ 病理〈**気・―・水**〉（治）腹満　口不仁　讝語　遺尿者		
表	表裏間	裏
㊜	知母 6・粳米 6合・甘草 2	石膏 1斤
㊏		

（治）自己治病力　　　冷熱 ＝［石膏 1斤・知母 6］
　　　　薬理と構成生薬　**気** ＝ 石膏、甘草
　　　　　　　　　　　　血 ＝ ―
　　　　　　　　　　　　水 ＝ 知母、粳米

瘀熱

陽明病　発熱　但頭汗出　身無汗　劑頸而還　小便不利　渇引水漿者
　　　　　　　　　　　　　　　　　　　　　　⇒　**茵蔯蒿湯**

236 陽明病の条文に、註釈として　此爲“瘀熱”在裏　とある。瘀熱とは、水底にたまったドロのような状態の熱である。その熱が腸の**内部と外部に散在**している。外部の熱による病的身体反応が発熱　但頭汗出　身無汗　劑頸而還である。また、内部の熱のために小便不利　渇引水漿となる。外部の熱は気の循環不全なので〈梔子〉と〈大黄〉が陽の表裏間と裏において対応する。さらに、内部の熱は水の循環不全によるものであり、核となる［茵蔯蒿・梔子］が陽の表裏間において消熱性利水作用で改善する。

茵蔯蒿湯方　茵蔯蒿 6両　梔子 14枚　大黄 2両
　　　　　　3味　以水１斗２升　先煮茵蔯蒿　減６升　内２味　煮取３
　　　　　　升去滓　分温３服。

109

総論　Ⅴ　どのように原作者たちは、『原本』を創造したか

小便當利　尿如皂莢狀　色正赤　一宿腹減　黃從小便去也。
（小便をまさに利すべし。尿がサイカチのさやのように色が真っ赤で、一
夜で腹満が減少するのは黄疸が小便により去るからである）

■ 機能的構造式

病位　陽明病（裏の陽）/　病理〈**気**・—・**水**〉（治）発熱　小便不利　渇引水漿者

	表	表裏間	裏
㊜		茵蔯蒿 6・梔子 14枚	大黄 2
㊝			

（治）自己治病力　　　消熱＋利水 ＝ ［梔子 14枚・大黄 2］：［茵蔯蒿 6］

　　　薬理と構成生薬　　**気** ＝ 梔子、大黄

　　　　　　　　　　　　血 ＝ —

　　　　　　　　　　　　水 ＝ 茵蔯蒿

太陰病の薬方構成

本太陽病　醫反下之　因爾腹満時痛者　⇒　**桂枝加芍薬湯**

　太陰病の病的感覚反応は、「腹満　食不下　時腹自痛」であり、対比の関係
にある病的身体反応は腹満時痛である。いずれにしても「腹満」が強調され
ている。
　一方、陽明病の病的身体反応にも「腹満」があり、大承気湯証、白虎湯証、
茵蔯蒿湯証（260 腹微満）に共通している。但し、これら 3 方には熱があるが、
太陰病は熱と無関係である。なぜこのように、太陰病と陽明病を「腹満」で
対比するのだろうか。それは、陽明病が熱実のために寒がないので、陰がで
きず、太陰病と陽陰の関係を築けないからである。
　そこで、「熱のある腹満」と「無熱の腹満」を対比して、陽明病と太陰病の
病的身体反応の関係をつくった。同時に、体の部位は同じ腸（消化管）なの
だが、陽明病を「胃」とし、太陰病を「腹」とした。すなわち、上下関係を

110

つくることにより、病的感覚反応における陽と陰を演出して、システム上、裏の陰とした。

　しかしながら、それでは太陰病がどの病位から進行したのか不明なので、発汗しなければならない太陽病・桂枝湯証を誤って瀉下したことにより発生するとした。条文の本太陽病は、自己治病力が盛んで発汗すべき桂枝湯証を指す。それを誤って瀉下したので誤治である。その結果として太陰病が誕生した。だから病名も太「陽」病 → 太「陰」病と陽を陰に変えて、三陰病の始まりを明示している。

太陰病における寒熱と病理、自己治病力、薬方と〔核〕

太陰病 腹満 食不下 時腹自痛	寒熱	病理	自己治病力	薬方と核
	無	〈気・血・水〉	補	桂枝加芍薬湯［桂枝・芍薬］

　他の三陽病と二陰病は、すべて三つ以上の薬方で構成されているが、太陰病だけは桂枝加芍薬湯だけである。その理由は、前述の通りである。

　太陰病の病的身体反応は腹満時痛である。腹満は誤下による気の循環不全であり、時痛は血の循環不全である。そこで、原作者たちは、自己治病力が桂枝湯に〈芍薬〉を３両補うように求めていると考えた。そのため、桂枝湯の芍薬を倍増したので薬方名を桂枝加芍薬湯とした。方中の〈桂枝〉は発汗作用ではなく、気の循環不全による腹満を改善する。

　（参考：書き込みだが、太陽病の病的感覚反応に便秘がある者を瀉下すると、脈促　胸満となり、桂枝去芍薬湯が主治する）

　なお、本方は基本が桂枝湯なので、表裏間の陽に〈生姜・大棗・甘草〉がある。

　桂枝加芍薬湯方　　桂枝 3両　芍薬 6両　甘草 2両　大棗 12枚　生姜 3両

　　　　　　　　　　５味　以水７升　煮取３升　去滓　温分３服。

総論　Ⅴ　どのように原作者たちは、『原本』を創造したか

■ 機能的構造式

病位　太陰病（一）/　病理〈**気**・**血**・**水**〉（治）腹満時痛者

	表	表裏間	裏
㊜	桂枝 3	生姜 3・大棗 12枚・甘草 2	
㊗			芍薬 3 + 3

（治）自己治病力　　　補 ＝［芍薬 3 + 3］
　　　薬理と構成生薬　　**気** ＝ 桂枝・甘草
　　　　　　　　　　　　血 ＝ 芍薬 6
　　　　　　　　　　　　水 ＝ 生姜・大棗

少陰病の薬方構成

　少陰病の病的感覚反応は、「脈微細　但欲寐也」である。脈微細を冒頭に置いたのは、太陽病の病的感覚反応の脈浮と対比するためである。すなわち、少陰病と太陽病は表において「陰陽」の関係にあることを示している。

少陰病における寒熱と病理、自己治病力、薬方と〔核〕

少陰病	寒熱	病理	自己治病力	薬方と核
脈微細	反発熱	〈一・一・**水**〉	温・発汗	麻黄附子細辛湯［麻黄・附子］
但欲寐	無	〈一・**血**・**水**〉	温・駆血・利水	附子湯
				［附子 / 人参・芍薬 / 茯苓］
	無	〈一・血・**水**〉	温・駆血・利水	真武湯
				［附子 / 芍薬 / 生姜・茯苓］

少陰病　始得之　反発熱　脈沈者　⇒　**麻黄附子細辛湯**

麻黄附子細辛湯証は「反発熱と脈沈」である。本来ならば、少陰病は陰な

112

ので発熱しない。ところが、発熱して脈沈の時がある。通常、発熱は表の陽で生じ脈は浮である。

　また、本方に相当する太陽病の薬方は桂枝麻黄各半湯なので、その〈**気×水・血**〉が〈―・―・**水**〉に変化したことになる。すなわち、本方証は、陰における水の循環不全に桂枝麻黄各半湯証からの鬱熱が変化して加わった発熱がある。それを「反発熱」と表現し、「脈沈」は水の循環不全を表している。薬方は表において陽の〈麻黄〉と陰の〈附子〉が水の循環不全に対応し、表裏間の〈細辛〉がそれを支援するように構成されている。したがって、気剤を含まないが、「反発熱」に対応することができる。

　　麻黄附子細辛湯方　麻黄 ²両　細辛 ²両　附子 炮1枚

　　　　　　　　　　　3味　以水1斗　先煮麻黄　減2升　去上沫　内諸薬

　　　　　　　　　　　煮取3升　去滓　温服1升　日3服。

■ 機能的構造式

病位　少陰病（表の陰）/　病理〈―・―・**水**〉（治）反発熱　脈沈者		
表	表裏間	裏
陽　　麻黄 ²	細辛 ²	
陰　　附子 炮1		

　（治）自己治病力　　　温＋発汗＝［附子 炮1・細辛 ²］：［麻黄 ²］

　　　　薬理と構成生薬　気＝―

　　　　　　　　　　　　血＝―

　　　　　　　　　　　　水＝麻黄、細辛、炮附子

　少陰病　得之一二日　口中和　其背悪寒　身疼痛　手足寒　骨節痛　脈沈者

　　　　　　　　　　　　　　　　　　　　　　　　　　　　　⇒　**附子湯**

　口中和とは咽痛がないことで、咽痛のある麻黄附子細辛湯証から進行したことを表している。つまり、太陽病において桂枝麻黄各半湯（咽痛）→ 麻黄

総論　Ⅴ　どのように原作者たちは、『原本』を創造したか

湯（体痛）となるように、少陰病においても麻黄附子細辛湯（咽痛）→ 附子湯（体痛）と進行する。

　（ただし、桂枝麻黄各半湯と麻黄附子細辛湯の咽痛はどちらも省略されている）

　条文は、附子湯が表において麻黄湯と陰・陽の**対比関係**にあることを示している。麻黄湯の脈浮に対して附子湯の脈は沈である。そのため、麻黄湯証と類似の身体痛や骨節痛があっても、それらは陰における水の循環不全が原因なので〈白朮・附子〉が対応し、〈茯苓〉が支援する。

　また、痛みには血の循環不全も関与するので裏の陰に位置する〈人参〉・〈芍薬〉が対応する。

　附子湯は少陰病の麻黄湯と表現できる。

　　附子湯方　附子 炮2枚　茯苓 3両　人参 2両　白朮 4両　芍薬 3両
　　　　5味　以水8升　煮取3升　去滓　温服1升　日3服。

■ **機能的構造式**

病位　少陰病（表の陰）/	病理〈―・**血**・**水**〉（治）背悪寒　身疼痛　手足寒	
		骨節痛　脈沈者
表	表裏間	裏
㊚	白朮 4・茯苓 3	
㊛　　附子 炮2		人参 2・芍薬 3

（治）自己治病力　　　温＋駆血＋利水 ＝ ［附子 炮2］：［人参 2・芍薬 3］
　　　　　　　　　　　　　　　　　　　　　　　：［白朮 4・茯苓 3］

　　　薬理と構成生薬　　気 ＝ ―

　　　　　　　　　　　　血 ＝ 人参、芍薬

　　　　　　　　　　　　水 ＝ 茯苓・白朮・炮附子

少陰病　腹痛　小便不利　四肢沈重　自下利者　⇒　**真武湯**

　真武湯の病的身体反応は、腹痛と自下利、小便不利と四肢沈重に分類できる。

　腹痛と自下利は太陰病の「腹満時痛」由来であり、小便不利と四肢沈重は附子湯証から変化したものである。

　腹痛は血の循環不全が原因なので〈芍薬〉が対応する。また、自下利は水の循環不全によるので表裏間の陽に位置する〈生姜・茯苓・白朮〉が対応する。

　さらに、小便不利と四肢沈重はいずれも水の循環不全なので、〈白朮・附子〉の作用を〈生姜・茯苓〉が支援する。

　このように、真武湯と附子湯の違いを〈生姜〉と〈人参〉が作り出している。

真武湯方　茯苓　芍薬　生姜各3両　白朮2両　附子炮1枚
　　　5味　以水8升　煮取3升　去滓　温服7合　日3服。

■ **機能的構造式**

病位　少陰病（表の陰）/　病理〈―・血・**水**〉（治）腹痛　小便不利　四肢沈重		
	自下利者者	
表	表裏間	裏
㊛	生姜3・茯苓3・白朮2	
㊜　附子炮1		芍薬3

（治）自己治病力　　　　温＋駆血＋利水 ＝ ［附子炮1］：［芍薬3］
　　　　　　　　　　　　　　　　　　　　：［生姜3、茯苓3・白朮2］
　　　薬理と構成生薬　　　気 ＝ ―
　　　　　　　　　　　　　血 ＝ 芍薬
　　　　　　　　　　　　　水 ＝ 炮附子、生姜、茯苓・白朮

総論　Ⅴ　どのように原作者たちは、『原本』を創造したか

厥陰病の薬方構成

厥陰病の病的感覚反応は、「消渇　心中疼熱　饑而不欲食」である。これらは、少陽病の五苓散証、梔子豉湯証、小柴胡湯証とよく似ている。それは、厥陰病と少陽病が表裏間において陰・陽の関係にあることを物語っている。

そのため、『原本』では少陽病を太陽病篇・下で論じているように、厥陰病の四逆湯と通脈四逆湯を少陰病篇で論じている。少陰病からの継続性を重視したためである。

また、厥陰病は寒だけでなく、熱もあり、病名通りでない。これは、少陽病の「往来寒熱」の「往来」が消滅して、「寒」と「熱」に分離した状態だからである。すなわち、厥陰病は、寒と熱の二系統で構成されている。

　　＜寒（下利　厥逆悪寒）の系統＞
　　　25-316 自下利者が真武湯を服用しても、下利が止まらず、厥逆而悪寒
　　　　　　する者　＝　四逆湯（少陰病 → 厥陰病）
　さらに、四逆湯証が悪化して通脈四逆湯証になる。
　　　27-317 下利清穀　手足厥逆　脈微欲絶（者）
　　　　　　　　＝　通脈四逆湯（厥陰病 → 厥陰病）
　あるいは、四逆湯で下痢が止まったが、依然として脈微が改善しない者
　　　27-317 或利止　脈不出者　＝　通脈四逆湯（厥陰病）
　真武湯証（自下利）→ 四逆湯証（下利　厥逆而悪寒）→ 通脈四逆湯証（下利清穀　手足厥逆）

以上のように、「寒」は下痢を伴い、最終の薬方は通脈四逆湯である。

　　＜熱（嘔而脈弱　身有微熱）の系統＞
　　　23-301 反発熱　脈沈者　が麻黄附子細辛湯を服用して、
　　　26-353 大汗出　熱不去＜咽乾＞となった者
　　　　　　　＝　四逆湯（少陰病 → 厥陰病）
　四逆湯を服用しても解さずに、
　　　27-317 身反不悪寒　乾嘔　となった者

116

＝　通脈四逆湯（厥陰病 → 厥陰病）

通脈四逆湯を服用して、

　29-377 嘔而脈弱　小便復利　身有微熱　となった者

　　　　＝　四逆湯（厥陰病 → 厥陰病）

四逆湯の服用で

　30-379 嘔而発熱となった者　＝　小柴胡湯（厥陰病 → 少陽病）

　このように、「熱」は麻黄附子細辛湯証（反発熱）から、四逆湯証（大汗出
　熱不去　咽乾）となり、さらに、通脈四逆湯証（身反不悪寒　乾嘔）となっ
て、再度、四逆湯証（嘔而脈弱　小便復利　身有微熱）となり、最終的には
小柴胡湯証（嘔而発熱）になる。

「熱」の表現も、反発熱 → 熱不去 → 身反不悪寒 → 身有微熱 → 発熱　と
変化している。嘔は熱に伴って、咽乾 → 乾嘔 → 嘔而脈弱 → 嘔　となる。

　したがって、厥陰病は治療システムの最終段階ではなく、「嘔」と「熱」に
よって、陰から陽への回帰をする。その陽が少陽病である理由は、厥陰病で
「寒」と「熱」に分離した往来寒熱が、再び、「寒」と「熱」との間に関係が
生じて「嘔而発熱」になるからである。

　厥陰病の病理は、エネルギー不足による気の循環不全である。そのために、
水の循環不全も生じる。気と水の循環不全よって、往来寒熱が寒と熱に分離
するとした。したがって、自己治病力は気のエネルギー増加と水の循環不全
を改善しようとする。[甘草・乾姜]と〈生附子〉が薬方を構成する。

　なお、薬方は寒（下利）と熱（熱不去）のどちらにも効果がある。

厥陰病における寒熱と病理、自己治病力、薬方と〔核〕

厥陰病	寒熱	病理	自己治病力	薬方と核
消渇	熱不去 /			
	厥逆而悪寒	〈気・－・**水**〉	補・温	四逆湯 [甘草・乾姜 / 附子]
心中疼熱	身反不悪寒	〈**気**・－・**水**〉	補・温	通脈四逆湯 [甘草・**乾姜** / 附子]
	身有微熱	〈気・－・**水**〉	補・温	四逆湯 [甘草・乾姜 / 附子]]
饑而	嘔而発熱	〈**気・血・水**〉	中和	小柴胡湯 [柴胡・黄芩]
不欲食				

総論　Ｖ　どのように原作者たちは、『原本』を創造したか

四逆湯は少陰病篇と厥陰病篇の二箇所に記載されている。
少陰病篇　26-353 大汗出　熱不去　＜咽乾者＞　又　下利　厥逆而悪寒者
　　　　　　　　⇒　四逆湯
厥陰病篇　29-377 嘔而脈弱　小便復利　身有微熱者　⇒　四逆湯

四逆湯方　甘草 2両　乾姜 1両半　附子 生1枚
　　　　　3味　以水 3升　煮取 1升 2合　去滓分温 3服。

■ 機能的構造式

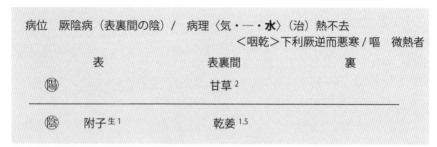

（治）自己治病力　　　補＋温＝［甘草 2・乾姜 1.5］：［附子 生1］
　　　薬理と構成生薬　気＝甘草・乾姜 1.5
　　　　　　　　　　　血＝―
　　　　　　　　　　　水＝生附子 1

通脈四逆湯は少陰病篇に記載されている。
27-317 下利清穀　手足厥逆　脈微欲絶　身反不悪寒　乾嘔　或利止　脈
　　　不出者　⇒　通脈四逆湯

前述したように、通脈四逆湯は陰→陽へのターニングポイントである。
したがって、自己治病力は四逆湯よりも更に気のエネルギー増加を必要とするため、気剤の〈乾姜〉を2倍にし生附子も大者1枚として対応している。

通脈四逆湯方　　　甘草 2両　　附子 大生1枚　　乾姜 3両

　　　　　　　　　3味　以水3升　煮取1升2合　去滓　分温再服。

■ 機能的構造式

病位　厥陰病（表裏間の陰）/　病理〈**気・―・水**〉（治）下利清穀　手足厥逆/
身反不悪寒　乾嘔、利止　脈不出者

	表	表裏間	裏
陽		甘草 2	
陰	附子 大生1	乾姜 1.5 + 1.5	

（治）自己治病力　　　補＋温 ＝［甘草 2・乾姜 3］:［附子 大生1］

　　　薬理と構成生薬　　**気** ＝ 甘草・乾姜 3

　　　　　　　　　　　　　血 ＝ ―

　　　　　　　　　　　　　水 ＝ 生附子 大1

5　どのようにシステム化における問題点を解決したか

5・1　中風と傷寒の取り扱い

　前述したように、システムの出発点を自己治病力による発汗（汗出）とし
たことにより、システムに規格外が発生した。それが**中風**と**傷寒**である。
　そもそも、太陽病は自己治病力と病力の相対的な力関係から、汗出　悪風
　→　無汗　悪寒　への進行を基本にして構築されている。すなわち、自己
治病力 ＞ 病力　→　自己治病力 ＜ 病力である。
　ところが、中風と傷寒においては自己治病力の作用が太陽病のようになら
ない。中風は自己治病力の活動が不安定で、汗出悪風と無汗悪寒が交互に存
在する。ただし、最初は、汗出悪風の比率が高いので、太陽中風として桂枝

湯が主治する。しかし、病力が強くなると「自己治病力≪病力」となり、自己治病力の活発な発汗作用が病力により妨害される。すると、自己治病力による発汗すべき汗が出られなくなり「煩躁する（不汗而煩躁）」。そこで、麻黄湯と麻黄石膏湯（越婢湯）を合方し、大青竜湯（桂枝麻黄石膏湯）として対応している。つまり、中風を桂枝湯証と大青竜湯証の二証にまとめて、「太陽中風」とし太陽病に外付けした。

　一方、傷寒では最初から自己治病力の活動がない。そのため、太陽病を頂点とする六病システムに加えることができない。原作者たちはその対策として、中風と同様に傷寒の病的感覚反応を六病システムの頂点である太陽病（脈浮　頭項強痛　而悪寒）と共通にした。すなわち、太陽病、中風、傷寒三者の出発点を同一にして六病システムと関係を持たせようとした。

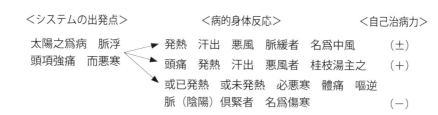

　このように、「自己治病力の作用の有無」によって、病的身体反応を太陽病、中風、傷寒に分類した。自己治病力が作用できるのは、悪寒→発熱の「発熱」に対してである。ところが、傷寒は発熱しても依然として悪寒が継続している（已発熱　必悪寒）場合と発熱せずに悪寒が継続する場合がある（未発熱　必悪寒）。「発熱＋悪寒」と「発熱なしの悪寒」のいずれに対しても自己治病力は発汗不可能である。

　したがって、傷寒を中風と同じように太陽病に外付けできなかった。すなわち、太陽傷寒は存在せず、傷寒を太陽病の段階で治すことができないわけである。その解決策として、後述するように太陽病と少陽病にまたがって外付けした（p.211）。

5・2　太陰病の設定

　システムでは、太陽病と少陰病、少陽病と厥陰病は、表と表裏間において、それぞれ陽と陰の関係にある。ところが、陽明病と太陰病にはその関係がない。すでに述べたように、陽明病が胃家実のために太陰病が発生できないからである。

　そこで、原作者たちは、太陽病を瀉下するという“禁じ手”を使って太陰病を設定した。条文では 21-279 本太陽病 「醫反下之」 と記載して、それを公表している。これは、傷寒論のシステムを構築するための苦肉の策といえる。

5・3　少陰病における発熱

「発熱」は太陽病の重要な症状であり、それを中心としてモデル化している。そのため、太陽病の影になる少陰病には、原則として発熱はない。しかし、23-301 条には、少陰病　始得之　反発熱　脈沈者　麻黄附子細辛湯主之と記載されている。「反発熱と脈沈」は原則の無視である。敢えて原則を無視した目的は、読者に注意を喚起するためである。それは、太陽病から少陰病へ進行する可能性があることである。

　すなわち、同じ「表」において、太陽病と少陰病は陽と陰の関係にあり、そのために病人の状態によって交互に通じ合う可能性がある。陽と陰は対立概念だが、このように断絶していない。

　原作者たちは、そのことを条文の冒頭で示している。

　　8-23　太陽病　得之 (八九日) 　〜　　桂枝麻黄各半湯主之
　　23-301 少陰病　始得之　〜　　　　　　麻黄附子細辛湯主之

「得之」とは、病人がいつ発病したのかを自覚できない状態を表現している。『傷寒論（原本・伝本）』は、太陽病・桂枝湯証をシステムの頂点としている。したがって、必ず、桂枝湯証を経過しなければならない。

　ところが、桂枝湯証ではなく、突如、如瘧状発熱悪寒することがあり、これを太陽病　得之と表現している。言い換えれば、原作者たちは、病人が桂枝湯証を自覚できなかったためと考えた。(八九日) は、桂枝湯証からの日数

総論　Ⅴ　どのように原作者たちは、『原本』を創造したか

の経過を示した註釈だが必要ない。

　それと同様な事態が少陰病の初発でも起こることがある。**23**-301 少陰病　始得之　である。この場合は、太陽病　得之の如瘧状発熱悪寒ではなく、「発熱」である。原則通りではないので「反発熱」とし、さらに、脈は浮ではなく「沈」としている。

　具体的には、太陽病・桂枝麻黄各半湯証が少陰病・麻黄附子細辛湯証に変化する場合である。このように、治療システムにおいて、原則通りには行かない現実を上手く処理している。

5・4　陰から陽への回帰（厥陰病・乾嘔 → 少陽病・嘔而発熱）

　厥陰病篇においては、**29**-377 嘔而脈弱　小便復利　身有微熱＜者＞　四逆湯主之　から **30**-379 嘔而発熱者　小柴胡湯主之　に変化する状況が記載されている。

　すでに述べたように、厥陰病は、少陽病の「往来寒熱」が分離した寒（下利）と熱（熱不去）の二系統で構成されている。さらに詳細にみれば、この熱には嘔が付属している。

　通常は、嘔吐と表現されるが、『原本』では、嘔と吐を完全に分けている。吐については、モデル化の対象にしていない。その嘔は熱と密接な関係にある。

　3-3 条は、入れ子構造になっていて、或已発熱 ― 必悪寒　嘔逆　の関係にある。これは、**13**-96 条にある往来寒熱 ― 喜嘔の前段階を示している。

　13-96 では、3-3 或已発熱 ― 必悪寒が、往来寒熱となり、往来寒熱 ― 喜嘔（小柴胡湯証）の関係が成立する。

　27-317 では、身反不悪寒 ― 乾嘔（通脈四逆湯証）の関係にある。

　29-377 では、身有微熱 ― 嘔而脈弱（四逆湯証）の関係にある。

　30-379 では、嘔而発熱者（小柴胡湯証）と記載されている。

　3-3 は、傷寒という病態をモデル化した条文で、或未発熱　必悪寒　体痛と対比の関係にある。体痛は、表の陽（太陽病）であり、嘔逆は表裏間の陽（少陽病）の証である。已発熱　必悪寒　は、往来寒熱との関連性を示し

122

ている。嘔逆としたのは、嘔を強調するためである。

13-96 条の喜嘔は、嘔をしたくなることを表現している。喜嘔の病因が、往来寒熱　胸脇苦満である。

27-317 条の乾嘔は、からえずきを意味し、ゲーゲーと声ばかりで、胃の中のものを吐くことができない状態である。熱に関しては、身かえって悪寒せず　と記載して、悪寒を否定しているが、熱については触れていない。

これは、往来寒熱　胸脇苦満　が、陰になると嘔するエネルギーが減少して、喜嘔から乾嘔になることを表している。

ところが、**29**-377 条で身有微熱に変化すると、乾嘔が嘔となり、脈微欲絶が脈弱となって症状が改善される。

さらに、**30**-379 条では、嘔而発熱者　となって、陰の表裏間から陽の表裏間（少陽病）になる。

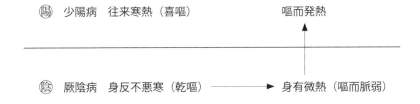

このように、少陽病と厥陰病が表裏間において、陽と陰の関係にあることを利用して、喜嘔と乾嘔の対比から、治療システムが陰から陽に回帰するように設計した。

ではなぜ、「熱と嘔」の関係を重視したのだろう。まず、**3**-3 条で示されているように、嘔は熱があっても「無汗」の状態で生じる。そのため、少陽病の喜嘔（小柴胡湯証）は無汗の往来寒熱と胸脇苦満によって発生することがわかる。

一方、少陽病の影になる厥陰病では、通脈四逆湯証には往来寒熱はないので、熱そのものには言及せず、身反不悪寒と表現して乾嘔である。それが改善して、身有微熱になると明確に嘔となる。四逆湯証には、脈弱と小便復利があるが、この二つの症状は通脈四逆湯証が改善されたことを示している。

したがって、厥陰病の熱系統において、往来寒熱由来の熱と嘔が、治療シ

総論　VI 『原本』と『伝本』を比較するとなにがわかるか

ステムの陰から陽への指標となっているからである。

5・5　システムにおける病の進行順と実際の進行順の相違

『原本』では、病の進行順の記述についてシステムと実際の臨床に相違がみられる。3・3・2と4・1・3において述べたように、原作者たちは、三陽病・三陰病の部分けに「篇」を設けることにより解決している。このように、『傷寒論』においては、事実が巧みに加工されている。

5・6　『原本』におけるシステム化のまとめ

　急性熱性病に罹病した病人を治すシステムの構築には種々の困難があったと想像する。

　それが、中風と傷寒の処理、太陰病の設定、少陰病の直接的な発病への対応、厥陰病から陽への回帰表示である。また、すでに述べたように、治療システムにおける病の進行順と実際の進行の不一致がある。

　解決策として、原作者たちが用いた手段は、体系への外付け、確信犯的な誤下、原則の無視、厥陰病篇における発熱の記載そして加工であった。

　これらからも分かるように、彼らは物事を柔軟に考えたことがうかがえる。どうかすると、抽象的な理論を用いて問題を解決する方向に進みがちである。ところが、彼らは隠すことなく堂々と条文にそれらの手段を開示して解決している。

124

VI 『原本』と『伝本』を比較すると なにがわかるか

『原本』は 30 の条文と 18 の薬方からなる極めてシンプルな医学書だった。そこへ註釈が加えられ、さらに原方と比較するために多数の薬方が書き込まれた。しかし、それらは決して『原本』の価値を損なうものではなく、逆に、不足を補い充実させた。

　但し、間違った註釈や『原本』にはそぐわない薬方もあるのでそれらは削除する必要がある。

1 『原本』は幸運に恵まれた

『原本』の条文（原文）をよく読むと、脱字はあるものの、書き換えや改ざんがなされた形跡がない。すなわち、条文に多数の註釈や薬方が書き加えられただけである。

　条文は、モデル化・規格化され、加えて、システム化されているので、手を加えることができなかったのだろう。そこで、後人たちは盛んに、自分の意見や比較の薬方を書き加えた。

125

総論　VI『原本』と『伝本』を比較するとなにがわかるか

　これは、『原本』が『伝本』になっても、誕生時の状態で生き残れた理由である。そのお蔭で、『原本』を再現できる。幸運としか言いようがない。

2　『原本』には序文がなかった

『伝本（傷寒論）』にある序文の内容は次の通りである。

- ・戦国時代の名医である扁鵲の賞賛
- ・居世の士（世間の学士）が医術を修学しないことや趨世の士（名利を競い求める学士）への批判
- ・五行説の強調
- ・過去の名医への尊敬と現在の医師への不満
- ・最後に孔子を引き合いに出して、自分は医術を大切にしたいと結んでいる。
- ・序文の中ほどに「余宗族素多　云々」の文章があり、そこには動機と参考にした素問などの書物を列挙して "傷寒雑病論16巻" を作ったと記載されている。

　しかし、全体に整合性がなく、とってつけたような文章の寄せ集めである。特にこの序文にある "建安紀年以来" と "傷寒十居其七" は後世の読者に大きな誤解を与えた。これらからみて、後から何人かが『原本』の冒頭に書き加えた文章と考えられる。その内容は『原本』の凛としたたたずまいとは相容れない。

　さらに、『傷寒論』の作者が "張　仲景" と記載されているのも、後人が伝説の名医の名前を付け足したものである。

3 『原本』は傷寒論巻第一から同巻第六までで、巻第七以降（辨霍亂病脈證幷治と辨陰陽易差後勞復病脈脈證幷治）はなかった

『伝本』の傷寒論巻第七には辨霍亂病脈證幷治第十三（382～391条）があり、また、同巻第七には、辨陰陽易差後勞復病脈證幷治第十四（392～398条）がある。

　傷寒論巻第七の辨霍乱病脈證幷治第十三の「霍乱病」は、後人が『傷寒論』の少陰病篇にある通脈四逆湯条文の傍らに書き加えた病名である。その理由は、厥陰病の下利清穀、手足厥逆、脈微欲絶あるいは嘔が霍乱病と似ていたからである。ところが、そこには、すでに **27-317** 通脈四逆湯証の「脈微欲絶」と比較のために四逆加人参湯、通脈四逆加猪胆汁湯が書き込まれていた。そこで、校正者がそれらの薬方を「霍乱病」と結び付けて、辨霍乱病脈證幷治第十三にした。したがって、『傷寒論』とは関係ない病篇である。

　辨陰陽易差後勞復病脈證幷治第十四も『傷寒論』とは無関係の内容である。さらに、傷寒論巻第七にある辨不可発汗病脈證幷治第十五以下は明らかに他の書物からの転載であり、薬方は記載されていない。

　それ以降の傷寒論巻第八、同巻第九、同巻第十も他の書物からの転載である。

　したがって、『原本』は伝本・『傷寒論』の　379 嘔而発熱者　小柴胡湯主之　が最終の条文となる。（なお、『リアル傷寒論』では、382～398条を『原本』の付録としたが、取り消して削除する）

4 『伝本』の辨太陽病脈證幷治下は、『原本』にはなかった

　Ⅲ2判定基準による『原本』の選別において述べたように、『伝本』の辨太陽病脈證幷治・下には『原本』の条文は一つも存在しない。辨太陽病脈證幷治・下の内容は、『原本』の運用で発見された壊病と合病お

よび新たに設定された「心下」に関係する条文である。

　それらを『原本』の下につけ加えて、『伝本』の辨太陽病脈證幷治を上・中・下としたと考える。合病は『伝本』31 葛根湯に追加の書き込みであり、壊病は『伝本』16 条にあるが、元々は同 35 麻黄湯服用後の書き込みだった。本書では、それらを『原本』・下にまとめた。

　また、「心下」に関する薬方も『原本』の「下」に記載した。その結果、『伝本』の上・中を統合して『原本』の「上」とした。

4・1　壊病、（二陽併病）、合病は後からつけ加えられた

『原本』において、「病」とは三陽病・三陰病の六病のことである。『伝本』にある壊病、（二陽併病）、合病は後から付け加えられた。その中で、二陽併病を除いて、壊病と合病は実際に経験することがある。その二つの病は『原本』を運用して発見されたと考えられる。

4・2　「心下」は、胸脇と胃の中間に後から増設された

「心下」は、『伝本』149 条に記載されている。

> 149　傷寒　五六日　（嘔而発熱者）　柴胡湯證具　而以他薬下之。（中略）若「心下」満而鞕痛者　（此爲結胸也）大陥胸湯主之。但満而不痛者（此爲痞）（柴胡不中與之）宜半夏瀉心湯。

　149 条の（嘔而発熱者）は、傷寒　五六日と整合性がない。というのも嘔而発熱は厥陰病篇における最後の薬方・小柴胡湯証だからである。後人が「柴胡湯證具」の注釈として、原文 30-379 条の嘔而発熱者を 149 条に書き入れたに過ぎないので削除する。

　心下とは「みぞおち」である。原作者たちは、病的身体反応の部位を上から、原則により、頭項 → 胸脇 → 胃と三分類した。ところが、みぞおちに満而不痛、痞鞕、満而鞕痛などの症状を訴える病人が多数出現した。

そこで、原作者たちに近い人たちが胸脇と胃の中間に「心下」を増設した。その下地になったのが、28桂枝去桂加茯苓白朮湯証の「心下満微痛」であり、146柴胡桂枝湯証の「心下支結」と考えられる。

　このように、「心下」はシステム上、表裏間の陽に位置するのだが、書き込まれた薬方には統一性がない。薬方名をみても、陥胸湯と瀉心湯が混在している。「心下」に対する病的身体反応の捉え方が様々だったのだろう。

　そのため、149条に関連した「心下」には混乱がみられるが、臨床上有益な薬方もあり、『原本』のスキマを補っている。

5　傷寒は『原本（傷寒論）』の「主役」ではなかった

　すでに述べたように、"傷寒"は急性熱性病の病態を中風、傷寒、太陽病と三分類した一つにすぎず、三陽病のシステムに外付けされた存在である。そのため、『原本』には三条しか記載されていない。このような視点からすると、『傷寒論』の"傷寒"は主役ではなく、書物名を"傷寒論"というのには違和感がある。恐らく、最初は"六病論"あるいは中風と傷寒を合わせて"雑病論"といわれていたのだろう。

　因みに、『伝本』において、冒頭に"傷寒"とある条文数は89である。そのうちの、54には薬方が記載されているが、前後の条文との関連性はなく、『原本』の薬方との比較・補入が目的で書き入られた文章の冒頭に"傷寒"をつけられたに過ぎない。

　したがって、削除した方がスッキリする。

　また、37は傷寒に関する註釈である。これらも参考にならない。

　そのようなことから、校正者が、書物名の"傷寒論"と書物の内容のギャップを埋めるために、"書き込み"の文章の冒頭に多数の"傷寒"をつけた可能性が高い。

　このことからも、『原本』は"傷寒論"でないことがわかるが、長年の慣例に従うこととする。

総論　Ⅵ『原本』と『伝本』を比較するとなにがわかるか

6 『原本』に数多くの薬方が書き加えられた

　後人たちがどのように薬方を書き加えたのか。それは六つに分類でき
る。一次薬方の中には、原作者たちによるもの（例えば、桂枝加厚朴杏
仁湯や桂枝去芍薬湯など）があると考えられる。しかし、大多数の薬方
は原方のようにモデル化されていない。それらは、比較あるいは参考を
目的として原方の傍らに書き加えられたからである。それにもかかわ
らず、システム内でそれらの薬方を独自に活用することができる。

6・1 『原本』において、太陽病の病的感覚反応に桂枝湯を服用もし
　　 くは瀉下、あるいは太陽中風に大青竜湯服用後の変化に対して
　　 書き加えられた薬方

	原方		書き加えられた薬方
1- 1	太陽病の病的感覚反応に桂枝湯を服用	28	桂枝去桂加茯苓白朮湯
1- 1	太陽病の病的感覚反応を下之後	21	桂枝去芍薬湯
1- 1	太陽病の病的感覚反応を下之	43	桂枝加厚朴杏仁湯
4-12	太陽中風に桂枝湯を服用	26	白虎加人参湯
10-38	太陽中風　大青竜湯証に大青竜湯を服用	40	小青竜湯

6・2 『原本』の薬方との比較のために書き加えられた薬方（一次）

	原方			書き加えられた薬方
8- 23	太陽病	桂枝麻黄各半湯（熱多寒少）	27	桂枝二越婢一湯
9- 35	太陽病	麻黄湯（骨節疼痛）	20	桂枝加附子湯
9- 35	太陽病	麻黄湯（無汗而喘）	63	麻黄杏仁甘草石膏湯
10- 38	太陽中風	大青竜湯（身疼痛）	62	桂枝加芍薬生姜各一両
				人参三両新加湯
11- 71	太陽病	五苓散（消渇）	83	茯苓甘草湯
11- 71	太陽病	五苓散（熱多欲飲水）	386	理中丸
12- 77	＜太陽病＞栀子豉湯（胸中窒）		76	栀子甘草豉湯

6 『原本』に数多くの薬方が書き加えられた

12- 77	<太陽病>	梔子豉湯（胸中窒）		76	梔子生姜豉湯
13- 96	傷寒	小柴胡湯（往来寒熱　胸脇苦満）		146	柴胡桂枝湯
13- 96	傷寒	小柴胡湯（往来寒熱　胸脇苦満）		147	柴胡桂枝乾姜湯
13- 96	傷寒	小柴胡湯（胸脇苦満　心煩）		107	柴胡加龍骨牡蛎湯
13- 96	傷寒	小柴胡湯（心煩）		102	小建中湯
13- 96	傷寒	小柴胡湯（心煩）		79	梔子厚朴湯
13- 96	傷寒	小柴胡湯（或腹中痛）		100	小建中湯
13- 96	傷寒	小柴胡湯（或腹中痛）		173	黄連湯
14- 99	傷寒	小柴胡湯（身熱）		78	梔子豉湯
14- 99	傷寒	小柴胡湯（身熱）		80	梔子乾姜湯
16-208	陽明病	大承気湯（腹満而喘）		208	小承気湯
16-208	陽明病	大承気湯（脈遅）		214	小承気湯
16-208	陽明病	大承気湯（脈遅）		225	四逆湯
17-219	<陽明病>	白虎湯（口不仁）		222	白虎加人参湯
18-236	陽明病	茵蔯蒿湯（身必発黄）		261	梔子蘗皮湯
18-236	陽明病	茵蔯蒿湯（瘀熱在裏）		262	麻黄連軺赤小豆湯
22-291	少陰之爲病　但欲寐也			303	黄連阿膠湯
23-301	少陰病	麻黄附子細辛湯（反発熱）		302	麻黄附子甘草湯
23-301	少陰病	麻黄附子細辛湯<咽痛>		311	甘草湯・桔梗湯
25-316	少陰病	眞武湯（腹痛）		307	桃花湯
25-316	少陰病	眞武湯（腹痛）		318	四逆散
25-316	少陰病	眞武湯（自下利）		314	白通湯
27-317	通脈四逆湯（手足厥逆）			315	白通加猪胆汁湯
27-317	通脈四逆湯（手足厥逆）			351	當帰四逆湯
27-317	通脈四逆湯（脈微欲絶）			385	四逆加人参湯
27-317	通脈四逆湯（脈微欲絶）			390	通脈四逆加猪胆汁湯
29-377	四逆湯（嘔而脈弱）			378	呉茱萸湯

総論　Ⅵ『原本』と『伝本』を比較するとなにがわかるか

6・3　一次薬方と比較のために書き加えられた薬方（二次、三次）

一次の薬方	二次・（三次）の薬方
40　小青竜湯（表不解　反與桂枝湯）	29　甘草乾姜湯
	29　芍薬甘草湯
	29　調胃承気湯
	29　四逆湯
62　桂枝加芍薬生姜各一両	
人参三両新加湯（身疼痛）	66　厚朴生姜半夏甘草人参湯（腹脹満）
107　柴胡加竜骨牡蛎湯（煩驚）	112　救逆湯（必驚狂）
112　救逆湯（必驚狂）	118　桂枝甘草竜骨牡蛎湯（煩躁）
	（三次）117　桂枝加桂湯（奔豚）
107　柴胡加龍骨牡蛎湯（不可転側）	174　桂枝附子湯（不能自転側）
174　桂枝附子湯（身体疼煩）	175　甘草附子湯（骨節疼煩）
174　桂枝附子湯（脈浮虚而濇）	176　白虎湯（脈浮滑）
176　白虎湯（脈浮滑）	177　炙甘草湯（脈結代）
170　白虎湯（其表不解　不可与）	170　白虎加人参湯（無表証　渇欲飲水）
213　小承気湯（大便鞕）	247　麻子仁丸（大便則鞕）
222　白虎加人参湯（渇欲飲水）	223　猪苓湯（渇欲飲水）
311　甘草湯・桔梗湯（咽痛）	312　苦酒湯（咽中傷）
	（三次）313　半夏散及湯（咽中痛）
315　白通加猪胆汁湯（厥逆　乾嘔　煩）	309　呉茱萸湯（手足逆冷　煩躁欲死）
318　四逆散（泄利下重）	371　白頭翁湯（熱利下重）
351　当帰四逆湯（手足厥寒）	352　当帰四逆加呉茱萸生姜湯
	（内有久寒）
378　呉茱萸湯（乾嘔吐涎沫）	397　竹葉石膏湯（氣逆欲吐）

6・4　新たに加えられた項目に関係する薬方

一次の薬方	二次・（三次）の薬方
37（16）壊病　太陽病　発汗　汗出不解	
82　真武湯（其人仍発熱）	68　芍薬甘草附子湯（反悪寒）
82　真武湯（心下悸）	64　桂枝甘草湯（心下悸　欲得按） （三次）65　茯苓桂枝甘草大棗湯（臍下悸）
82　真武湯（頭眩）	67　茯苓桂枝白朮甘草湯（起則頭眩）
16　壊病　太陽病　発汗　不解	
248　調胃承気湯（蒸蒸発熱）	106　桃核承気湯（其人如狂） （三次）124　抵当湯（其人発狂）
16（壊病）太陽病　発汗　若下之 　　　病仍不解	
69　茯苓四逆湯（煩躁）	
28　二陽併病　外證不除而数下之	163　桂枝人参湯（遂恊熱而利）
32　太陽與陽明合病	
32・33　葛根加半夏湯（不下利・但嘔）	34　葛根黄芩黄連湯（醫反下之）
32・33　葛根湯・葛根加半夏湯 　　　　（自下利・但嘔）	172　黄芩湯、黄芩加半夏生姜湯 　　　（自下利　若嘔）

6・5　「心下」に関係する薬方と書き加えられた薬方

一次の薬方	二次・（三次）の薬方
149　小柴胡湯（柴胡証仍在者）	103　大柴胡湯 　　（嘔不止　心下急　鬱鬱微煩者）
135　大陥胸湯（心下痛）	138　小陥胸湯（按之則痛）
136　大陥胸湯（熱結在裏）	136　大柴胡湯（往来寒熱）
136　大柴胡湯（熱結在裏）	168　白虎加人参湯（熱結在裏）
136　大陥胸湯（無大熱）	169　白虎加人参湯（無大熱）
149　半夏瀉心湯（此爲痞）	154　大黄黄連（瀉心）湯（心下痞　按之濡）
149　半夏瀉心湯（此爲痞）	155　附子瀉心湯（心下痞　復悪寒）

総論　Ⅵ 『原本』と『伝本』を比較するとなにがわかるか

149	半夏瀉心湯（此爲痞）	156	五苓散（與瀉心湯　痞不解）
149	半夏瀉心湯（此爲痞）	149	大陷胸湯（満而鞕痛）
157	生姜瀉心湯	161	旋覆花代赭石湯
	（心下痞鞕　乾噫食臭）		（心下痞鞕　噫氣不除）
157	生姜瀉心湯（乾噫食臭　下利）	165	大柴胡湯（嘔吐而下利）
158	甘草瀉心湯（下利　日數十行）	159	赤石脂禹餘糧湯（利不止）

6・6　小柴胡湯証に「経水適断」(熱入血室)の追加

144　婦人 (中風　七八日) 續得寒熱　発作有時　経水適断者

　これは、小柴胡湯の新たな活用を発見した後人による書き込みである。(熱入血室)は、経水適断の病因に対する註釈だが適切ではない。ただ、慣例として使用されている。

6・7　註釈の小柴胡湯証・嘔との比較および吐の追加

230	小柴胡湯（脇下鞕満　不大便而嘔）	243	呉茱萸湯（食穀欲嘔）
243	呉茱萸湯（食穀欲嘔）	359	乾姜黄芩黄連人参湯（食入口即吐）

7　書き加えられた薬方の冒頭にある文言は信用できない

　先に述べたように、書き加えられた薬方の冒頭にある文言にはその根拠がなく、削除した方がすっきりとする。『傷寒論』には宋　林　億校正　とあるので、校正の際に冒頭に書き加えられた可能性が高い。

（例）67 (傷寒　若吐　若下後　心下逆満　氣上衝胸) 起則頭眩　脈沈緊身爲振
　　　　振揺者　茯苓桂枝白朮甘草湯主之。

134

この文章は、82 太陽病　発汗　汗出不解　〜　頭眩　身瞤動　振振欲擗地者　眞武湯主之と比較する目的で書き込まれた。そこに、何の関係もない（傷寒　若吐　若下後　心下逆満　氣上衝胸）が冒頭につけられた。そのため、『傷寒論』の中に、該当する条文は見当たらない。校正者が自分の見解を付け加えたのだろう。

（例）107（傷寒八九日　下之）　〜　柴胡加竜骨牡蛎湯主之。
　　　146（傷寒六七日）　〜　柴胡桂枝湯主之。
　　　147（傷寒五六日　已発汗而復下之）　〜　柴胡桂枝乾姜湯主之。

107 柴胡加竜骨牡蛎湯は 13-96 小柴胡湯証の「胸脇苦満　心煩」と比較のために書き加えられた。ところが、関係ない "傷寒八九日　下之" が冒頭に付けられて 107 条に置かれている。
146 柴胡桂枝湯も、13-96 小柴胡湯証の「傷寒五六日　往来寒熱　胸脇苦満　喜嘔」と比較する目的で「発熱　微悪寒　微嘔　心下支結」と書き込まれた文章に、"傷寒六七日" と付けられた。
147 柴胡桂枝乾姜湯は、同じく小柴胡湯証の「胸脇苦満　喜嘔」との比較のために、「胸脇満微結　渇而不嘔」と書き込まれただけである。それにもかかわらず、冒頭に "傷寒五六日　已発汗而復下之" を付けられた。

このように、107 条、146 条、147 条の冒頭の文言は、13-96 条の「傷寒五六日」を参考にして、日数を付けているだけである。また、147 条の（已発汗而復下之）に該当する条文はどこにもない。そもそも、13-96 小柴胡湯証を発汗して、さらに瀉下することは有り得ない。

（例）350（傷寒）脈滑而厥者（裏有熱）白虎湯主之。

この文章は、338（傷寒）脈微而厥　〜　烏梅丸主之　と比較する目的で書き込まれた。
そのため、冒頭に（傷寒）がある。少陰病篇では、すべての条文の冒頭は「少陰病」である。ところが、厥陰病篇では、冒頭に "傷寒" が多くなる（25/56）。「傷寒」はすでに述べたように、13-96 条と 14-99 条で完結しているので、

総論　VI『原本』と『伝本』を比較するとなにがわかるか

「傷寒」を冠した条文が厥陰病篇に登場することはない。明らかに、後世、付け加えられたので削除すべきである。

　したがって、書き込まれた薬方の冒頭の文言は、根拠が明白なものを除いて無視した方がよい。

8　『伝本』では条文の記載順序が乱れている

『傷寒論』には、晉　王叔和撰次　と記載されている。バラバラになった『傷寒論』を再編集したときに王叔和が順序を間違えたのだろうか。それとも、そのままの状態でまとめたのだろうか。

『傷寒論』のストーリー性に着目すると多くの箇所で条文の配列が混乱している。

　（例1）

　4・1で述べたように、1-1　太陽之爲病　脈浮　頭項強痛而悪寒（太陽病の病的感覚反応）に桂枝湯を服用すると28桂枝去桂加茯苓白朮湯証になる。したがって、28条は1-1条の次に2条として位置しなければならない。

　同様に、28条の次が3（21）桂枝去芍薬湯であり、その次が4（43）桂枝加厚朴杏仁湯になる。すなわち、まだ発熱していない太陽病の病的感覚反応に桂枝湯を服用してもあるいは瀉下しても誤治ではなく、桂枝湯の去加方が対応する。これは、原作者たちかあるいは彼らに近い人たちによる書き込みと考えられる。

　（例2）

　また、壊病についても条文の順序が間違っている。壊病は太陽病を麻黄湯で発汗したときに発生する確率が高い。そのため、16壊病は9-35麻黄湯、36桂枝加附子湯の次に位置するのが自然である。

　以下、次のようになる。

8 『伝本』では条文の記載順序が乱れている

9-35　太陽病　頭痛　発熱　身疼　腰痛　骨節疼痛　悪風　無汗而喘者
　　　麻黄湯主之。

36（20）太陽病　発汗　遂漏不止　其人悪風　小便難　四肢微急　難以
　　　屈伸者　桂枝附子湯主之。

37（16）太陽病　三日　已発汗　仍不解者　此爲壊病。

38（82）太陽病　発汗　汗出不解　其人仍発熱　〜　眞武湯主之。
　　　36条（20）は、桂枝加附子湯証の「四肢微急　難以屈伸」を麻黄
　　湯証の「骨節疼痛」と比較するために書き加えられた文章である。そ
　　の前提として、太陽病　発汗　遂漏不止　其人悪風　小便難がある。
　　これは麻黄湯の服用で発汗　遂漏不止になることを示している。太陽
　　病から少陰病への変化であるが、発熱がないので壊病ではない。
　　　一方、麻黄湯で「発汗　汗出不解　其人仍発熱」になることもある。
　　あるいは、「発汗　不解　蒸蒸発熱」する者もいる。そこで、「仍発熱」
　　と「蒸蒸発熱」という「発熱」を有する真武湯証と調胃承気湯証は太
　　陽病が壊れたために発生したと考え、これを「壊病」と定義した。そ
　　こで、その定義を（20条）の次に37条として置いた。（20条）が壊
　　病のヒントになったためである。
　　　そして、37 此爲壊病以下、順に38（82）真武湯と40（248）調胃
　　承気湯が続く。

39（68）発汗　病不解　反悪寒者　芍薬甘草附子湯主之。
　　　真武湯証とは異なり、其人仍発熱がなく、悪寒する者。

40（248）太陽病　三日　発汗　不解　蒸蒸発熱者（属胃也）調胃承氣湯
　　　主之。
　　　（82）真武湯証の陰熱ではなく、陽明病の熱で、蒸蒸発熱者。

41（106）太陽病　不解（熱結膀胱）其人如狂（血自下　下者愈）（其外不解者
　　　尚未可攻　當先其外　外解已）但少腹急結者（乃可攻之）（宜）桃核
　　　承氣湯主之。
　　　（248）蒸蒸発熱がない者で、気が狂ったようになり、ただ、少腹が
　　急結する者には桃核承気湯が主治する。

42（69）発汗若下之　病仍不解　煩躁者　茯苓四逆湯主之。
　　　真武湯で陰熱を発汗しても、もしくは調胃承気湯で蒸蒸発熱を瀉下

137

総論　VI『原本』と『伝本』を比較するとなにがわかるか

　　　しても、病が依然として解さず、煩躁する者を茯苓四逆湯が主治する。

　なお、壊病については p.66、p.67、p.128、p.176 を参照。
　このように、本来ならば連続しているべき条文が散らばっている。した
がって、『伝本』をそのまま読んでも理解できないのは当然である。

9 『伝本』には『原本』にはない用語や概念が混在している

『原本』の条文は極めてシンプルで、その中に陰陽、虚実、内外、上焦・
中焦・下焦、あるいは膀胱・少腹、榮氣・衛氣、結胸などの用語を含ま
ない。また、温病のような概念はない。
　ところが、テキスト至上主義ではこれらを含めて解釈しようとするの
で、当然、混乱が生じる。

陰陽について

　　3-3　　太陽病　或已発熱　或未発熱（中略）脈陰陽俱緊者　名爲傷寒。

　　4-12　太陽中風　陽浮而陰弱　陽浮者　熱自発　陰弱者　汗自出（中略）
　　　　　鼻鳴　乾嘔者　桂枝湯主之。

　　8-23　太陽病　得之八九日　如瘧状発熱悪寒　熱多寒少（中略）脈微而
　　　　　悪寒者　此陰陽俱虚　不可更発汗（中略）宜桂枝麻黄各半湯。

　　58　　凡病　若発汗　若吐　若下　若亡血　亡津液　陰陽自和者　必自
　　　　　愈。

　3-3 条の陽は或已発熱を陰は或未発熱を意味しているが、「俱緊者」とある
のだから不要であり、余計な註釈である。
　4-12 条の陽と陰は、脈浮弱の註釈である。陽の脈が浮の者は、熱が自然
に出る。また、陰の脈が弱い者は汗が自然に出るという。脈に陰陽があると
の自説を書き入れたのだろう。『原本』には関係ない。
　8-23 条の陰陽は意味がよくわからない。桂枝麻黄各半湯を服用して、陰

138

陽がどちらも虚したということから、陰陽の“熱”が虚したという内容だろうか。4-12条の脈についての陰陽ではなく、熱にも陰陽があるという註釈である。

58条は、『原本』の陰陽の逆読みである。つまり、原作者たちは、モデル化のために原理によって、急性熱性病を陽と陰に分類した。それに従えば、発汗、吐、瀉下によって、血や津液を失っても、陰陽が自然に調和する者は必ず自然と病が治癒するという。要するに、病は陰陽が分離して生ずるので、それらが自然と和して元の状態に戻れば病も自然に治るという理屈を述べている。

『原本』では、陽陰は急性熱性病を原理の二項対立概念により分類・対比するために使用され、一種の記号に過ぎない。ところが、上記の例のように様々な場面で使用され、間違った情報を与えている。このように、陰陽が本来の役割を離れて使用されているので注意しなければならない。

虚実について

8-23 　太陽病　得之八九日　如瘧状発熱悪寒　熱多寒少 (中略) 脈微而悪寒者　此陰陽倶*虚*　不可更発汗 (中略) 宜桂枝麻黄各半湯。

60 　　下之後　復発汗　必振寒　脈微細　所以然者　以内外倶*虚*故也。

68 　　発汗　病不解　反悪寒者　*虚*故也　芍薬甘草附子湯主之。

70 　　発汗後　悪寒者　*虚*故也。不悪寒　但熱者　*實*也。當和胃氣與調胃承氣湯。

15-180 　陽明之爲病　胃家實也。

8-23条の陰陽倶虚には、恐らく“熱”が省略されている。陰陽の熱が虚（からっぽ）になる意味である。

60条は下之後にまた発汗すると必ず盛んに寒がり、脈が微細なる状態を内外がともに虚したためだという。この虚は内外の熱が減少したことを意味するのだろう。

68条は反悪寒者の虚の原因を述べていることから熱が虚になった内容である。

70条は68条と同様に、熱が虚になる者を虚、熱がある者を実としている。

総論　Ⅵ 『原本』と『伝本』を比較するとなにがわかるか

15-180 条は " 熱 " が省略されている。胃家熱實也である。これは、註釈
でなく、『原本』の条文である。註釈者たちはこれを真似て虚実を書き入れた
のだろうか。

　したがって、虚実は主として、" 熱 " の増減の意味で使用されているとい
える。
　虚は " からっぽ " で、実は " いっぱい " の意味である。
『原本』から明らかなように、原作者たちは虚実という概念を採用しなかっ
た。その理由は、虚実が相対概念だったためにモデル化の対象ではなかった
からである。事実、『伝本』にみられる虚実は後人による註釈である。
　また、二項対立概念は陽陰、表裏、寒熱の三つに集約されている。ここに
虚実が入る余地はない。
　しかし、漢方医学の分野では、虚実を主として「薬方運用の目安」として
便宜的に活用しているが、その虚実は『傷寒論』由来でないことに留意すべ
きである。

内外について

　　42　（太陽病）外證未解　脈浮弱者　當以汗解　宜桂枝湯。
　　60　下之後　復発汗　必振寒　脈微細　所以然者　以内外倶虚故也。
　　104　傷寒十三日不解　胸脇満而嘔（中略）先宜服小柴胡湯以解外　後以
　　　　　柴胡加芒消湯主之。
　　105　傷寒十三日　過經　讝語者　以有熱也。（中略）今反和者　此爲内實
　　　　　也　調胃承氣湯主之。
　　106　太陽病不解　熱結膀胱　其人如狂　血自下　下者愈。其外不解者
　　　　　尚未可攻　當先解外　外解已　但少腹急結者　乃可攻之　宜桃核
　　　　　承氣湯。

　42条は48 二陽併病（中略）若太陽病證不罷者　不可下　下之爲逆　如此可
小発汗　への書き込みである。すなわち、太陽病證不罷者を外證未解として、
如此可小発汗を具体的に宜桂枝湯と記載した。この際の内証は（因転属）の
陽明病である。冒頭の（太陽病）は後からつけられたのだが間違いである。
そもそも、二陽併病自体、理屈に過ぎず、臨床的価値はない。

140

9　『伝本』には『原本』にはない用語や概念が混在している

　60条の内外は表裏を言い換えただけである。すなわち、内は裏で、外は表である。表裏ではなく、"内外"を使用する後人がいたのだろう。

　104条は胸脇満而嘔と日晡所発潮熱が併存する状況を設定し、前者を外とし、後者を内としている。目的は、先外後内として治病の順序を示すためである。しかし、現実に、それらの併存があるのだろうか。疑問のある条文である。

　105条の此爲内實也は今反和者の註釈で、104条とは異なり、内だけの状態を述べている。104条、105条は、内外に執着した同一人物の書き込みだろう。

　106条の最初の文章は、太陽病不解　其人如狂　但少腹急結者　宜桃核承氣湯　であった。そこに、次々と註釈が加えられた。其外不解者とは太陽病不解による熱が膀胱に結びついている状況の表現である。ここでは、先外後内の治病法を示すために外を使用している。なお、内の但少腹急結者を重視した註釈のためか、先外の薬方は記載されていない。

　内外は表裏を裏からみて表現した用語である。その結果、裏は内で表は外となる。しかし、原作者たちはヒトの身体を表から内部に分類して二項対立概念の「表裏」とした。したがって、裏から表をみるという考え方はしなかった。

　104条から106条の条文に内外が集中していることから、"内外"を好む後人が書き加えたと考えられる。

上焦・中焦・下焦について

124　太陽病　六七日　表證仍在　脈微而沈　反不結胸　其人発狂者
　　　以熱在下焦　少腹當鞕満（以下略）。

159　傷寒　服湯薬　下利不止（中略）心下痞鞕　醫以理中與之　利益甚
　　　理中者　理中焦　此利在下焦　赤石脂禹餘糧湯主之。

230　（陽明病　脇下鞕満　不大便而嘔　舌上白胎者　可與小柴胡湯。）
　　　上焦得通　津液得下　胃氣因和　身濈然汗出解。

243　食穀欲嘔（屬陽明也）呉茱萸湯主之。得湯反劇者　屬上焦也。

　124条は少腹のある部位を下焦と表現して、そこに熱があるために少腹がまさに鞕満するという註釈である。下焦は少腹と同じく下腹を指すが、少腹

141

総論　Ⅵ『原本』と『伝本』を比較するとなにがわかるか

よりも範囲を広く感じる。

　159条は下利不止　心下痞鞕に医師が理中丸を与えたら下利が益々ひどくなった。理中丸は中焦を治療するのだが、この下利は（患部が）下焦にあるからだという。理中丸は人参湯を丸剤にしたものである。患部を上焦・中焦・下焦と分類した後人が命名したのだろう。ここでは、心下痞鞕を伴う下利に中焦と下焦の違いのあることを強調するために使用している。

　230条の上焦得通　以下の文章は、213・214陽明病　其人多汗にある「胃中燥」の註釈である。すなわち、陽明病よりも上焦において通りが良くなれば津液が下れるので、胃気がそれによって和し、身に濈然と汗が出て“譫語”が解すという。間違って、213・214条から230条に置かれてしまった。胃気を和すの小柴胡湯ではなく、小承気湯であるというが、正確には、調胃承気湯（29胃氣不和譫語）である。参考にならない註釈である。

　234条の上焦は具体的には少陽病を意味する。

　このように、病のある部位を上焦・中焦・下焦で表す流派があった。しかし、『原本』には関係ない用語である。

少腹と膀胱について

　40　　傷寒　表不解　心下有水気 (中略) 或小便不利　少腹満

　106　太陽病不解　熱結膀胱〜　但少腹急結者〜。

　124　太陽病　六七日　表證仍在　其人発狂者　以熱在下焦〜少腹當鞕満

　125　太陽病　身黄　脈沈結　少腹鞕 (中略) 抵當湯主之。

　137　太陽病　重発汗而復下之　不大便五六日 (中略) 従心下至少腹　鞕満而痛　不可近者大陥胸湯主之。

　40条の小便不利　少腹満は小便の出が悪いので下腹に膨満感があるとの意味である。この文章は心下有水気に対する註釈である。

　106条の但少腹急結者は、熱はなくただ下腹が攣急し（血）が結滞していることを表している。熱結膀胱〜は、太陽病不解　其人如狂の註釈である。これは経絡説によるもので、『原本』とは何の関係もない。

　124条には、少腹と下焦の二つの用語がある。すでに述べたように、同じ

142

下腹でも、下焦は少腹よりも広い範囲を指している。しかし、本文では表證仍在といっているので、以熱在下焦は矛盾する。要するに、必要のない註釈である。

125 条の少腹は下腹の意味である。

137 条の従心下至少腹　鞭満而痛は心下から少腹に至って鞭満して痛むの意である。この少腹も下腹を指す。

以上のように、膀胱は経絡説由来であり、『原本』とは無関係である。少腹は他の『伝本』では小腹と記載されているが、下腹と同義語である。それなのに、下腹ではなく、なぜ、少（小）腹としたのだろう。『原本』では、病的感覚反応の部位を上から、頭項 → 胸脇 → 胃としている。その上で、陽明病では胃の病的身体反応を腹満とした。また、太陰病では腹満を病的感覚反応と病的身体反応の両方に使用している。

太陰病の腹満は実質的には下腹である。そのため、下腹とすると太陰病との関係が生じてしまうので下腹を避けて、陽明病や太陰病の腹を大として、少（小）腹としたのだろう。註釈者の配慮と考える。

温病について

6　太陽病　発熱而渇　不悪寒者　爲温病。若発汗已　身灼熱者　名風温。
（太陽病　発熱して渇し　悪寒せざる者は温病とする。もし、発汗し終わって身が灼熱する者は風温と命名する。）

6 条は、8-23 太陽病　得之 (八九日)　如瘧状　発熱悪寒　に対する註釈の"熱多寒少"と比較する目的で、その傍らに発熱而渇　不悪寒者　爲温病と書き込まれた文章である。

それが再編の時に、冒頭に太陽病をつけられて条文とされた。

さらに、温病を発汗して体が焼けつくように熱い者を風温と命名すると付け加えられた。したがって、6 条は『原本』とは無縁の文章である。

榮氣と衛氣について

53　病常自汗出者　此爲榮氣和。榮氣和者　外不諧　以衛氣不共榮氣諧和故爾。

（病　常に自汗が出る者は　これを栄気和すとなす。栄気和す者は外ととのわず。衛気栄気と共に和諧せざるをもっての故にしかり。）

95　太陽病　発熱　汗出者　此爲榮弱衛強　故使汗出　欲救邪風者　宜桂枝湯。
（太陽病　発熱し　汗出ずる者は　これ栄弱く衛強しとなす　故に汗をして出さしむ。邪風をして救わんと欲する者は桂枝湯によろし。）

　これらの文章は、5-13 太陽病　桂枝湯証の頭痛　発熱「汗出」悪風者の註釈で、原作者たちの意図が分からず、理屈を述べているだけである。

結胸について
128　問日　病有結胸　有藏結　其状何如。答日　按之痛　寸脈浮　關脈沈　名日結胸也。
（問いていわく　病に結胸あり　藏結あり　その状いかに。答えていわく　これを按ずると痛む　寸脈は浮　關脈は沈　名づけて結胸というなり。）

131　病発於陽　而反下之　熱入因作結胸。病発於陰　而反下之　因作痞也。所以成結胸者　以下之太早也。結胸者　項亦強　如柔痙状下之則和　宜大陥胸丸。
（病陽に発す　しかるにかえってこれを下し　熱入によって結胸をつくる。病陰に発す　しかるにかえってこれを下し　よって痞を生じる。結胸となるゆえんの者はこれを下すことはなはだ早きをもっての故なり。結胸の者は項またこわばり　柔痙状の如し　これを下せば則和す　大陥胸丸によろし。）

　『伝本』辨太陽病脈證幷治下において最初の128条から143条まで、結胸あるいは如結胸、如結胸状を含む文章が続く。その上、小結胸、結胸熱實、寒實結胸などがある。
　薬方は大陥胸丸、大陥胸湯、小陥胸湯、文蛤散、白散が記載されている。

　ところで、『原本』にはなかった「心下」が、『伝本』に増補された最初の文章は149 傷寒五六日　（嘔而発熱者）　柴胡湯證具　而以他薬下之　である。ここに記載されている　若心下満而鞭痛者　大陥胸湯主之　について "此爲結胸也" という間違った註釈が加えられた。そのため、「大陥胸湯証」が結胸で

144

あると誤解されるようになった。

『金匱要略』胸痺心痛短氣病脉證幷治には、胸脾　心中痞氣"氣結在胸"胸満　脇下逆槍心　枳實薤白桂枝湯主之　という文章がある。その中の氣結在胸（氣結ぼれて胸にあり）が"結胸"の語源と考えられる。すなわち、結胸は心中の気がつかえて生じ、胸痺の病因である。胸痺では主症状が"胸背痛"である。

　一方、大陷胸湯証では心下満而鞕痛あるいは135 心下痛　按之石鞕であり、「心下」にこだわっている。これらから、大陷胸湯証を結胸とする註釈は間違いであり、結胸は『伝本』とは関係ない用語といえる。因みに、大陷胸湯の病位は陽明病であり少陽病ではない。

　なお、138 小陷胸湯は、137 条の従心下至少腹鞕満而痛　不可近者　大陷胸湯主之　と比較の薬方である。そのため、証は　病正在心下　按之則痛　脉浮者　である。痛の程度によって、陷胸湯を大小としたのだろう。

　したがって、127 条〜143 条にある文章の中で、『伝本』の 149 若心下満而鞕痛（此爲結胸也）について書き込まれた条文は次の通りである。

135（傷寒六七日　結胸熱實　脉沈而緊）心下痛　按之石鞕者　大陷胸湯主之。

136（傷寒十餘日　熱結在裏）復往来寒熱者　與大柴胡湯。（但結胸　無大熱者此爲水結在胸也）但頭微汗出者　大陷胸湯主之。

137（太陽病　重発汗而復下之）不大便五六日　舌上燥而渇（日晡所小有潮熱）従心下至少腹鞕満而痛　不可近者　大陷胸湯主之。

138（小結胸）病正在心下　按之則痛　脉浮滑者　小陷胸湯主之。

　上記の四条を除外した 128 条〜141 条の文章は他の医学書からの転載と考えられ、142 条と 143 条はさらに鍼灸家が加えた文章である。このように、『伝本』には傷寒論と関係のない用語が混入しているので惑わされないようにすべきである。

145

総論　Ⅵ『原本』と『伝本』を比較するとなにがわかるか

10　『伝本』の条文には多くの間違った註釈がある

　註釈は役に立つものもあるが、8 でみた通り誤りがあり邪魔なものが
多い。

　16　太陽病三日　已発汗（若吐、若下　若温鍼）仍不解者　此爲壊病。桂枝不
　　　中與之也　観其脈證　知犯何逆　随證治之。桂枝本爲解肌　若其人脈浮緊
　　　発熱　汗不出者　不可與之也。常須識此　勿令誤也。

　太陽病の治病法は発汗である。（若吐、若下　若温鍼）は関係ない。
　桂枝不中與之也　観其脈證　知犯何逆　随證治之（桂枝を与えるべからざるなり
その脈証をみていずれを犯せるの逆なるかを知り、証にしたがいてこれを治す）は、太
陽病を発汗したが、解せざる者は壊病なので再度桂枝湯を与えてはならない。
その脈と証をみてどこで間違ったかを知り証に従ってこれを治せとの指示で
ある。
　その具体例を示したのが*桂枝本爲解肌　若其人脈浮緊　発熱汗不出者　不可
與之也。常須識此　勿令誤也*（桂枝湯の作用は発汗ではなく本来解肌である。もし、そ
の人の脈が浮緊で汗が出ない者には桂枝湯を与えるべきでない。常にこのことを意識して
誤ってはならない）である。
　しかし、これらふたつの註釈の趣旨は異なっている。
　桂枝不中與之也　は、太陽病をすでに発汗したにもかかわらず、解さずに「壊
病」になったのだから、再び、桂枝湯を与えてはいけない。その脈証をよく
みて証に従ってこの（壊病）を治せという内容である。
　一方、*桂枝本爲解肌*　は、桂枝湯を与えて「壊病」になった原因を述べて
いる。
　すなわち、桂枝湯は発熱　汗出　悪風者に与えるのだから、その作用は「発
汗」ではなく"解肌"であるという。その解肌の剤を無汗の麻黄湯証（若其
人脈浮緊　発熱汗不出者）に与えたから「壊病」になったと主張している。
　どちらの註釈も誤りである。
　16条では「壊病」よりも、むしろ、註釈の"*随證治之*"と"*桂枝本爲解肌*"
が注目されてしまった。特に、"*桂枝本爲解肌*"は、桂枝湯の発汗作用を否定

146

して、後世に大きな誤解を与えている。

11 呉茱萸湯、大柴胡湯、白虎加人参湯は原方ではないが、『伝本』では様々な場面に登場する

呉茱萸湯

呉茱萸湯の病位は、「嘔」の存在からみて少陽病である。ところが、下記のように陽明病篇、少陰病篇、厥陰病篇に記載されている。

> 陽明病篇　243 食穀欲嘔
> 少陰病篇　309 (吐利)　手足逆冷　煩躁欲死者
> 厥陰病篇　378 乾嘔　吐涎沫　頭痛者
> （金）嘔吐噦下利病脈證并治　嘔而胸満者　あるいは
> 　　　　乾嘔　吐涎沫　頭痛者

（薬方は p.262）

（金）は、『傷寒論』厥陰病篇 378 条からの転載である。ただし、煎じ方に違いがある。

このように、呉茱萸湯は『傷寒論』三つの病篇と『金匱要略』に登場する。その理由は、呉茱萸湯が原方でないからである。

陽明病篇 243 条の食穀欲嘔吐は 230 陽明病　脇下鞕満にある不大便而嘔と比較のために書き込まれた。それが離れた 243 条に置かれ、230 陽明病を参考にして "属陽明也" と間違った註釈が加えられた。

少陰病篇 309 条の呉茱萸湯は、少陰病篇 315 厥逆　無脈　乾嘔　煩者白通加猪胆汁湯　と比較するために書き込まれた。冒頭の (吐利) は後からつけられたので削除する。呉茱萸湯証に吐利はない。

厥陰病篇 378 条の乾嘔　吐涎沫は、29-377 嘔而脈弱の四逆湯証と比較のために書き込まれた。

以上から、呉茱萸湯証は、涎沫を吐く乾嘔があり、手足が冷たく、（猛烈な）頭痛のために煩躁して死を願望するほどであるとまとめられる。243 食穀欲吐は、乾嘔　吐涎沫の変化した症状である。

総論　Ⅵ『原本』と『伝本』を比較するとなにがわかるか

大柴胡湯

本方は、太陽病篇に記載され、『金匱要略』にもある。

太陽病篇　103 嘔不止　心下急　鬱鬱微煩者
太陽病篇　136 熱結在裏　復往来寒寒者
太陽病篇　165　嘔吐而下利者
（金）腹満寒疝宿食病脈證幷治　按之心下満痛者

（薬方は p.236）

103 条は、149 傷寒五六日にある柴胡湯仍在者　復與柴胡湯の傍らに嘔不止　心下急　鬱鬱微煩者ならば、大柴胡湯を与えよと書き込まれた文章である。ところが、(太陽病　過經十餘日　反二、三下之　後四五日) を冒頭に付けられ、独立した文章にされて 103 条に置かれた。この冒頭文に相当する条文は見当たらない。校正者がつけたのだろう。

165 条では、嘔吐而下利者とあり、『金匱要略』腹満寒疝宿食病脈幷治では、按之心下満痛者とある。また、103 条にも心下急とあることから、大柴胡湯の出自は新たに設定された「心下」の 149 条であることは確実である。そのために、大陥胸湯との鑑別が必要とされ、離れてはいるが、136 条に往来寒熱の有無による違いに言及した註釈がある。

165 条は、157 生姜瀉心湯証の乾噫食臭　下利者と比較するために、嘔吐而下利者には大柴胡湯が主治すると書き込まれた。冒頭の(傷寒発熱　汗出不解)は 157 傷寒　汗出解之後　があるために、後からつけられたが、どちらにも意味はない。

以上から、大柴胡湯証は、心下に急を伴う嘔ないしは下痢であるといえる。

白虎加人参湯

白虎加人参湯は、主として太陽病篇にある。『金匱要略』消渇小便利淋病脈幷治にもあるが、陽明篇 222 条の文章がそのまま転載されているので削除する。

11 呉茱萸湯、大柴胡湯、白虎加人参湯は原方ではないが、『伝本』では様々な場面に登場する

太陽病篇　　26　服桂枝湯　大汗出後　大煩渇不解　脈洪大者

太陽病篇　168　熱結在裏　大渇　舌上乾燥而煩　欲飲水數升者

太陽病篇　169　無大熱　口燥渇　心煩　背微悪寒者

太陽病篇　170　(傷寒　脈浮) 発熱　無汗　其表不解　不可與白虎湯　渇
　　　　　　　　　　欲飲水　無表證者

陽明病篇　222　若渇欲飲水　口乾舌燥者

(薬方は p.166)

　本方が呉茱萸湯や大柴胡湯と異なるのは、母体である白虎湯が原方である点である。このことは、原作者たちに近い人物が裏熱による口渇に注目して白虎湯に人参を加えたのだろう。裏熱は原方の五苓散では解決できない大煩渇や水を多量に飲みたいほどの大渇の病因だからである。

　26条は、3-12 太陽中風に桂枝湯を与えて、大量に汗が出た後の大煩渇を本方が主治すると書き込まれた。

　168条と169条は、136 (傷寒　十餘日) にある「熱結在裏」に関連して、往来寒熱の大柴胡湯が無大熱の大陥胸湯との比較のために書き込まれたのだが、再編時に誤って 168 条と 169 条に置かれてしまった。なお、この熱結在裏は 135 条の結胸熱實と比較するための文言で冒頭の (傷寒　十餘日) には何の意味もない。

136 「熱結在裏」復往来寒熱者　與大柴胡湯

　　168 「熱結在裏」大渇　舌上乾燥而煩　欲飲水数升者　白虎加人参
　　　　湯主之

136 　熱結在裏 「無大熱」者　大陥胸湯主之

　　169 「無大熱」口燥渇　心煩　背微悪寒者　白虎加人参湯主之

　170条は、其表不解 (者) に白虎湯を与えるべきでないという註釈に、渇欲飲水で無表証者には白虎加人参湯が主治すると書き加えた文章である。白虎加人参湯の渇欲飲水を強調したかったのだろう。

　222条は、219 陽明病 (三陽合病は誤り) 白虎湯証の「口不仁」に対して、若渇欲飲水　口乾舌燥者　白虎加人参湯主之　と書き加えられた文章である。

　このように、白虎加人参湯はモデル化された白虎湯に人参を加味して構成

総論　VI『原本』と『伝本』を比較するとなにがわかるか

された薬方なので、効能がわかりやすく、猛烈な口渇を治する能力がある。

　なお、これらの三方にはなぜか人参が関係している。人参は呉茱萸湯では、構成生薬であり、大柴胡湯では小柴胡湯の人参が枳実・芍薬に置換されている。また、白虎加人参湯では白虎湯に加味されている。したがって、人参をいろいろな薬方構成に試した後人が『原本』に書き入れた足跡かもしれない。

　これらから、白虎加人参湯証は、猛烈なのどの渇（大渇あるいは煩渇）と口の燥渇とまとめられる。

12　削除した辨霍乱病脈證幷治と辨陰陽易差後勞復病脈證幷治は関係ない薬方の寄せ集めである

12・1　辨霍亂病脈證幷治第十三における薬方

385　(悪寒) 脈微而復利 (利止　亡血也) 四逆加人参湯主之。
　　　　　本方は、**27-317** 通脈四逆湯証の「下利清穀　脈微欲絶」との比較するために書き込まれていた。

386　霍亂　頭痛　発熱　身疼痛　熱多欲飲水者　五苓散主之。寒多不用水者　理中丸主之。
　　　　　理中丸を **13-71** 五苓散と比較するために書き込まれた文章である。冒頭の霍乱とは、何の関係もない。

390　吐止下断　汗出而厥　四肢拘急不解　脈微欲絶者　通脈四逆加猪膽汁湯主之。
　　　　　本方も、**27-317** 通脈四逆湯証の「脈微欲絶」と比較しようとして書き込まれた。すなわち、激しい吐と下痢によって、体液が不足したために吐と下痢が自然に停止したことを強調している。そのために、四肢拘急不解となるので、症状が改善したわけではない。このような場合は、通脈四逆湯に猪胆汁を加えた薬方がよいとの忠告である。
　　　　　汗出而厥は、四肢拘急不解に対する別人の註釈である。

150

すでに述べたように、27-317 通脈四逆湯証の「脈微欲絶」と比較するために書き加えられていた四逆加人参湯と通脈四逆加猪膽汁湯が、同様に、そこに書き込まれていた「霍乱病」と一緒にされて、辨霍乱病脈證并治第十三とされた過ぎない。

さらに、霍乱病の定義も後から加えられもので、明確でなく、四逆加人参湯証、通脈四逆加猪胆汁湯証もはっきりしない。

12・2　辨陰陽易差後勞復病脈證并治第十四における薬方

第十四は、第十三とは異なり、別人が『金匱要略』から『伝本』の巻末に付け足したものだろう。

396（大病解後）喜唾　久不了了　胸上有寒　當以丸薬温之　宜理中丸。
　　　　この文章は、386条の"寒多不用水者"についての書き込みである。それに（大病解後）を冒頭につけられて396条に置かれた。

397（傷寒解後　虚羸　少氣）氣逆欲吐　竹葉石膏湯主之。
　　　　竹葉石膏湯は、『金匱要略』肺痿肺癰咳嗽上氣病脈證并治にある「麦門冬湯」の"大棗"を"竹葉・石膏"に入れ替えた薬方である。

　　　　麦門冬湯証は、＜大逆上氣　咽喉不利　止逆下氣者＞。

　　　　これらを参考にすると、竹葉石膏湯は、"少気"を麦門冬湯証の大逆"上気"と比較するために書き込まれた薬方といえる。そのため、本方は『金匱要略』の薬方であり、『傷寒論』には縁もゆかりもない。

　　　　ところが、ある後人が『伝本』378呉茱萸湯証の"乾嘔吐涎沫"と"気逆欲吐"を比較しようとして、『金匱要略』から378条の傍らに転載した。

　　　　さらに、差後勞復病を『伝本』に付け加えた後人が、（傷寒解後　虚羸）を冒頭につけてそこへ転載した。

　　　　このように、竹葉石膏湯は、『金匱要略』から『伝本』へ、そして、差後勞復病へと三度転載された薬方である。

各　論

各論

傷寒論　巻第一
辨太陽病脈證幷治　上

原文 1-1　太陽之爲病　脈浮　頭項強痛　而悪寒。
原文 2-2　太陽病　発熱　汗出　悪風　脈緩者　名爲中風。
原文 3-3　太陽病　或已発熱　或未発熱　必悪寒　體痛　嘔逆　脈
　　　　　（陰陽）倶緊者　名爲（曰）傷寒。

辨太陽病脈證幷治

[読み方]　太陽病の脈證幷治を辨ずる。
[内　容]　太陽病の脈と証ならびに治を識別する。
[解　説]　一読で、内容を理解でき、特に、問題のないように感じる。
　　　　　ところが、意外にも、これが、『原本』(傷寒論)の総論である。
　　　　　すなわち、基盤（○○病　脈證幷治）を最初に記載して、総
　　　　　論であることを強調している。したがって、これは、基盤を
　　　　　太陽病に適用した文章である。
　　　　　　基盤は、病と病人それに治をモデル化・規格化したもので、
　　　　　そこには、すでに述べたように、原作者たちの発想や思考法、
　　　　　手法が凝縮している。
　　　　　　しかしながら、これが「総論」であるとは、これまで誰に

154

傷寒論　巻第一　辨太陽病脈證幷治　上

　　　　　も気づかれずにいた。そのことが、『傷寒論』の理解を妨げ
　　　　　てきたのではなかろうか。

［読み方］　**1-1**　太陽の病たる　脈浮に頭項強痛して悪寒す。
　　　　　2-2　太陽病　発熱し　汗出で　悪風し　脈緩なる者を　名づけ
　　　　　て中風と爲す。
　　　　　3-3　太陽病　或はすでに発熱し　或は未だ発熱せず　必ず悪寒
　　　　　し　體痛し　嘔逆し　脈(陰陽)俱に緊の者を名づけて傷
　　　　　寒と爲す(日)。

［内　容］　1-1条、2-2条、3-3条をひとまとめにしたのは、「爲」の字があ
　　　　　るからである。
　　　　　1-1条は、太陽病の病的感覚反応を述べている。読み方では"病
　　　　　たる"と読んでいるが、内容は脈浮　頭項強痛　而悪寒　を太陽
　　　　　病の病的感覚反応に決定するという宣言である。
　　　　　同様に、2-2条と3-3条も「○○の者を名づけて中風あるいは傷
　　　　　寒と決定する」という宣言である。

［解　説］　宣言と大げさに表現した理由は、三陽病・三陰病の病的感覚反応
　　　　　を除けば、「爲」が中風と傷寒の条文にしか使われていないからで
　　　　　あり、重要な内容を含むからである。(但し、伝本によっては、
　　　　　3-3条の名爲傷寒が名曰傷寒となっているものもある)
　　　　　条文の構成は、基盤を変換した**書式**に則っている。

　　　　　1-1太陽病は、以下三点を強調している。

　　　ⅰ モデル化と分類　急性熱性病の初発の症状から悪寒、頭痛、項
　　　　　　　　・集約　のこわばりを選択した。その上で、病が表に
　　　　　　　　　　　　あるのを確認するために脈浮を加え、太陽病
　　　　　　　　　　　　の病的感覚反応とした。
　　　　　　　　　　　　　これは急性熱性病の発病をモデル化して、
　　　　　　　　　　　　症状の三点集約を読者に知らせるためであ
　　　　　　　　　　　　る。
　　　ⅱ 加工　　　　　先に述べたように、脈浮　頭項強痛　而悪寒

155

各論

の語順は事実ではない。実際は、悪寒が最初で脈浮が最後である。このように加工した目的は、脈が病的感覚反応を確定し、病的感覚反応と病的身体反応とを結ぶ役割を持たせるためである。同時に、病的「感覚」反応の「悪寒」が、病的「身体」反応の「発熱」に変化することを明らかにするためでもある。

ⅲ 太陽病の構成

冒頭には、太陽病の病的感覚反応が配置されているが、その中の「頭項強痛」は「頭痛」と「項強」を編集して**入れ子構造**としている。これは太陽病全体の構成を示す目的がある。

図 10

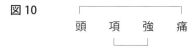

図 10 を薬方で示すと次のようになる。

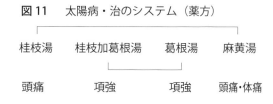

図 11　太陽病・治のシステム（薬方）

図 11 は、**図 10** の太陽病の病的感覚反応に基づく、太陽病の治（薬方）を示している。実際、条文はこのような順序で記載されている。すなわち、頭 → 項（うなじ）に、汗出 → 無汗をかぶせている。その上で、汗出と無汗の状態を「脈」で表現している。

156

2-2条の名爲中風は太陽病の病的感覚反応の「悪寒」から「発熱」に進行して、「汗出　悪風」、「脈緩」となったものである。ここでのキーワードは「汗出　悪風」と「脈緩」である。「汗出　悪風」は、発熱に対して、自己治病力による「発汗」があることを表している。しかし、その力が不安定なために治病できずに"悪風"がする。発熱すれば脈は速くなるのだが、この場合は自己治病力による発汗作用が不安定なので、汗が出たり止まったりするために発熱が一定でなく脈は緩（ゆっくり）である。

3-3条の名爲傷寒は、発熱の有無にかかわらず、必ず悪寒がして「脈緊」である。脈緊は汗出　悪風ではなく、無汗　悪寒を表現している。すなわち、「脈」によって汗の状態を示し、自己治病力による発汗作用がないことを示している。(陰陽)は後人による註釈である。陰は未発熱、陽は已発熱の意味で、脈に註釈を加えたに過ぎない。「俱」の字があるので余計なことであり、読者を惑わせる註釈なので削除する。

このように、汗の有無を重視した理由は、発病時には必ず自己治病力が発動すると考えたからである。自己治病力の発汗作用は、病力との相対的な関係と病態（傷寒）による。自己治病力が病力よりも大きければ発汗できるので、汗の有無がその指標になる。それを「対比」することにより太陽病を構成した。(図12)

図12　太陽病の構成（汗出と無汗の対比）

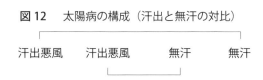

1-1条、2-2条、3-3条で原作者たちが強調したかったのは、以下の三点である。
　i 　太陽病の病的感覚反応
　ii 　それと対比の関係にある病的身体反応における病人の自己治病力によ

る発汗作用と汗の有無
ⅲ　それに伴う脈の状態
　発汗の有無を脈によって、まず、中風（脈緩）と傷寒（脈緊）という二つの病態像を示そうとした。

中風　　太陽病の悪寒 → 発熱　自己治病力による発汗 ＝ 汗出　悪風「脈緩」者
　　　　　但し、脈緩が示すように、汗出は有と無が交互にあり、一定でない。つまり、自己治病力が不安定である。
　　　　　また、悪寒、悪風、悪寒、悪風のように、悪風は悪寒の中間に位置するので、**中風**と命名された。したがって、この中風は、『金匱要略』中風歴節病脈證幷治の中風とは、何の関係もない。

傷寒　　自己治病力による発汗なし

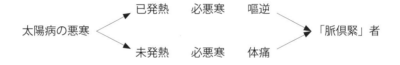

　傷寒では、自己治病力が発汗できない。その証拠が「必悪寒」と「脈緊」である。太陽病は、悪寒→発熱であり、この「発熱」に自己治病力が作用する。しかし、傷寒では発熱と悪寒が併存する場合と発熱がなく悪寒だけの場合があり、そのいずれにも自己治病力による発汗が不可能である。そのため、無汗であり、脈は緊である。
　なお、3-3条の条文も、太陽病と同様に、必悪寒を中心として入れ子構造になっている。そのため、已発熱　必悪寒　嘔逆　は、13-96条の往来寒熱　喜嘔　の布石である。嘔逆には、嘔を迎えるとの意味もあるが、ここでは、体痛と対比するために、嘔逆として嘔を強調していると解釈する。
　さらに、体痛は太陽病においては、悪寒 → 発熱 → 無汗・体痛だが、傷寒では、未発熱　必悪寒 → 体痛である。これは、太陽病の薬方が傷寒に対応できないことを強調している。
　このように、自己治病力による発汗は中風では無 ⇔ 有 (±) であり、傷寒

では無（−）である。また、太陽病では、**図12**で、汗出悪風（＋）→ 無汗（−）と一方通行であることを示している。

　したがって、原作者たちの意図は、急性熱性病の初発における病態を自己治病力による発汗の状態で三つに分類したことにある。それは、取りも直さず、「自己治病力による発汗」をシステムの出発点としたことを読者に知らせるためでもある。

　自己治病力による発汗に関与がない傷寒だが、太陽病や中風と同様に、システムの出発点に配置して『原本』の一員としている。その上で、**13-96**傷寒五六日と**14-99**傷寒四五日でシステムに関わりのあることを記載して太陽病と少陽病に外付けした。

　傷寒論の解説書には、中風は良性で、傷寒は悪性であるとか、あるいは中風は軽症で傷寒は重症であるとの記述がある。しかし、これらは間違いである。原作者たちは病態像を示すために中風と傷寒と命名したのであり、病の性質を述べたのではない。そのため、前述したように、「爲」と宣言（強調）しているのである。

―補完―

　28 桂枝去桂加茯苓白朮湯、21 桂枝去芍薬湯、43 桂枝加厚朴杏仁湯の三方について、太陽病の病的感覚反応に桂枝湯を服用した場合、どのように変化するかを示したのが28条である。

　また、太陽病の病的感覚反応を「瀉下」するとどのようになるかを記載したのが、21条と43条である。

i 　太陽病の病的感覚反応「脈浮　頭項強痛而悪寒」に桂枝湯を服用した時の変化

28 　服桂枝湯 （或下之） 仍頭項強痛 （翕翕） 発熱　無汗　心下満　微痛　小
　　便不利者　桂枝去桂加茯苓白朮湯主之。

桂枝去桂加茯苓白朮湯方　芍薬 3両　生姜 3両　大棗 12枚　甘草 2両　茯苓 3両
　　　　　　　　　　　　白朮 3両

各論

6味　以水8升　煮取3升　去滓　温服1升。
（小便利即愈）

■ **機能的構造式**

病位　表裏間の陽（少陽病）/ 病理〈気・血・**水**〉（治）頭項強痛　発熱
　　　　　　　　　　　　　　　　　　　　　　　　　　無汗　小便不利者

	表	表裏間	裏
㊛		茯苓³・白朮³・甘草²・生姜³・大棗¹²	
㊜			芍薬³

（治）自己治病力　　　　利水＝［茯苓³・白朮³］
　　　薬理と構成生薬　　気＝甘草
　　　　　　　　　　　　血＝芍薬
　　　　　　　　　　　　水＝茯苓・白朮、生姜・大棗

　桂枝湯から桂枝を去り、茯苓・白朮を加えている。目的は心下に溜まっている水を利水作用で排出するためである。註釈の（小便利即愈）は正しい。

[読み方]　桂枝湯を服し　仍頭項強痛し　発熱し　無汗　心下が満ちて微痛し　小便が不利の者は桂枝去桂加茯苓白朮湯これをつかさどる。

[内　容]　「脈浮　頭項強痛　而悪寒」する者が桂枝湯を服用すると、頭項強痛が依然として継続し、悪寒が発熱に変化し、無汗で心下が水分でいっぱいになって少しく痛み、小便の出が悪くなる。

[解　説]　23条は、太陽病の病的感覚反応ではまだ「発熱」がないために、自己治病力による発汗作用が開始されていないことを強調した条文である。そのため、この段階で桂枝湯を服用しても発汗せず（無汗）、逆に、頭項強痛はそのままで発熱する。本来ならば、汗として出るべき水分が心下（みぞおち）にいっぱいとなって、少しく痛み、小便の出が悪くなる。

傷寒論　巻第一　辨太陽病脉證幷治　上

なお、(或下之) は、必要ないので削除する。また、発熱の前にある (翕翕) は、後人が付けた註釈で間違いである。翕翕発熱は**4-12**太陽中風の発熱を述べたもので、太陽病の発熱には関係ない。この場合は、21条、43条とは異なり、桂枝湯から主役の桂枝を去り、［茯苓・白朮］を加味する。本方の病位は少陽病である。

ii　太陽病の病的感覚反応の「脈浮　頭項強痛　而悪寒」に「便秘がある」場合

21　太陽病　下之後　脈促　胸満者　桂枝去芍薬湯主之。

桂枝去芍薬湯方　桂枝 ³両　甘草 ²両　生姜 ³両　大棗 ¹²枚
　　　　　　　　　4味　以水7升　煮取3升　去滓　温服1升。

■ **機能的構造式**

病位　表裏間の陽（少陽病）/　病理〈**気**・—・**水**〉（治）脈促　胸満者		
表	表裏間	裏
㊶　桂枝 ³	甘草 ²・大棗 ¹²・生姜 ³	
㊜		

（治）自己治病力　　　中和（気・水）＝［桂枝 ³・甘草 ²］：［大棗 ¹²・生姜 ³］
　　　薬理と構成生薬　　気＝桂枝・甘草
　　　　　　　　　　　　血＝—
　　　　　　　　　　　　水＝大棗・生姜

［読み方］　太陽病　之を下して後　脈促　胸満の者は桂枝去芍薬湯これをつかさどる。
［内　容］　太陽病の病的感覚反応に便秘がある場合、これを瀉下して便秘が解消すると脈がせわしくなり、胸に違和感がある者は桂枝去芍薬湯が主治する。

各論

[解　説]　桂枝湯方内において、去ることが出来るのは〈桂枝〉と〈芍薬〉
　　　　　である。ここでは、脈促・胸満に対応するため去〈芍薬〉として
　　　　　いる。
　　　　　桂枝湯から芍薬を去り、生薬を表と表裏間に集中して「胸満」に
　　　　　対応する。

ⅲ　太陽病の病的感覚反応の「脈浮　頭項強痛　而悪寒」に「便秘がない」
　　場合

43　太陽病　下之　微喘者 (表未解故也) 桂枝加厚朴杏仁湯主之。

桂枝加厚朴杏仁湯方　桂枝 3両　芍薬 3両　甘草 2両　生姜 3両　大棗 12枚
　　　　　　　　　　厚朴 2両　杏仁 50個
　　　　　　　　　　7味　以水7升　微火煮取3升　去滓　温服1升。
　　　　　　　　　　（覆取微似汗）

■ 機能的構造式

病位　表の陽（太陽病）/ 病理〈**気・血・水**〉（治）微喘者

表	表裏間	裏
㊜ 桂枝 3	甘草 2・大棗 12・生姜 3・厚朴 2・杏仁 50	
㊟		芍薬 3

（治）自己治病力　　　　発汗＋駆水 ＝ ［桂枝 3］：［杏仁 50］
　　　薬理と構成生薬　　**気** ＝ 桂枝・甘草、厚朴
　　　　　　　　　　　　血 ＝ 芍薬
　　　　　　　　　　　　水 ＝ 大棗・生姜、杏仁

　薬方名通り、桂枝湯に厚朴2両と杏仁50個を加えている。それらは、表
裏の間の陽に位置して微喘に対応する。

傷寒論　巻第一　辨太陽病脈證幷治　上

[読み方]　太陽病　之を下し　微喘する者は桂枝加厚朴杏仁湯これをつかさどる。

[内　容]　太陽病の病的感覚反応を瀉下したところ、少しくあえぐ者は桂枝加厚朴杏仁湯が主治する。

[解　説]　ⅱとⅲは便秘の有無にかかわらず、太陽病の病的感覚反応を下しても誤治ではないことを強調した条文である。そして、下後の症状には、いずれも、桂枝湯の去加法で対応できることを示している。

　これら二つの条文は、21-279 本太陽病　醫反下之　因爾腹満時痛者　桂枝加芍薬湯主之の布石である。本太陽病とは、桂枝湯証を指す。そのため、太陽病・桂枝湯証を下すことは"醫反下之"で誤治となる。その違いを明らかにしている。

　治療法は、病人の自己治病力と密接な関係にある。瀉下は自己治病力による発汗を妨害する。なぜならば、瀉下は太陽病と対比の関係にある陽明病の治療法だからである。

　その結果、「頭痛　発熱　汗出　悪風者」が「因爾腹満時痛者」に変化する。『原本』はこれを利用して太陰病の病的身体反応（桂枝加芍薬湯証）とした。

　したがって、21 条と 43 条は後人による書き込みではなく、原作者たちによるものと考えられる。そこには、次のような意図が込められている。

- 「脈浮　頭項強痛　而悪寒」は、太陽病の病的感覚反応である
- それには、まだ「発熱」がないので、自己治病力による発汗作用もない
- 病的感覚反応の「悪寒」から病的身体反応の「発熱」に進行すると自己治病力による発汗作用が発動する
- 悪寒→発熱の「発熱」に対して、瀉下をすると「誤治」になる
- 故に、1-1 条に対して書き込まれた 21 条と 43 条は、太陽病の病的感覚反応と病的身体反応の違い、自己治病力による発汗と誤治の関係について述べた条文である。
　同時に、21-279 条にある「醫反下之」との相違を説明しようとした。

なお、34 太陽病　桂枝證　醫反下之　利遂不止　脈促者　表未解也。喘而

各論

汗出者　葛根黄芩黄連湯主之　という条文がある。冒頭の太陽病　桂枝證
醫反下之は、21-279 本太陽病　醫反下之　と紛らわしい。34 条の"醫反下
之"は、33 太陽與陽明合病　不下利　但嘔者　葛根加半夏湯主之についての
書き込みである。瀉下していけない但嘔を"間違って瀉下した"ら、利遂不
止　喘而汗出者となったので葛根黄芩黄連湯が主治するという内容である。
この喘而汗出者についての註釈が（太陽病　桂枝證　脈促者　表未解也）である。
書き込み文(醫反下之　利遂不止　喘而汗出者)と註釈が一緒にされた文章である。
したがって、34 太陽病　桂枝證　醫反下之は 21-279 条と全く関係ない文章
である。

　太陽病の病的感覚反応においては「発熱」がないので、以上のⅰ、ⅱ、ⅲで、
自己治病力による発汗作用もないことを読者に知らせようとしている。その
ため、前述したようにそれを瀉下しても誤治にはならない。
　したがって、太陽病の病的「感覚」反応と対比の関係にある病的「身体」
反応を厳格に区別することは重要である。すなわち、「発熱の有無」である。
自己治病力による発汗は「発熱」が対象だからである。ⅰ、ⅱ、ⅲは原作者
たちによって書き込まれた可能性がある。その目的は、太陽病の病的感覚反
応と病的身体反応の相違とそれらに関する自己治病力の作用を読者に伝える
ことである。1-1 条、2-2 条、3-3 条だけでは、理解を得られないと考えた
のだろう。薬方はいずれも桂枝湯の去加方で対応している。

原文 4-12　太陽中風　＜脈＞（陽）浮（而陰）弱（陽浮者　熱自発　陰
　　　　　　弱者　汗自出）嗇嗇悪寒　淅淅悪風　翕翕発熱
　　　　　　鼻鳴　乾嘔者　桂枝湯主之。

桂枝湯方は p.92 に記載。

　まず、邪魔な註釈を削除する。（陽浮者　熱自発　陰弱者　汗自出）の陽と陰は
発熱を陽、汗出を陰とし、発熱而汗出と脈の浮・弱を重ね合わせた記述である。
紛らわしいので削除する。

164

[読み方] 太陽の中風　＜脈＞浮弱にして　嗇嗇と悪寒し　淅淅と悪風し　翕翕と発熱し　鼻鳴し　乾嘔するものは桂枝湯これをつかさどる。

[内　容] 太陽の中風とは、2-2条の名爲中風が太陽病に組み込まれたことを意味する。つまり、太陽病における中風という意味である。悪寒と汗出　悪風があるために、脈は浮弱で緩なのだが、2-2条に出ているのでここでは省略している。

[解　説] 4-12条は、翕翕発熱を中心として「入れ子構造」になっている。

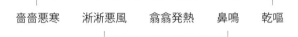

すなわち、嗇嗇悪寒の時は乾嘔があり、淅淅悪風の時は鼻鳴がするという。この条文は、2-2条の中風が太陽病での発病をモデル化し、加工した文章である。そのため、実際の臨床ではこのようにはっきりと認識することは困難である。

また、悪寒と悪風が併存するのも 4-12 太陽中風だけの特徴である。ここでは、自己治病力が不安定で、発汗作用が無と有を繰り返す。したがって、汗については、条文の語順も嗇嗇悪寒（無）、淅淅悪風（有）になっている。翕翕発熱を最後にした理由は、嗇嗇悪寒の前に置くと 3-3 傷寒における或已発熱　必悪寒の語順と同じになり、誤解を与えると考えたからである。

なお、嗇とはケチることを意味する。嗇嗇悪寒は体温をケチるために生じる"さむけ"である。淅淅は風の音である。淅淅悪風とは汗が出て、風の音のようにサワサワとする"さむけ"である。翕とは合わせることで、翕翕発熱は熱（体温）を合わせて発熱する意味である。

　このように、嗇嗇、淅淅、翕翕という形容詞を用いたのは、太陽中風が自己治病力による発汗作用の不安定に基づく特殊な病態だからである。原作者たちは、最初に「中風」で、急性熱性病の発病時には自己治病力が不安定な状態にあることを示し、次に、「傷寒」では自己治病力が全然作用できない状

態を記載した。

　さらに、4-12条では太陽病における中風には桂枝湯が主治することを明らかにした。ここに、桂枝湯が薬方の先陣を切ることになる（別名：陽旦湯）。しかし、桂枝湯の働きは自己治病力による発汗を支援することなので（汗出）淅淅悪風　鼻鳴には効果があるが、嗇嗇悪寒　乾嘔する者には効力を発揮できない。

　それにもかかわらず、桂枝湯を用いたのは病の初発時なので病力よりも自己治病力が優勢と考えたからだろう。その証拠に、10-38 太陽中風では自己治病力よりも病力が大きくなり、自己治病力の発汗作用が妨害される状況を示している。

― 書き込み ―　　26 白虎加人参湯（4-12 太陽中風に桂枝湯服用後の変化）

26　服桂枝湯　大汗出後　大煩渇不解　脈洪大者　白虎加人参湯主之。

白虎加人参湯方　知母 6両　石膏 1斤　甘草 2両　粳米 6合　人参 3両
　　　　　　　5味　以水1斗煮　米熟　湯成　去滓　温服1升　日3服。

■ 機能的構造式

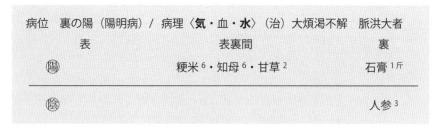

（治）自己治病力　　　　冷熱 ＝ [石膏 1斤・知母 6]
　　薬理と構成生薬　　**気** ＝ 石膏、甘草
　　　　　　　　　　　血 ＝ 人参
　　　　　　　　　　　水 ＝ 粳米、知母

傷寒論　巻第一　辨太陽病脈證幷治　上

[読み方]　桂枝湯を服し　大いに汗出て後　大煩渇解せず　脈洪大の者は
白虎加人参湯これをつかさどる。

[内　容]　4-12 太陽中風に桂枝湯を服用したら、汗が大量に出て、嗇嗇悪寒、
淅淅悪風、翕翕発熱、鼻鳴、乾嘔は解したが、その代わり、非常
に煩わしいのどの渇きが解さずに脈が洪大な者には白虎加人参湯
が主治する。

[解　説]　太陽中風では自己治病力が不安定なため、桂枝湯を服用したとき
に、たまたま、このように大量の発汗があり、のどが猛烈に煩わ
しく乾くことがある。脈も洪大（巨大）である。これは「裏熱」
が発生したために新陳代謝が異常に亢進した状態である。後人が
自分の経験を書き込んだのだろう。
　　26条に関連して、25 服桂枝湯　大汗出　脈洪大者　與桂枝湯
があるが、これは参考にならない書き込みなので削除する。

原文 5-13　太陽病　頭痛　発熱　汗出　悪風者　桂枝湯主之。

桂枝湯方は p.92 に記載。

[読み方]　太陽病　頭痛し　発熱し　汗出　悪風する者は　桂枝湯これをつ
かさどる。

[内　容]　太陽病で頭痛がして、発熱し、自然と汗が出て、さむけがする者
を桂枝湯が主治する。

[解　説]　太陽病の病的感覚反応と対比の関係にある最初の病的身体反応を
桂枝湯が主治する。「発熱　汗出」は、発熱に対して自己治病力
が発動して発汗が起きたことを意味している。しかし、発汗力が
弱いために発汗しても頭痛と発熱が解さずに悪風（さむけ）がす
る。その状態を桂枝湯が改善する。

　原作者たちは、急性熱性病の初発と自己治病力の関係を次のように設定した。
　　自己治病力が発動するも不安定な状態　→　中風
　　自己治病力が発動できない状態　　　　→　傷寒
　　自己治病力が発動し安定した状態　　　→　太陽病
　　　　　　　　　　　　　　　　　　　（二陽病・三陰病の六病のスタート）

167

各論

したがって、桂枝湯は自己治病力を支援する最初の薬方である。

原文 **6**-14　太陽病　項背強几几〈発熱〉反汗出　悪風者　桂枝加葛
　　　　　根湯主之。

桂枝加葛根湯方は p.93 に記載。

[読み方]　太陽病　項背強ること几几〈発熱し〉かえって汗出で　悪風す
　　　　　る者は　桂枝加葛根湯これをつかさどる

[内　容]　太陽病で、うなじと背が同時にこわばって、〈発熱〉するも（無汗
　　　　　ではなく）、反対に汗が出て、さむけがする者を桂枝加葛根湯が
　　　　　主治する。

[解　説]　太陽病の病的感覚反応の頭痛と対比の関係にある項強に、背強が
　　　　　加わった項背強几几にもかかわらず、無汗ではなく汗が出る者に
　　　　　は桂枝湯に葛根を加えた桂枝加葛根湯が対応する。几几とは"一
　　　　　緒にするさま[18]"の意味で、ここでは、項と背が一緒にこわばる
　　　　　状態を表現している。項背強几几にもかかわらず、自己治病力が
　　　　　作用するので、それを「反」と強調した。薬方は桂枝湯に葛根を
　　　　　加えた加味方である。

168

傷寒論　巻第二　辨太陽病脈證幷治　下

傷寒論　巻第二
辨太陽病脈證幷治　下

原文 **7**-31　太陽病　項背強几几〈発熱〉無汗　悪風〈項背痛者〉葛
　　　　根湯主之。

　　　　　　　　　　　　　　　　　　　　　　　葛根湯方は p.95 に記載。

［読み方］　太陽病　項背 強 ること几几〈発熱し〉汗なく悪風し〈項背痛む者〉
　　　　　は葛根湯これをつかさどる。

［内　容］　太陽病で項と背が同時にこわばり、〈発熱して〉無汗なのに悪風
　　　　　（さむけ）がして〈項と背が痛む者〉は葛根湯が主治する。

［解　説］　条文には、〈発熱〉と〈項背痛者〉がないので脱落したと考えて補
　　　　　填した。ここでは、無汗と悪風が問題となる。悪風は、「汗出
　　　　　悪風」とあるように、自己治病力による発汗作用の汗出と同時に
　　　　　ある“さむけ”である。
　　　　　　ところが、無汗　悪風となっている。実は、この悪風は葛根湯
　　　　　の病的身体反応ではなく、原作者たちによる**指標**である。すなわ
　　　　　ち、葛根湯の無汗は、桂枝湯 → 桂枝加葛根湯の「汗出　悪風」
　　　　　を**経過して無汗**となったものであり、**最初から無汗ではない**とい
　　　　　う意味である。そのため、麻黄湯の条文にあるように悪風　無汗
　　　　　而喘者とすべきなのだが、なぜか、無汗　悪風と間違った語順に
　　　　　なっている。

169

各論

　　この悪風は、葛根湯や麻黄湯が、桂枝湯を出発点とする太陽病の治療システムの一員あることを示す重要な目印である。それは取りも直さず、原作者たちが自己治病力による発汗を重視した証拠でもある。

　　したがって、この無汗は自己治病力が作用するにもかかわらず、病力よりも弱いので発汗できない状態を表現している。決して、自己治病力がゼロになったわけではない。

原文 8-23　太陽病　得之（八九日）如瘧状発熱悪寒（熱多寒少）（其人不嘔　清便欲自可）一日二三度発　（脈微緩者　爲欲愈也　脈微而悪寒者　此陰陽倶虚　不可更発汗　更下　更吐也）面色反有熱色者（未欲解也）（以其不能得小汗出身必痒）（宜）桂枝麻黄各半湯〈主之。〉

桂枝麻黄各半湯方は p.97 に記載。

［読み方］　太陽病これを得て　瘧状のごとく発熱悪寒し　一日に二三度発し　面色かえって熱色ある者は桂枝麻黄各半湯これをつかさどる。

［内　容］　太陽病になって、おこり（マラリア様）のように発熱悪寒する症状が一日に二三度起る。顔色は悪寒があるにもかかわらず赤い者を桂枝麻黄各半湯が主治する。

［解　説］　太陽病になって、知らないうちに桂枝湯証を経過して、マラリアのような発熱悪寒の発作が一日二三度起るようになった。（熱多寒少）は、発熱悪寒についての註釈である。すなわち、発熱し悪寒がするが、悪寒（さむけ）よりも熱感が多いという。参考になるので削除せずに残した。

　　また、（以其不能得小汗出　身必痒　その少しく汗出づるを得るあたわざるをもって身必ずかゆし）は、面色反有熱色ある者は汗が出なければならないのだが、少しも汗ばむ傾向がない者は体が必ず痒くなるとの書き込みである。これも臨床上役に立つ。

　　（八九日）は、太陽病になって日数がかなり経過したことを表した註釈である。得之だけで十分であり不要である。その他の註釈

170

傷寒論　巻第二　辨太陽病脈證幷治　下

も削除する。原文はこのように簡略だった。

　本方は、桂枝湯（汗出悪風）から麻黄湯（無汗）になる途中で生じる「鬱熱」を解す薬方である。太陽病の治療システムは自己治病力による発汗を基本とし、頭痛　発熱　汗出悪風者を出発点としている。ところが、それを自覚できずに経過すると、突然、瘧状の発熱悪寒が出現する。

　しかし、それは太陽病の治療システムから外れた症状ではなく、桂枝湯と麻黄湯の合方で対処できる。そのため、桂枝湯と麻黄湯の合方比率を1/3ずつとし、［桂枝：麻黄］を［**1.16：1**］になるようにした。

　条文では、桂枝麻黄各半湯の症状をモデル化して、如瘧状発熱悪寒　一日二三度発としか記載されていないが、その中に**咽痛**が含まれている。咽痛は頭痛　発熱　汗出悪風　→　頭痛　発熱　身疼　無汗　の中間に出現するからである。

　このように、桂枝麻黄各半湯は **5-13** 桂枝湯と **9-35** 麻黄湯の間に位置すべきなのだが、『伝本』では23条の位置にある。再編集の際に間違えたのだろう。

―書き込み―　　25桂枝二麻黄一湯と27桂枝二越婢一湯
　　　　　　　　　　（桂枝麻黄各半湯証との比較）

25　若形似瘧　一日再発者　汗出必解　宜桂枝二麻黄一湯。
27　太陽病　発熱悪寒　熱多寒少（脈微弱者　此無陽也　不可発汗）宜桂枝二
　　越婢一湯。

　25条は、桂枝麻黄各半湯証が一日二三度発なので、一日再発ならば桂枝湯と麻黄湯の比率を2：1にすればよいという。23桂枝麻黄各半湯への書き込みだが必要ない。

　27条の桂枝二越婢一湯も桂枝麻黄各半湯証の発熱悪寒　熱多寒少に効果があるという書き込みである。本方は桂枝湯2と越婢湯1の合方である。しかし、越婢湯は『原本』には存在しない。また、桂枝二越婢一湯の証は記載されていないので詳細は不明だが、臨床上使用する機会がある。

171

各論

（脈微弱者　此無陽也　不可発汗）は、本方服用後の変化を述べた警告である。

原文 9-35　太陽病　頭痛　発熱　身疼　腰痛　骨節疼痛　悪風　無
　　　　　汗而喘者　麻黄湯主之。

麻黄湯方は p.94 に記載。

［読み方］　太陽病　頭痛　発熱し　身疼し　腰痛し　骨節疼痛し　悪風し
　　　　　汗無くして喘する者は麻黄湯これをつかさどる

［内　容］　太陽病で、頭痛発熱して体がずきずき痛み、腰も痛み、体のふし
　　　　　ぶしが痛む。汗はなくゼイゼイとあえぐ者は麻黄湯が主治する。
　　　　　悪風は麻黄湯の症状ではなく、7-31 葛根湯の条文で述べたよう
　　　　　にシステム上の「標識」である。

［解　説］　9-35 条は 5-13 桂枝湯主之と対比の関係にある。目的は自己治病
　　　　　力による発汗の有無である。すなわち、太陽病の治療システムは、
　　　　　自己治病力による発汗（汗出悪風）から自己治病力による発汗が
　　　　　ない状態（無汗）を骨格としている。そのため、桂枝湯証がシス
　　　　　テムの出発点となるので、麻黄湯証は必ず桂枝湯証を経過しなけ
　　　　　ればならない。

　　　　　　そこで、「悪風」という標識を記載した。したがって、システ
　　　　　ム上、**麻黄湯証は最初から無汗の状態で発病することはない**。発
　　　　　病時に発汗するも、病力が自己治病力よりも大きくなるので発汗
　　　　　ができなくなる。結果として、出るべき汗が出られずに、無汗と
　　　　　なり体はうずき、腰と関節が痛み、ゼイゼイとあえぐようになる。

　　　　　　しかし、**自己治病力による発汗作用がゼロになったのではない**。
　　　　　時間の経過と共に病力が大きくなったためであり、自己治病力に
　　　　　よる発汗作用は相対的に小となっても継続している。この点が次
　　　　　に述べる太陽中風の大青竜湯証とは異なる。大青竜湯証は太陽中
　　　　　風の桂枝湯証が突然変化して生じる。そのため旺盛な自己治病力
　　　　　による発汗作用が病力によって強制的に抑圧される。その結果、
　　　　　「汗が出られなくて煩躁」することになる。

172

傷寒論　巻第二　辨太陽病脈證并治　下

―書き込み―　　63 麻黄杏仁甘草石膏湯（9-35 麻黄湯証；無汗而喘との比較）

63　発汗（後）（不可更行桂枝湯）汗出而喘　無大熱者　可與麻黄杏仁甘草石膏湯。

麻黄杏仁甘草石膏湯方　麻黄 4両　杏仁 50個　甘草 2両　石膏半斤
4味　以水 7升　煮麻黄　減 2升　去上沫　内諸薬　煮取 2升　去滓　温服 1升。

■ 機能的構造式

病位　表裏間の陽（少陽病）/ 病理〈**気**・―・**水**〉(治) 汗出而喘　無大熱者		
表	表裏間	裏
㊜　麻黄 4	杏仁 50・甘草 2	石膏半斤
㊭		

(治) 自己治病力　　中和（気・水）＝［石膏半斤・甘草 2］：［麻黄 4・杏仁 50］
　　　薬理と構成生薬　**気** ＝ 石膏、甘草
　　　　　　　　　　　血 ＝ ―
　　　　　　　　　　　水 ＝ 麻黄、杏仁

[読み方]　発汗（後）（さらに、桂枝湯をおこなうべからず）汗出で喘し　大熱（だいねつ）なき者は麻黄 杏仁甘草石膏湯（まおうきょうにんかんぞうせっこうとう）を与えるべし。

[内　容]　（麻黄湯を服用し発汗後、さらに桂枝湯を与えてはならない）汗が出てゼイゼイし、大熱がない者には本方を与えるべきとの書き込みである。

[解　説]　これは、後人が麻黄湯証の「無汗而喘」と比較するために書き入れた文章である。9-35 麻黄湯から〈桂枝〉を去り、〈石膏〉を加味する。汗出而喘は表と表裏間にまたがる熱によるものである。〈麻黄・石膏〉はその熱を解し、〈杏仁〉の協力を得て汗出而喘を治す。ここでは、表と表裏間にある熱なので、麻黄湯証のような

各論

発熱（表熱）がないことを「大熱なし」と表現している。

冒頭の"発汗後"は、最初はなかった。後世に付け加えられた
もので間違いである。もし、付け加えるならば"発汗"だろう。
また、（不可更行桂枝湯）は、別人による注意であるが削除する。

—書き込み—　　20 桂枝加附子湯（9-35 麻黄湯証を発汗後の異常）

20　太陽病　発汗　遂漏不止　其人悪風　小便難　四肢微急　難以屈伸者
　　桂枝加附子湯主之。

桂枝加附子湯方　桂枝 3両　芍薬 3両　甘草 2両　生姜 3両　大棗 12枚
　　　　　　　　附子 炮1枚
　　　　　　　　6味　以水 7升　煮取 3升　去滓　温服 1升。

■ 機能的構造式

病位　表の陰（少陰病） / 病理〈気・血・**水**〉（治）汗漏不止　小便難		
	四肢微急者	
表	表裏間	裏
㊈　桂枝 3	甘草 2　生姜 3・大棗 12	
㊝　附子 炮1		芍薬 3

（治）自己治病力　　　温（水）＝ [附子 炮1]：[生姜 3・大棗 12]
　　　薬理と構成生薬　　気 ＝ 桂枝・甘草
　　　　　　　　　　　　血 ＝ 芍薬
　　　　　　　　　　　　水 ＝ 生姜・大棗、炮附子

[読み方]　太陽病を発汗し　遂に漏れて止まず　其人悪風し　小便難に四
　　　　　肢微急し　以て屈伸し難者は　桂枝加附子湯これをつかさどる。
[内　容]　太陽病を麻黄湯で発汗したところ、汗が漏れ出て止まらなくなっ
　　　　　た。悪風して、小便が出にくく、四肢が少しくこわばり、屈伸が

174

傷寒論　巻第二　辨太陽病脈證并治　下

できにくくなった者は桂枝加附子湯が主治する。

[解　説]　冒頭の「太陽病　発汗」は、太陽病（麻黄湯証）に麻黄湯を与えて、発汗したことを表現している。その結果の「遂漏不止」は、自己治病力と麻黄湯の発汗力の連携が悪いために生じる。つまり、自己治病力の発汗作用が麻黄湯によって、バランスを崩したため（汗が）「遂漏不止」になる。

　　すると、自己治病力は「温」を求める。そこで、桂枝湯に〈炮附子〉を加味して、「遂漏不止」による冷えを改善する。桂枝加附子湯は表の陰にある。太陽病の発汗が円滑に実行されないと表の陽から表の陰に変化することを示している。ただし、発熱（陰熱）はないので壊病ではない。

　　この変化は、壊病発見の“きっかけ”になったと考える。すなわち、太陽病・麻黄湯証に麻黄湯を与えて発汗するも、太陽病が解さないことがある。それには、三つのケースがある。

　　ⅰ　発汗　遂漏不止　其人悪風　小便難　四肢微急　難以屈伸者

　　ⅱ　発汗　汗出不解　其人仍発熱　心下悸　頭眩　身瞤動　振振欲擗地者

　　ⅲ　発汗　不解　蒸蒸発熱者

　　ⅰとⅱ、ⅲの大きな違いは「発熱」の有無である。ⅰには、発熱はなく、太陽病から少陰病（桂枝加附子湯証）に変化しただけである。つまり、壊病ではない。しかし、ⅱには仍発熱があり、ⅲには蒸蒸発熱がある。仍発熱は少陰病、蒸蒸発熱は陽明病である。そこで、発熱のあるⅱとⅲをⅰと区別して、「壊病」と命名した。

　ここから、麻黄湯の服用によって生じる「壊病」とそれに関連する二陽の併病および「合病」に移る。

各論

壊病（えびょう）

　壊病とは、太陽病・麻黄湯証が麻黄湯の服用で発汗しても解さず、その「発熱」が「少陰病あるいは陽明病に移行する現象」である。太陽病を発汗したのだから、治療法の誤りではなく、誤治ではない。このように、「太陽病の発熱」を発汗するも解さずに予期しない変化をするのは、「太陽病が壊れた」ことによると考えた。

　16　太陽病　三日　已発汗（若吐　若下　若温鍼）仍不解者　此爲壊病。

［読み方］　太陽病　三日　已（すでに）発汗し　仍（なお）解せざる者　此れを壊病（えびょう）と爲（な）す。
［内　容］　太陽病を三日間すでに発汗したが、依然として病が解さない者を壊病とする。
［解　説］　これは、原作者に近い人が『原本』を運用して発見したのだろう。そのきっかけは前述したように、桂枝加附子湯証であった。その後、「仍発熱」の真武湯証が発見され、さらに、「蒸蒸発熱」が経験されて、「壊病」という考え方が確立した。
　　　　　　原作者たちは、急性熱性病を三陽病・三陰病の六病にモデル化した。したがって、「病」は六病以外には存在しないことになる。しかし、現実には、太陽病を治療の原則に従って発汗しても、依然として、発熱が継続することがある。
　　　　　　そこで、彼らは太陽病が発汗によって「壊れて」、発熱が少陰病あるいは陽明病の熱に変化すると考え、これを「壊病」とした。ここで注目すべき点は、壊病や後述する合病がすべてシステムの中に収まっていることである。つまり、新たな概念等を設けずに、六病の中で対処している。それは取りも直さず、システムが確固たる基盤の上に構築されているからである。
　　　　　　なお、（若吐　若下　若温鍼）は、書き込みなので削除する。太陽病は発汗が原則である。

傷寒論　巻第二　辨太陽病脈證幷治　下

壊病には二通りの種類がある。

壊病1　太陽病の発熱（陽熱）から少陰病（陰熱）への移行

—書き込み—　　（壊病1）82 眞武湯（**9**-35 麻黄湯証・発熱との比較）

82　太陽病　発汗　汗出不解　其人仍発熱　心下悸　頭眩　身瞤動　振振
　　欲擗地者　眞武湯主之。

眞武湯方　茯苓 3両　芍薬 3両　生姜 3両　白朮 2両　附子 炮1枚
　　　　　5味　以水8升　煮取3升　去滓　温服7合　日3服。

■ **機能的構造式**　動的真武湯（発熱あり）

病位　表の陰（少陰病）／ 病理〈一・**血・水**×水〉（治）仍発熱　頭眩　身瞤動				
			振振欲擗地者	
	表	表裏間		裏
ⓨ		茯苓 3・白朮 2・生姜 3		
ⓘ	附子 炮1			芍薬 3

（治）自己治病力　　　　温（血・水）＝［附子 炮1］：（［芍薬 3］＋
　　　　　　　　　　　　　　　　　　　　　　　　　　［茯苓 3・白朮 2×生姜 3]）

　　　薬理と構成生薬　　気＝一

　　　　　　　　　　　血＝芍薬

　　　　　　　　水×水＝生姜、茯苓・白朮、炮附子

[読み方]　太陽病を発汗し　汗出でて解せず　その人仍発熱し　心下悸し
　　　　　頭眩し　身瞤動し　振振として地に擗れんと欲する者は眞武湯
　　　　　これをつかさどる。

[内　容]　太陽病を発汗したところ、汗が出たにもかかわらず、解熱せずに
　　　　　依然として発熱している。それに加えて、心下が動悸し、頭眩（め

まい）がして、体のフラフラがひどいために地面に倒れそうにな
る者を真武湯が主治する。

[解　説]　太陽病とは具体的には麻黄湯証である。麻黄湯証に麻黄湯を与え
て発汗したところ、汗が出たので太陽病は当然解すべきなのだが、
依然として発熱して心下悸以下の症状がある。これは誤治ではな
く、正当な治療による新たな病の出現である。

　その原因は自己治病力と麻黄湯との力関係にある。麻黄湯証が
“無汗”であっても、自己治病力はゼロではなく、桂枝湯の段階
から継続して活動している。麻黄湯はその発汗作用を応援するの
だが、自己治病力が弱いと麻黄湯の発汗作用が強くなりすぎてう
まくコントロール出来ず、発汗はするものの解熱できない状態に
なる。

　82条では、太陽病の発熱（陽熱）が少陰病に移行して**陰熱**なっ
たことを示している。陰熱とは言っても、体温は38.5℃〜
39.0℃になる。体内では、その熱によって特に水の衝突が発生し
（**水**×水）、心下悸と頭眩、身瞤動がひどくなる。

　そのため、薬方では表裏間の陽に〈茯苓・白朮、生姜〉を配置し、
表の陰には〈炮附子〉を置いている。陰熱なので〈炮附子〉で温
めて利水し、症状の改善をはかることになる。また、この陰熱の
原因が血管と筋肉（血）にあるので、裏の陰に〈芍薬〉を配してい
る。つまり、発熱では産熱のために筋肉の緊張と皮膚血管の
「収縮」が生じているが、発汗で熱の放散がはじまると筋肉は緊
張を緩和し、血管は「拡張」する。

　ところが、自己治病力が弱いと麻黄湯の発汗作用と上手く連携
できずに筋肉の緊張緩和と血管の拡張が円滑に進まない。そのた
め、太陽病が解さず、陽熱が陰熱に変化し、あたかも陽熱が続い
ているような状態となる（仍発熱）。これは、血が冷えた状態な
ので、水と同時に血を温め、芍薬の作用を援助して、陰熱を解熱
する。

　麻黄湯が劇的な効果を示すのは肉体労働者のように筋肉が発達
している人たちである。だから、その反対の人たちは壊病になる
危険性が高いといえる。

傷寒論　巻第二　辨太陽病脈證幷治　下

ではなぜ、その陰熱に真武湯が用いられたのだろう。まずシステム上、太陽病と少陰病が表において陽・陰の関係にあることが挙げられる（図7）。そのことから、陽熱が陰熱へと変化する可能性が高いと考えられた。実際、桂枝麻黄各半湯（陽熱）から麻黄附子細辛湯（陰熱）への進行あるいは条文における麻黄湯（太陽病）と附子湯（少陰病）との対比がそれを示している。そのようなことから、少陰病篇において、麻黄附子細辛湯 → 附子湯 → 真武湯の進行がヒントになったのではなかろうか。実際、壊病では真武湯証になる確率が高い。それにしても、少陰病の静的な真武湯が壊病の動的な症状に適応できるとは意外である。壊病は原作者たちにより発見され、原方である真武湯が活用されたと考える。

―書き込み―　（壊病　二次）68 芍薬甘草附子湯
　　　　　　　　　　（82 眞武湯証；仍発熱との比較）

68　発汗　病不解　反悪寒者（虚故也）芍薬甘草附子湯主之。

芍薬甘草附子湯方　芍薬 3両　甘草 3両　附子 炮1枚
　　　　　　　　　3味　以水5升　煮取1升5合　去滓　分温3服。

■ 機能的構造式

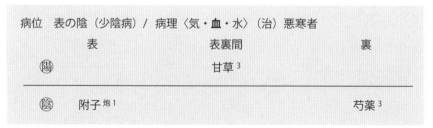

（治）自己治病力　　温（血）＝［附子 炮1］：［芍薬 3］
　　薬理と構成生薬　気 ＝ 甘草
　　　　　　　　　　血 ＝ 芍薬
　　　　　　　　　　水 ＝ 炮附子

179

[読み方] 発汗するも病解さず　反悪寒する者は芍薬甘草附子湯これをつかさどる。
[内　容]（太陽病）を発汗したが、太陽病が解さずに、真武湯証の仍発熱とは反対に悪寒する者は芍薬甘草附子湯が主治する。
[解　説] 壊病は、「発熱」がポイントとなる。真武湯証には仍発熱（陰熱）がある。しかし、反対に発熱がない壊病も考えられる。それが芍薬甘草附子湯証の悪寒である。すなわち、太陽病が発汗によって壊れて、発熱が消滅し悪寒する場合がある。それを本方が主治する。

　これは、壊病において「熱のすり替わり現象[19]」と「熱の消滅現象」のあることを示している。
　まとめると次のようになる。

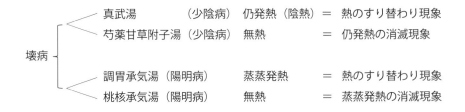

　この壊病の治療体系において、原方は真武湯だけである。調胃承気湯、桃核承気湯、芍薬甘草附子湯はいずれも後から書き込まれた薬方である。したがって、壊病は原作者たちにより発見されたが、体系化されたのは後世である。

— 書き込み —　（二次）64 桂枝甘草湯（82 眞武湯証；心下悸との比較）

64　（発汗過多　其人叉手自冒心）心下悸欲得按者　桂枝甘草湯主之。

桂枝甘草湯方　桂枝 4両　　甘草 2両
　　　　　　　2味　以水3升　煮取1升　去滓　頓服。

傷寒論　巻第二　辨太陽病脈證幷治　下

■ 機能的構造式

病位　表裏間の陽（少陽病）/ 病理〈気・―・―〉（治）心下悸得按者

	表	表裏間	裏
㊧	桂枝 4	甘草 2	
㊜			

（治）自己治病力　　　中和（気）＝［桂枝 4・甘草 2］
　　　薬理と構成生薬　　**気**＝桂枝・甘草
　　　　　　　　　　　　血＝―
　　　　　　　　　　　　水＝―

［読み方］　心下悸し　按を得んと欲する者は桂枝甘草湯これをつかさどる。

［内　容］　心下に発生した動悸を押さえようとする者には桂枝甘草湯が主治
　　　　　する。真武湯証の心下悸との比較を述べている。心下悸を押さえ
　　　　　たいと表現して、心下悸が真武湯証よりも強い状態を強調してい
　　　　　る。按とは"押えること 20)"である。

［解　説］　（発汗過多）と（其人叉手自冒心）は、心下悸欲得按者についての註釈
　　　　　だが、内容が不明確である。なにをもって発汗過多というのかわ
　　　　　からない。発汗過多ならば、当然、口渇と尿不利がなければなら
　　　　　ないが、それらは記載されていない。また、心下なのに両手を胸
　　　　　の上で交わらせて心をおおうというのも変である。どちらの註釈
　　　　　も削除する。
　　　　　　［桂枝・甘草］が、気を中和して心下悸に有効であることに注目
　　　　　すればよい。

― 書き込み ―　　　（三次）65 茯苓桂枝甘草大棗湯
　　　　　　　　　　　　　　（64 桂枝甘草湯証；心下悸欲得按者　との比較）

65　（発汗後）其人臍下悸者（欲作奔豚）茯苓桂枝甘草大棗湯主之。

181

各論

茯苓桂枝甘草大棗湯方　茯苓半斤　桂枝 4両　甘草 2両　大棗 15枚
　　　　　　　　　　　　4味　以（甘爛）水 1斗　先煮茯苓　減 2升
　　　　　　　　　　　　内諸薬　煮取 3升　去滓　温服 1升。

■ 機能的構造式

病位　表裏間の陽（少陽病）/ 病理〈**気・一・水**〉（治）臍下悸者

	表	表裏間	裏
陽	桂枝 4	茯苓半斤・大棗 15枚・甘草 2	
陰			

（治）自己治病力　　　　中和（気・水）＝［桂枝 4・甘草 2］：［茯苓半斤・大棗 15枚］
　　　薬理と構成生薬　　**気** ＝ 桂枝・甘草
　　　　　　　　　　　　血 ＝ 一
　　　　　　　　　　　　水 ＝ 茯苓、大棗

［読み方］　（発汗後）その人臍下悸する者は　茯苓桂枝甘草大棗湯これをつかさどる。

［内　容］　"へそ"の下が動悸する者は茯苓桂枝甘草大棗湯が主治する。

［解　説］　桂枝甘草湯証の心下悸に対して、臍下悸には本方が主治するとの追加の書き込みである。冒頭に（発汗後）とあるが、該当する条文が見当たらない。（欲作奔豚）は、117条を参考にした註釈だが間違いである。本方は桂枝加桂湯とは異なり、静的である。したがって、奔豚には関係ないので削除する。

　　　　　本方は桂枝甘草湯に〈茯苓〉と〈大棗〉つまり水剤を加味した薬方である。すると、臍下の動悸に対応できる。臍下悸は、気と水の循環不全が原因であることがわかる。

傷寒論　巻第二　辨太陽病脈證幷治　下

―書き込み―　　（二次）67 茯苓桂枝白朮甘草湯
　　　　　　　　　　（82 眞武湯証；心下悸　頭眩　身瞤動　振振欲擗地
　　　　　　　　　　との比較）

67　（傷寒　若吐　若下後）（心下逆滿　氣上衝胸）起則頭眩　脈沈緊（発汗則動經）
　　身爲振振揺者 茯苓桂枝白朮甘草湯主之。

茯苓桂枝白朮甘草湯方　茯苓 4両　桂枝 3両　白朮 2両　甘草 2両
　　　　　　　　　　　4味　以水 6升　煮取 3升　去滓　分温 3服。

■ 機能的構造式

病位　表裏間の陽（少陽病）/ 病理〈気・―・水〉（治）起則頭眩
　　　　　　　　　　　　　　　　　　　　　　　　　身爲振振揺者

	表	表裏間	裏
陽	桂枝 3	茯苓 4・白朮 2・甘草 2	
陰			

（治）自己治病力　　　中和（気・水）＝［桂枝 3・甘草 2］：［茯苓 4・白朮 2］
　　薬理と構成生薬　　気 ＝ 桂枝・甘草
　　　　　　　　　　　血 ＝ ―
　　　　　　　　　　　水 ＝ 茯苓・白朮

[読み方]　　　　　　起則頭眩し　脈は沈緊　身振振として揺を爲す者は茯苓桂
　　　　　　　　枝白朮甘草湯これをつかさどる。

[内　容]　起きる時にめまいして、脈は沈緊、体が盛んに動揺する者は茯苓
　　　　　桂枝白朮甘草湯が主治する。

[解　説]　67 条は 82 真武湯証の「頭眩」と比較・類証鑑別を目的として追
　　　　　加された文章である。82 真武湯証に対して、本方証の特徴は発熱
　　　　　がないことと体を動かした時にめまいがすることである。ただし、
　　　　　真武湯は発熱がなくても頭眩に使用できるので、実際は、頭や体

183

各論

を動かすか否かがポイントになる。

　また、本方は 65 茯苓桂枝甘草大棗湯の〈大棗〉15 枚を〈白朮〉
2 両に替えた薬方である。同じ水剤でも大棗と白朮との作用に違
いがある。[茯苓・大棗]の効果は臍下の動悸であり、[茯苓・白朮]
は起則頭眩である。

　このように、64 条，65 条，67 条は 82 真武湯証の心下悸や頭
眩との比較と共に 64 桂枝甘草湯をベースにして、〈茯苓〉・〈大棗〉
あるい〈茯苓・白朮〉の二味加法による作用の違いを述べている。

　したがって、20 条、64 条、65 条、67 条は本来、82 条に付随
して存在すべきなのだが、校正者によって現在のようにされたの
だろう。そのため、冒頭の（発汗過多　其人叉手自冒心）や（傷寒　若
吐　若下後）は、意味のない文言である。

　また、（心下逆満　氣上衝胸）は、起則頭眩についての註釈である。
82 真武湯証の心下悸との比較も兼ねているが、抽象的で意味が漠
然としていて参考にならない。（発汗則動經）は脈沈緊に対しての
註釈だが、同様に必要ない。

壊病 2　太陽病（発熱）から陽明病（蒸蒸発熱）への移行

― **書き込み** ―　　（壊病 2）248 調胃承氣湯（眞武湯証；仍発熱との比較）

248　太陽病　三日　発汗　不解　蒸蒸発熱者（属胃也）調胃承氣湯主之。

調胃承氣湯方　大黄 4両　甘草 2両　芒消 半升
　　　　　　　3 味　以水 3 升　煮取 1 升　去滓　内芒消　更上火　微煮
　　　　　　　令沸　少少温服。

傷寒論　巻第二　辨太陽病脈證幷治　下

■ **機能的構造式**

病位　裏の陽（陽明病）／ 病理〈気・―・水〉（治）蒸蒸発熱者

	表	表裏間	裏
陽		甘草²	大黄⁴・芒消半升
陰			

（治）自己治病力　　瀉下＝［大黄⁴・芒消半升］
　　　薬理と構成生薬　**気**＝大黄、甘草
　　　　　　　　　　　血＝―
　　　　　　　　　　　水＝芒消

［読み方］　太陽病　三日　発汗するも解せず　蒸蒸（じょうじょう）と発熱する者は　調胃（ちょうい）
　　　　　　承氣湯（じょうきとう）これをつかさどる。

［内　容］　太陽病を三日間発汗したが解さずに、ゆげが立ちのぼるように盛
　　　　　　んに発熱する者には調胃承気湯が主治する。蒸蒸発熱は麻黄湯証
　　　　　　の発熱が潮熱に変化したことを表している。

［解　説］　これは発汗したのに解熱せず、反対に体温が上昇した者を対象と
　　　　　　している。つまり、太陽病が壊れて「発熱」が陽明病に移行した。
　　　　　　本方は原方ではない。『原本』に書き加えられた薬方である。元は、
　　　　　　16 太陽病　已発汗　の隣にあったのだが、校正の際に、調胃承気
　　　　　　湯が陽明病に属すので、陽明病篇に移されて 248 条とされた。

― 書き込み ―　　（二次）106 桃核承氣湯
　　　　　　　　　　　（248 調胃承氣湯証；蒸蒸発熱との比較）

106　太陽病〈三日　発汗〉不解（熱結膀胱）其人如狂（血自下　下者愈）（其
　　　外不解者　尚未可攻　當先解外　外解已）但少腹急結者（乃可攻之）（宜）桃
　　　核承氣湯〈主之。〉

185

各論

桃核承氣湯方　桃仁 50個　桂枝 2両　大黄 4両　芒消 2両　甘草 2両

　　　　　　　5味　以水7升　煮取2升半　去滓　内芒消　更上火微沸

　　　　　　　下火　先食温服5合　日3服。當微利。

■ **機能的構造式**

病位　裏の陽（陽明病）/ 病理〈**気・血・水**〉（治）如狂　少腹急結者

	表	表裏間	裏
㊧	桂枝 2	甘草 2・桃仁 50個	大黄 4・芒消 2
㊜			

（治）自己治病力　　　　瀉下＋駆瘀血 ＝ ［大黄 4・芒消 2］：［桃仁 50］
　　　薬理と構成生薬　　**気** ＝ 桂枝・甘草、大黄
　　　　　　　　　　　　血 ＝ 桃仁
　　　　　　　　　　　　水 ＝ 芒消

［読み方］　太陽病〈三日　発汗〉するも解（かい）せず　その人狂（きょう）のごとし　但（ただし）少
　　　　　　腹急結（ふくきゅうけつ）する者は桃核承氣湯（とうかくじょうきとう）これをつかさどる。

［内　容］　調胃承気湯証の蒸蒸発熱はなく、精神異常のようになった者を対
　　　　　　象としている。106条は、比較しようと調胃承気湯の傍らに書き
　　　　　　加えられた文章である。但少腹急結者とあるように、蒸蒸発熱は
　　　　　　なく、ただ下腹部が緊満して左臍傍に抵抗圧痛がある。

［解　説］　本方は、蒸蒸発熱がなく、精神異常をきたしたような症状で、少
　　　　　　腹急結する証があるため、調胃承気湯に〈桂枝〉（気剤）と〈桃仁〉
　　　　　　（血剤）を加えた薬方である。すなわち、病理が〈**気**・―・**水**〉
　　　　　　から〈**気・血・水**〉に変化した。〈大黄・芒消〉を含むので承気
　　　　　　湯とし、桃仁が主役なので、桃仁（核）承気湯と命名された。条
　　　　　　文には註釈が多数書き込まれているが、いずれも、臨床的価値は
　　　　　　ないので削除する。

傷寒論　巻第二　辨太陽病脈證幷治　下

―書き込み―　　（三次）124 抵當湯（桃核承氣湯証；其人如狂との比較）

124　（太陽病　六七日　表証仍在　脈微而沈　反不結胸）其人発狂者（以熱在下焦）
　　　少腹當鞕満　小便自利者（下血乃愈）（所以然者　以太陽随經　瘀熱在裏故也）
　　　抵當湯主之

　抵當湯方　水蛭 30個　䖟蟲 30個　桃仁 20個　大黄 3両
　　　　　　4味　以水5升　煮取3升　去滓　温服1升　不下再服。

※ 機能的構造式は省略
　病位　裏の陽（陽明病）/ 病理〈気・血・―〉（治）発狂者

（治）自己治病力　　　瀉下＋駆瘀血 ＝ ［大黄 3］：［水蛭・䖟蟲、桃仁 20］
　　　薬理と構成生薬　　気 ＝ 大黄
　　　　　　　　　　　　血 ＝ 水蛭・䖟蟲、桃仁
　　　　　　　　　　　　水 ＝ ―

［読み方］　その人 狂^{きょう}を発する者は 少 腹當^{しょうふくまさ}に 鞕満^{こうまん}すべし　小便が自利する者
　　　　　は抵當湯^{ていとうとう}これをつかさどる。
［内　容］　発狂する者は必ず少腹（下腹部）が鞕満（固く充実）している。
　　　　　小便が自然と出る者は抵当湯が主治する。
［解　説］　124条は106桃核承氣湯証の「其人如狂」と比較するために、「其
　　　　　人発狂者」の抵当湯を106条の傍らに書き込んだ文章である。
　　　　　106条同様に註釈が多い。何人かの註釈なので統一性がなく意味
　　　　　もないので削除する。
　　　　　　また、125（太陽病　身黄　脈沈結）少腹鞕（小便不利者　爲無血也）
　　　　　小便自利　其人如狂者（血證諦也）抵當湯主之は、260身黄如橘子
　　　　　色　小便不利　腹微満者　茵蔯蒿湯主之にある“ 小便不利　腹微
　　　　　満 ”との比較のための条文である。すなわち、「身黄」の場合、
　　　　　小便自利は血証で抵当湯、小便不利は（水証）で、茵蔯蒿湯が主
　　　　　治するという趣旨である。

各論

　したがって、125条は260条の次に261条として位置しなければならない。再編の時に、124条と関連すると誤解されて125条とされた。そのため、124条の"小便自利"は、106桃核承気湯証との比較には無関係である。桃核承気湯証の「但少腹急結」と抵当湯証の「少腹当鞕満」が比較の目的である。

　このように、書き込み文が三次になると、一次からかなり乖離して原文との関係が希薄なる。つまり、モデル化とは距離感が大きくなる。それ故、二次、三次の薬方は『原本』と切り離して運用するのがよいと考える。

　なお、条文冒頭の（124太陽病　六七日）や（125太陽病　身黄）などの文言は、校正者が付け加えたものである。書き込み文を『原本』の一員にしようと試みだろうが、いたずらに、混乱を招くだけなので削除した方がよい。

―書き込み―　　（壊病3）69茯苓四逆湯
　　　　　　　　（82眞武湯、68芍薬甘草附子湯、248調胃承氣湯、
　　　　　　　　106桃核承湯の服用で解さない壊病の最終の薬方）

69　発汗　若下之　病仍不解　煩躁者　茯苓四逆湯主之。

茯苓四逆湯方　茯苓 4両　　人参 1両　附子 生1枚　甘草 2両　乾姜 1.5両
　　　　　　　5味　以水5升　煮取3升　去滓　温服7合　日2服。

傷寒論　巻第二　辨太陽病脈證幷治　下

■ 機能的構造式

病位　表裏間の陰（厥陰病）/ 病理〈**気×水・**血〉〈**気・**血**・水**〉
（治）病仍不解　煩躁者

	表	表裏間	裏
陽		茯苓⁴・甘草²	
陰	附子^{生1}	乾姜^{1.5}	人参¹

（治）自己治病力　　　補＋温 ＝［甘草²・乾姜^{1.5}・人参¹］：［附子^{生1}］
　　　薬理と構成生薬　**気** ＝ 甘草・乾姜
　　　　　　　　　　　×**水** ＝ 茯苓、生附子
　　　　　　　　　　　血 ＝ 人参

[読み方]　発汗　もしくはこれを下し　病仍解せずして　煩躁する者は茯
　　　　　苓四逆湯これをつかさどる。

[内　容]　壊病の発熱を真武湯で発汗し、あるいは調胃承気湯で瀉下したが、
　　　　　依然として病が解さず、煩躁（もだえいらだちあせっているさま）
　　　　　する者は茯苓四逆湯が主治する。

[解　説]　本方は二つの作用を有する。
　　　　　　一つは、**動的作用**で条文にある「煩躁」の改善である。では、
　　　　　煩躁とは具体的にはどのような症状なのだろう。著者の経験では
　　　　　次の通りである。

- どのように表現したらよいかわからない苦しさ
- 身の置き所がないような倦怠感
- 体が重く、四肢が異常にだるい
- 強い恐怖感

などの錯乱状態である。この原因は新陳代謝が衰えたところに、
主として真武湯証が継続していることによる（病仍不解）。そのた
め自己治病力が機能不全に陥いり、治病法を指示できなくなり錯
乱状態を引き起こす。この錯乱状態は四肢の冷え（四逆）を伴う。
四逆湯証は、気のエネルギー不足による水の循環不順である。そ

189

各論

こで、四逆湯に精神安定作用のある茯苓と新陳代謝を改善する人参を加えた薬方が茯苓四逆湯である。

　したがって、茯苓四逆湯の煩躁は新陳代謝が低下した状態で、パワーのない気と冷たい水が突然衝突する状態であるといえる。そのため、自己治病力の温・補作用が妨害されて煩躁する。

　二つは、**静的作用**の「冷えの改善」である。煩躁が急性熱性病における急性症状なのに対して、冷えは慢性病における慢性症状である。本方の冷えは四逆湯証よりも強く、自己治病力の治病指示を妨害することがある。

　茯苓四逆湯は、壊病が煩躁状態になった時に使用される。原方の四逆湯の加味方であることから原作者たちに近い人により創製されたのだろう。壊病は治病法の誤りすなわち誤治によっても生じる可能性があるので注意しなければならない。

二陽併病

48　二陽併病　太陽初得病時　発其汗　汗先出不徹　因轉属陽明　續自微汗出　不悪寒。若太陽病證不罷者　不可下　下之爲逆　如此可小発汗。
（設面色縁縁正赤者　以下は註釈なので削除する。）

［読み方］　二陽の併病　太陽はじめ病を得るの時　その汗を発す。汗まず出でて徹せず。よって陽明に転属し　続いて自ずから微汗出で　悪寒せず。もし、太陽病證罷ざる者は下すべからず。このごときは小しく発汗すべし。

［内　容］　二陽の併病とは太陽病と陽明病が並んでいる意味である。太陽病を発汗したところ、汗が出たのだが充分でなかったので、陽明病に転属した。続いて自然と少量の汗が出てさむけはしない。これが、二陽が併存している状態である。もし、太陽病の証がやまない者を瀉下してはならない。この場合は（発汗剤を服用して）少量発汗すべきである。

［解　説］　これは、壊病の註釈文である。すなわち、壊病において、太陽病

190

傷寒論　巻第二　辨太陽病脈證幷治　下

　と陽明病が併存する場合は、先に太陽病を発汗しなさいという趣旨である。しかし、これは机上の空論に過ぎない。

　壊病では、太陽病がすでに壊れているので、太陽病と陽明病が併存することは有り得ず、このような状況になることは考えられないからである。

━ **書き込み** ━　　48 二陽併病を瀉下した時の薬方
　　　　　　　　　　（163 桂枝人参湯証；恊熱而利）

69　（太陽病）外證未除而數下之　遂恊熱而利　利下不止　心下痞鞕　表裏
　　　不解者　桂枝人参湯主之。

桂枝人参湯方　桂枝 4両　　甘草 4両　　白朮 3両　　人参 3両　　乾姜 3両
　　　　　　　5味　以水9升　先煮4味　取5升　内桂　更煮取3升
　　　　　　　去滓　温服1升　日再夜1服。

▣ **機能的構造式**

病位　━（太陰病）/ 病理〈**気**・血・水〉（治）協熱而利　心下痞鞕者
　　　　　　表　　　　　　　　表裏間　　　　　　　　　裏
　㊤　　桂枝 4　　　・　　甘草 4・白朮 3

　㊦　　　　　　　　　　　乾姜 3　　　　　　　　　　人参 3

（治）自己治病力　　発汗＋補＋利水 ＝［桂枝 4］：［甘草 4・乾姜 3・人参 3］
　　　　　　　　　　　　　　　　　　　　　　　　　　：［白朮 3］

　　　薬理と構成生薬　　**気** ＝ 桂枝、甘草・乾姜
　　　　　　　　　　　　血 ＝ 人参
　　　　　　　　　　　　水 ＝ 白朮

［読み方］　（太陽病）外證いまだ除かずして　數これを下し　遂に協熱して
　　　　　　利し　利下止まず　心下痞鞕し　表裏解せざる者は桂枝人参湯

各論

　　　　　これをつかさどる。

[内　容]　二陽併病において、太陽病を発汗して除かずに何回も瀉下したら、遂には熱を伴う下痢をして下痢がやまない。心下がかたくつかえて、表と裏が解さない者には桂枝人参湯が主治する。

[解　説]　外証とは太陽病を指す。内証は陽明病である。163 条は 48 二陽併病に書き加えられた文章である。文中に“心下痞鞕”があるために 163 条に移動されたのだろう。それ故、冒頭の（太陽病）は間違いである。発熱と下痢・心下痞鞕の三者の併存を表裏不解と表現している。これを解するには、人参湯に桂枝を加味した桂枝人参湯が主治する。

　　　　　二陽併病における忠告を無視して太陽病を少しく発汗せずに、内証を何回も瀉下すると解熱せずに下痢を伴うようになるという。二陽併病は役に立たないが、桂枝人参湯は発熱を伴う水瀉性下痢に有効な薬方である。

合病
（ごうびょう）

　合病は二陽併病とは異なり実際に経験する。後人たちが『原本』を運用して発見し、「合病」と命名したと考えられる。合病は病を合わせるという意味だが、具体的には、太陽病の勢いが強いために、それが隣接する少陽病に波及して、あたかも、二つの病が一緒になったような症状を呈する。

　合病は、『伝本』には、6 個の条文が記載されているが、正しいのは太陽與陽明合病だけである。また、32 条と 33 条は一つの文章である。それ以外の、36 太陽與陽明合病、172 太陽與少陽合病、219 三陽合病、256 陽明與少陽合病は、間違いなので削除する。

　　32 ＋ 33　太陽與陽明合病　必自下利〈者〉葛根湯主之。不下利　但嘔者
　　　　　　　葛根加半夏湯主之。

　　葛根加半夏湯方　葛根 4両　麻黄 3両　甘草 2両　芍薬 2両　桂枝 2両
　　　　　　　　　　生姜 2両　半夏 半升　大棗 12枚

傷寒論　巻第二　辨太陽病脈證幷治　下

8味　以水1斗　先煮葛根　麻黄　減2升　去白沫　内
諸薬　煮取3升　去滓　温服1升。　覆取微似汗。

■ 機能的構造式

病位　表の陽（太陽病）/ 病理〈**気・血・水**〉（治）但嘔者
　　　　　　　表　　　　　　　　　　表裏間　　　　　　　　裏
　㊥　葛根⁴・麻黄³・桂枝²　半夏半升・生姜²・大棗¹²枚・甘草²

　㊜　　　　　　　　　　　　　　　　　　　　　　　　芍薬²

（治）自己治病力　　　発汗＋駆血＋駆水 ＝ ［桂枝²・麻黄³］［葛根⁴・芍薬²］
　　　　　　　　　　　　　　　　　　　　　　：［半夏半升・生姜²］

　　　薬理と構成生薬　　**気** ＝ 桂枝・甘草
　　　　　　　　　　　　血 ＝ 葛根、芍薬
　　　　　　　　　　　　水 ＝ 麻黄、半夏・生姜・大棗

[読み方]　太陽と陽明の合病　必ず自下利する者は葛根湯これをつかさど
　　　　　る。下利せずただ嘔する者は葛根加半夏湯これをつかさどる。
[内　容]　太陽病と陽明病が合病になると、必ず自然と下痢する。これには
　　　　　葛根湯が主治する。下痢せずにただ嘔だけの者は葛根加半夏湯が
　　　　　主治する。
[解　説]　太陽與陽明合病とあるが、実際は**太陽病と少陽病の合病**である。
　　　　　太陽病・葛根湯証の勢力が強いために、太陽病に収まりきれない
　　　　　で少陽病に波及する。すると、必然的に自然と下痢をする。この
　　　　　下痢の病因は葛根湯証なので葛根湯が主治する。すなわち、太陽
　　　　　病で葛根湯証が異常に強いので、自己治病力は発汗と項背の駆血
　　　　　を指示する。
　　　　　　もし、下痢しないときは、単なる嘔だけである。但嘔とは嘔吐
　　　　　のような激しい症状ではなく、ただむかむかして気分が悪いだけ
　　　　　である。発熱はない。駆水剤の半夏を加味して、葛根湯にある生
　　　　　姜と但嘔に対応する。

193

各論

　　　　下痢も嘔も少陽病の症状である。それなのに、太陽與陽明合病
　　　とした理由は、『原本』の記載順が太陽病篇、陽明病篇の順になっ
　　　ているのでそれに従ったからである。

34　（太陽病　桂枝證）醫反下之（脈促者　表未解也）利遂不止　嘔而汗出者
　　　葛根黄芩黄連湯主之。

　葛根黄芩黄連湯方　葛根 半升　甘草 2両　黄芩 3両　黄連 3両
　　　　　　　　　　　4味　以水 8升　先煮葛根　減 2升　内諸薬　煮取 2
　　　　　　　　　　　升　去滓　分温再服。

※ 機能的構造式は省略
　病位　表裏間の陽（少陽病）/ 病理〈気・血・一〉（治）利遂不止　嘔而汗出者

　（治）自己治病力　　　中和＋駆血 ＝［黄芩 3・黄連 3、甘草 2］：［葛根 半升］
　　　　薬理と構成生薬　　気 ＝ 黄芩・黄連、甘草
　　　　　　　　　　　　　血 ＝ 葛根
　　　　　　　　　　　　　水 ＝ 一

34条の内容は、p.163 と p.164 で述べた。註釈の（太陽病　桂枝證　脈促者
表未解也）とは無関係である。したがって、葛根黄芩黄連湯の脈は促ではない。

172　（太陽與少陽合病）自下利者　與黄芩湯。若嘔者　黄芩加半夏生姜湯主之。

　黄芩湯方　黄芩 3両　芍薬 2両　甘草 2両　大棗 12枚
　　　　　　4味　以水 1斗　煮取 3升　去滓　温服 1升　日再服　夜 1服。

※ 機能的構造式は省略
　病位　表裏間の陽（少陽病）/ 病理〈気・血・水〉（治）自下利者

　（治）自己治病力　　　中和（鬱熱）＝［黄芩 3・大棗］：［芍薬 2・甘草］
　　　　薬理と構成生薬　　気 ＝ 黄芩、甘草
　　　　　　　　　　　　　血 ＝ 芍薬
　　　　　　　　　　　　　水 ＝ 大棗

傷寒論　巻第二　辨太陽病脈證并治　下

黄芩加半夏生姜湯方　黄芩 3両　芍薬 2両　甘草 2両　大棗 12枚　半夏半升
生姜 3両
6味　以水 1斗　煮取 3升　去滓　温服 1升　日再
夜 1服。

■ **機能的構造式**

病位　表裏間の陽（少陽病）/ 病理〈気・血・**水**〉（治）自下利　嘔者		
表	表裏間	裏
㉧	黄芩 3・半夏半升・生姜 3・大棗 12枚・甘草 2	
㉟		芍薬 2

（治）自己治病力　　中和（鬱熱）＋駆水 ＝［黄芩 3・大棗］：［半夏半升・生姜 3］
薬理と構成生薬　　気 ＝ 黄芩、甘草
血 ＝ 芍薬
水 ＝ 半夏・生姜・大棗

［読み方］　（太陽と少陽の合病）を削除。　　自下利する者には黄芩湯を与えよ。
もし嘔する者は黄芩加半夏生姜湯これをつかさどる。
［内　容］　自然と下痢する者には黄芩湯を与えて、もし、それに嘔が加わっ
た者は黄芩加半夏生姜湯が主治する。
［解　説］　172条は 32・33 太陽與陽明合病と比較するために書き込まれた。
そのため、太陽與少陽合病とあるが間違いなので削除する。両湯
をくらべると、黄芩湯が葛根湯と異なるのは、下痢以外に腹痛や
胃部に不快感があることである。また、黄芩加半夏生姜湯になる
と黄芩湯証にさらに嘔が加わる。一方、葛根加半夏湯証は発熱の
ない但嘔である。
　　合病ではないが、32・33条と症状が類似しているので注意し
て鑑別する必要がある。

『原本』の骨格は三陽病・三陰病の六病であり、壊病と合病はシステム外の
病にみえるが、原作者たちは六病システムの中で巧に対応している。

195

各論

　なお、黄芩湯は『金匱要略』嘔吐噦下痢脈證并治に附方として、『外臺』黄
芩湯＜治乾嘔下利＞とあるが、構成生薬は『伝本』の黄芩湯とは異なってい
る（黄芩、人参、乾姜、桂枝、大棗、半夏）。また、黄芩湯加半夏生姜湯は、
『金匱要略』嘔吐噦下痢脈證并治に＜乾嘔而利者＞と記載されている。薬方
構成生薬は 172 条と同一だが、分量は異なっている。

　したがって、葛根湯や葛根加半夏湯が関与する合病は原作者たちかあるい
は彼らに近い人たちによって発見・創設されたと考えられる。一方、黄芩湯
と黄芩加半夏生姜湯は、比較するために、後人によって『金匱要略』から『原
本』への転載が示唆される。

原文 **10**-38　太陽中風　脈浮緊　発熱　悪寒　身疼痛　不汗出而煩躁
　　　　　者　大青龍湯主之。
　　　　　（若脈微弱　汗出悪風者　不可服之。服之則厥逆　筋惕肉瞤
　　　　　　此爲逆也）

　　　　　　　　　　　　　　　　　　　　　大青龍湯方は p.99 に記載。

［読み方］　太陽の中風　脈浮緊　発熱　悪寒し　身疼痛し　汗出でずして
　　　　　煩躁する者は大青龍湯これをつかさどる。

［内　容］　太陽の中風で、脈は浮で緊張が強い。発熱して悪寒し、体がうずい
　　　　　て痛み、（本来ならば出るべき）汗が出られないために煩躁（もだ
　　　　　えいらだち精神的に冷静でないさま）する者は大青竜湯が主治する。

［解　説］　10-38 条は、4-12 太陽中風と対比の関係にある。そのため、最
　　　　　初に脈の緊張状態を "強弱" で示している。脈浮緊は、脈浮緊張
　　　　　強の省略であり、脈浮弱は脈浮緊張**弱**を意味する。緊張強は、緊
　　　　　張弱の汗出に対して「無汗」である。大青竜湯証は、旺盛な自己
　　　　　治病力による発汗作用がより大きい病力によって強制的に抑圧さ
　　　　　れた症状をモデル化している。そのため、無汗の麻黄湯証類似の
　　　　　身疼があるが、本方は身疼痛であり、「煩躁」を伴うのが特徴で
　　　　　ある。無汗を敢えて「汗出でず」と記載していることを重視しな
　　　　　ければならない。

　　　　　（若脈微弱　汗出悪風者　不可服之。　服之則厥逆　筋惕肉瞤　此爲逆也）
　　　　　は、脈浮緊についての注意である。もし、脈が微弱で、汗が出て

196

傷寒論　巻第二　辨太陽病脈證并治　下

さむけする者は大青竜湯を服用してはならない。これを服用する
とただちに手足が冷え、筋（すじ）が驚いて肉がひきつる。これ
は誤治であるとの内容である。

　書き込み者は、桂枝湯証の人が大青竜湯を服用してはいけない
と主張しているが、本来は、不可服之ではなく、"不可與之"と
医家に対していうべきである。

― 書き込み ―　　（一次）62 新加湯

（10-38 大青龍湯証；身疼痛についての比較）

62　(発汗後) 身疼痛　脈沈遅者　桂枝加芍薬生姜各一両人参三両新加湯主
　之。

桂枝加芍薬生姜各一両人参三両新加湯方
　　　　桂枝 3両　芍薬 4両　甘草 2両　人参 3両　大棗 12枚　生姜 4両
　　　6味　以水 1斗 2升　煮取 3升　去滓　温服 1升。

※ 機能的構造式は省略
　病位　―（太陰病）/ 病理〈気・血・水〉（治）身疼痛　脈沈遅者

　（治）自己治病力　　　補 ＝［芍薬 4、生姜 4、人参 3］
　　　薬理と構成生薬　　気 ＝ 桂枝・甘草
　　　　　　　　　　　　血 ＝ 芍薬、人参
　　　　　　　　　　　　水 ＝ 大棗・生姜

［読み方］（発汗後）身疼痛し　脈が沈遅の者は　桂枝加芍薬生姜各一両
　　　　　人参三両新加湯これをつかさどる。
［内　容］"発汗後"は後から付けられ、無意味なので削除する。大青竜湯
　　　　　証の脈浮緊に対して脈沈遅者が身疼痛する場合、新加湯を参考に
　　　　　して下さいとの趣旨である。
［解　説］本方は、小建中湯の膠飴に替えて、生姜と人参を加えた薬方であ
　　　　　る。したがって、適応は腹痛であり身疼痛は疑わしい。

197

各論

―書き込み―　　（二次）66 厚朴生姜半夏甘草人参湯
　　　　　　　　　　　（62 新加湯証；身疼痛との比較）

66　（発汗後）腹脹満者　厚朴生姜半夏甘草人参湯主之。

厚朴生姜半夏甘草人参湯方　厚朴^{半斤}　生姜^{半斤}　半夏^{半斤}　甘草^{2両}　人参^{1両}
　　　　　　　　　　　　　　5 味　以水 1 斗　煮取 3 升　去滓　温服 1 升
　　　　　　　　　　　　　　日 3 服。

※ 機能的構造式は省略
　病位　―（太陰病）/ 病理〈**気・血・水**〉（治）腹脹満者

　（治）自己治病力　　　　気＋駆水 ＝ ［厚朴^{半斤}］：［半夏^{半斤}・生姜^{半斤}］
　　　　薬理と構成生薬　　**気** ＝ 厚朴、甘草
　　　　　　　　　　　　　血 ＝ 人参
　　　　　　　　　　　　　水 ＝ 半夏・生姜

［読み方］　（発汗後）腹脹満する者は厚朴生姜半夏甘草人参湯これをつかさ
　　　　　　どる。
［内　容］　腹が脹満する者には厚朴生姜半夏甘草人参湯が主治する。
［解　説］　66 条の身疼痛を腹満の重い症状だと考えた別人が、腹脹満には本
　　　　　　方が良いですよと 66 条の傍らに追加した条文である。腹脹満と
　　　　　　は、腹が苦しいほどにパンパンにふくれることをいう。

39　傷寒　脈浮緩　身不疼　但重　乍有軽時　無少陰證者　大青龍湯発之。

［読み方］　傷寒　脈浮緩　身疼かず　但重く　乍軽きときあり　少陰の
　　　　　　証なき者は大青龍湯にてこれをはっす。
［内　容］　傷寒で脈は浮でゆっくりである。身は痛まないが、ただ重い。（と
　　　　　　ころが、）急に軽くなるときがある。少陰病の証がない者は、大
　　　　　　青竜湯でこれを発汗する。

傷寒論　巻第二　辨太陽病脈證幷治　下

［解　説］　この文章は、『金匱要略』痰飲咳嗽病脈證幷治にある＜病溢飲者
當発其汗　大青龍湯主之。小青龍湯主之＞の溢飲に関係している。
　"溢飲"は、そこに＜飲水流行　歸於四肢　當汗出而不汗出　身
體疼重　謂之溢飲（飲んだ水がながれていき、四肢に帰る。まさ
に汗として出るべきなのだが、汗に出られない。そのため、身体
がうずいて重い。これを溢飲という）＞と説明されている。
　その中の"身體疼重"についての註釈が、身不疼　但重　乍有
軽時である。これがそのまま、『原本』の **10-38** 太陽中風　脈浮
緊　～　身疼痛　不汗出而煩躁者　大青龍湯主之　の傍らに書き
込まれた。実際には、何の関係もないのだが、"身疼痛"に対す
る註釈が目的である。更に、冒頭に"傷寒"をつけられ、意味の
ない脈浮緩と無少陰證者が加えられた。同時に、"當発其汗"に
ならって大青竜湯発之と記載されて条文にされてしまった。
　大青竜湯は太陽中風の薬方であり、傷寒には関係ない。内容が
支離滅裂であり、読者を惑わす文章なので39条は削除すべきで
ある。

―**書き込み**―　　（一次）40 小青龍湯（**10-38** 大青龍湯服用後の変化）

40　(傷寒) 表不解　心下有水氣 (乾嘔) 発熱而欬 (或渇　或利　或噎　或小便不
　利　或少腹満)　或喘者　小青龍湯主之。

小青龍湯方　麻黄　芍薬　細辛　乾姜　甘草　桂枝 各3両　　五味子　半夏 各半升
　　　　　　8味　以水1斗　先煮麻黄減2升　去上沫　内諸薬　煮取3
　　　　　　升　去滓　温服1升。
　　　　　　（去加方は省略）

各論

■ 機能的構造式

病位 （太陽病・少陽病・二病併存）/ 病理〈気・血・**水**〉

（治）発熱而欬　喘者

	表	表裏間	裏
⑲	麻黄³・桂枝³	半夏半升・五味子半升・細辛³・甘草³	
⑭		乾姜³	芍薬³

（治）自己治病力　　発汗＋駆水 ＝［麻黄³・桂枝³］:［半夏半升・五味子半升・細辛³］

　　　薬理と構成生薬　**気** ＝ 桂枝、甘草・乾姜

　　　　　　　　　　　血 ＝ 芍薬

　　　　　　　　　　　水 ＝ 麻黄、半夏、五味子、細辛

[読み方]　(傷寒) 表 解せず　心下に水氣あり (乾嘔し) 発熱して欬し (或は渇し、或は利し、或は噎し、或は小便利せずして 少腹満) 或は喘する者は 小青龍湯これをつかさどる。

[内　容]　書き込みが多い条文である。それらを削除すると次のようになる。
　　　　（10-38 大青龍湯服用）表不解　心下有水氣　発熱而欬或喘者 小青龍湯主之。
　　　　　乾嘔、渇、利、噎、小便不利　少腹満はいずれも「心下有水気」についての註釈である。参考にすればよい。
　　　　　10-38 大青竜湯証に大青竜湯を服用して発汗したが、発熱して欬あるいは喘するようになった。発熱は表が解さないためであり、欬あるいは喘は心下に水気があるためである。

[解　説]　条文の冒頭にある (傷寒) は、校正時につけられたのだろう。39 条、40 条共に何の意味もない傷寒であり、削除する。
　　　　　この条文は逆に読むとわかりやすい。発熱而欬或喘者　表不解　心下有水気である。そうすると、発熱而欬或喘者の病因は表不解と心下有水気となる。条文作成の規格に従ったので、敢えて 40 条のようにされている。さらに、厳密にいえば、表不解ではなく表・表裏間不解である。それでは、病因を示すことが出来ないので、

傷寒論　巻第二　辨太陽病脈證幷治　下

表不解　心下有水気としたわけである。

　機能的構造式によると、本方の病位は主として太陽病と少陽病だが、陰の傾向もある。これは、心下有水気が広範囲に影響を与えるからである。そのため、（乾嘔、渇、利、噎、小便不利、少腹満）などの心下有水気に関する註釈が多い。また、構成生薬も多く8種類である。

　この発熱は太陽病の発熱ではない。心下有水気と併存する発熱である。したがって、［桂枝：麻黄］は［2：3］あるいは［1.16：1］ではなく、「1：1」である。俗に言う**表裏双解**の比率である。

―書き込み―　（二次）41 小青龍湯（40 小青龍湯証；或渇との比較）

41　(傷寒　心下有水氣) 欬而微喘　発熱　不渇＜者＞（服湯已　渇者　此寒去欲解也）小青龍湯主之。

［読み方］　欬（がい）して微喘（びぜん）し　発熱するも　渇せざる＜者＞は　小青龍湯これをつかさどる。

［内　容］　せきをして、少しく喘がある。発熱しているにも関わらず、のどのかわきがない＜者＞は小青竜湯が主治する。

［解　説］　41条は40条の"発熱而欬　或渇"との比較の文章である。すなわち、欬而微喘　発熱　不渇者にも小青竜湯がよいという。（服湯已　渇者　此寒去欲解也）は、不渇に対する小青竜湯服用後の註釈である。渇は心下有水気の註釈であり、欬而微喘　発熱に影響を及ぼすだろうか。さらに、冒頭の（傷寒　心下有水氣）は、校正時に付け加えられた文言で必要ないので削除する。これによって、単なる書き込みが条文にされてしまった。

―書き込み―　（二次）29
　　　　　　　　　（40 小青龍湯証についての註釈あるいは書き込み）

29　(傷寒) 脈浮　自汗出　小便數　心煩　微悪寒　脚攣急　反與桂枝湯　欲攻其表　此誤也。得之便厥　咽中乾　煩躁　吐逆者　作甘草乾姜湯

各論

與之　以復其陽。若厥愈足温者　作芍薬甘草湯與之　其脚即伸。若胃
氣不和　讝語者　少與調胃承氣湯。若重発汗　復加焼鍼者　四逆湯主
之。

甘草乾姜湯方　甘草 4両　乾姜 2両
　　　　　　　2味　以水 3升　煮取 1升 5合　去滓　分温再服。

※ 機能的構造式は省略

病位　表裏間の陰（厥陰病）/ 病理〈気・—・—〉（治）厥　咽中乾　煩躁吐逆者

（治）自己治病力　　　補（気）＝ ［甘草 4・乾姜 2］
　　　薬理と構成生薬　　**気** ＝ 甘草・乾姜

　　　　　　　　　　　　血 ＝ —

　　　　　　　　　　　　水 ＝ —

芍薬甘草湯方　芍薬　甘草 各4両
　　　　　　　2味　以水 3升　煮取 1升 5合　去滓　分温再服。

※ 機能的構造式は省略

病位　——（太陰病）/ 病理〈気・**血**・—〉（治）脚攣急

（治）自己治病力　　　補（血）＝ ［芍薬 4］：［甘草 4］
　　　薬理と構成生薬　　気 ＝ 甘草

　　　　　　　　　　　　血 ＝ 芍薬

　　　　　　　　　　　　水 ＝ —

調胃承氣湯方は p.184 に記載。
四逆湯方は p.118 に記載。

傷寒論　巻第二　辨太陽病脈證幷治　下

［読み方］　(傷寒) 脈浮に　自汗出で　小便數　心煩　微悪寒し　脚攣急するに　反　桂枝湯を與て其表を攻めんと欲するは　これ誤りなり。これを得てすなわち厥し　咽中乾　煩躁し　吐逆する者は　甘草乾姜湯を作りこれに與て　以その陽を復す。もし　厥愈　足温なる者は更に　芍薬甘草湯を作り　これを與えればその脚即伸びる。もし　胃気和せずして讝語する者は少しく　調胃承氣湯を與える。もし、重ねて発汗し　また　焼鍼を加える者は　四逆湯これをつかさどる。

［内　容］　29条は、本来、個々に独立している8人 (A〜H) の註釈あるいは書き込みがひとつにまとめられた文章である。そのため、このまま読んでも理解できないのは当然である。

　　冒頭の (傷寒) は、校正時につけられたものなので削除する。

　　Aが、40条の"表不解"について"脈浮　自汗出　微悪寒"と註釈した。

　　次いで、Bが、"脈浮　自汗出　微悪寒"に対して、"反與桂枝湯　欲攻其表　此誤也"と書き込んだ。

　　それに対して、Cが、"此誤也"の具体例として"得之便厥　咽中乾　煩躁　吐逆者　作甘草乾姜湯與之　以復其陽"と付け加えた。

　　Dが"厥"によって"脚攣急"が生じると付け加えた。

　　Eが、"咽中乾"は"小便數"によるものであり、さらに"煩躁"は"心煩"であると註釈した。

　　Fが、"若厥愈足温者"は、註釈にある"脚攣急"において、厥がなくなれば、"脚攣急"が残っているので、"作芍薬甘草湯與之　其脚即伸"と書き加えた。

　　Gが、"吐逆"について、"若胃氣不和　讝語者　少與調胃承氣湯"と書き込んだ。

　　Hが、"反與桂枝湯　欲攻其表　此誤也"に、"若重発汗　復加焼鍼者　四逆湯主之"を追加した。

［解　説］　このように、29条は八つの註釈あるいは書き込み文が一つにまとめられたものである。したがって、条文自体の価値は小さいが、書き込まれた甘草乾姜湯や芍薬甘草湯は臨床上重要な薬方で

203

各論

ある。

　特に、ここに登場する甘草乾姜湯、芍薬甘草湯、調胃承気湯、四逆湯にはすべて甘草が含まれている。さらに、［甘草・乾姜］あるいは［芍薬・甘草］のように二味の組み合わせが示されて、薬方構成の基本型が記載されている。

　ここから、実質的に少陽病に入る。少陽病の構成は、太陽病を発汗後の変化を述べた条文と太陽病から四五日あるいは五六日後の条文の合計四条である。すなわち、太陽病を発汗後の継続性か太陽病からの自然経過を重視したかに分類できる。

　ただし、条文では、傷寒を太陽病に外付けするために、冒頭が傷寒四五日あるいは傷寒五六日となっている。

　また、少陽病の病的感覚反応は、この箇所に記載できないので、陽明病篇の後ろに、少陽病篇 19-263 条として記載されている。

　19-263 少陽之爲病　口苦　咽乾　目眩也にあるように、本来ならば、病的感覚反応の「口苦」から始まるのが順序なのだが、三つの理由で口苦に対応する病的身体反応（小柴胡湯証）を最後にした。

i 　太陽病を発汗したことによる熱の変化を優先した。「咽乾」と「目眩」がそれに該当する。

ii 　「口苦」は太陽病が四五日あるいは五六日経過後の病的感覚反応である。日数からも、当然、「咽乾」と「目眩」が先になる。

iii 　さらに、「口苦」を最後にした理由は、少陽病と陽・陰の関係にある厥陰病の病的感覚反応 “饑而不欲食” と文章における位置を合わせたためである。

　その結果、少陽病は病的感覚反応の「咽乾」に相当する五苓散証から始まる。

傷寒論　巻第二　辨太陽病脈證幷治　下

原文 11-71　太陽病　発汗後（大汗出　胃中乾　煩躁　不得眠　欲得飲水
　　　　　者　少少與飲之　令胃氣和則愈）（若）脈浮　小便不利　微
　　　　　熱　消渇者　五苓散主之。

五苓散方は p.104 に記載。

［読み方］　太陽病を発汗後　脈浮に　小便利せず　微熱し　消渇する者は
　　　　　五苓散これをつかさどる。

［内　容］　太陽病を発汗後、脈は浮で、小便の出が悪く、微熱があり、いく
　　　　　ら水をのんでものどの渇きが止まらない者は五苓散が主治する。
　　　　　（大汗出　胃中乾　煩躁　不得眠　欲得飲水者　少少與飲之　令胃氣和則愈）
　　　　　は発汗後の註釈だが疑問がある。大量の汗が出て、胃の中が乾燥
　　　　　して、煩躁し、眠れず、水を飲みたい者に "少量の水" を与え飲
　　　　　ませて胃気が和するとは考えられないからである。五苓散証の「消
　　　　　渇」とは矛盾する内容である。

［解　説］　発汗後とあるから、太陽病は解消したはずである。しかし、発汗
　　　　　を 3-12 条にある "遍身漐漐微似有汗者益佳" ではなく、水流離" と
　　　　　したために五苓散証になったと考えられる。
　　　　　『原本』はこの時点で太陽病から少陽病に移行したとしている。
　　　　　すなわち、太陽病と少陽病との関係を示すための条文である。
　　　　　　一見、壊病のようであるが、壊病ではない。太陽病から少陽病
　　　　　に移行するのは自然だからである。一方、壊病の場合は、蒸蒸発
　　　　　熱あるいは仍発熱となって、陽明病や少陰病などに変化し、正規
　　　　　のルートを逸脱する。
　　　　　　五苓散証の脈浮は太陽病の頭痛あるいは発熱（表証）がまだ残っ
　　　　　ていることを表している。しかしながら、小便不利　微熱　消渇
　　　　　とあるように大部分は少陽病証（表裏間の陽）である。つまりわ
　　　　　ずかな表証が、表裏間証と併存している状態である。表証には桂
　　　　　枝が対応し、微熱には猪苓が対応する。

　なお、72 条、73 条，74 条は、71 五苓散に関連があるとされて、校正時
にここに集められただけである。

各論

72　発汗已　脈浮數　煩渇者　五苓散主之。

　これは、26 服桂枝湯　大汗出後　大煩渇不解　脈洪大者　白虎加人参湯主之　と比較するために、26 条の傍らに書き込まれた文章である。目的は脈による白虎加人参湯と五苓散の鑑別である。

73　(傷寒) 汗出而渇者　五苓散主之。不渇者　茯苓甘草湯主之。

　この文章は、原文 11-71 条の (大汗出　胃中乾) を汗出而渇者と註釈しただけの文章である。そこへ、別人が同様に“水”を治す不渇の茯苓甘草湯を書き加えて、渇の有無を比較したに過ぎない。

　茯苓甘草湯は 356 条にある。

　　356 (傷寒) 厥而心下悸　宜先治水。當服茯苓甘草湯。却治其厥　不爾
　　　　水漬入胃　必作利也。

　356 条は、355 病人　手足厥冷　脈乍緊者　邪結在胸中　心下満而煩云々との比較をするために書き込まれた。冒頭の傷寒は校正時につけられたもので関係ない。手足が冷えて心下で動悸する。よろしく先に水を治すべきである。まさに茯苓甘草湯を服すべしという。厥而心下悸は、心下満而煩の瓜蔕散との比較・鑑別である。

　なお、却治其厥　不爾　以下の文章は別人による註釈であり、臨床上の価値がないので削除する。

　要するに、73 条は五苓散も茯苓甘草湯も治水の薬方だが、その違いは渇あるいは不渇にあると述べているに過ぎない。

　茯苓甘草湯方　茯苓 2両　桂枝 2両　甘草 1両　生姜 3両
　　　　　　　4味　以水 4升　煮取 2升　去滓　分温 3服。

※ 機能的構造式は省略

　病位　表裏間の陽 (少陽病) / 病理〈気・―・水〉(治) 厥而心下悸者

(治) 自己治病力　　　中和 (気・水) = [桂枝 2・甘草 1] : [茯苓 2・生姜 3]
　　薬理と構成生薬　**気** = 桂枝・甘草

　　　　　　　　　　血 = ―

　　　　　　　　　　水 = 茯苓、生姜

206

傷寒論　巻第二　辨太陽病脈證并治　下

74　（中風　発熱六七日）不解而煩（有表裏證）渇欲飲水　水入則吐者　名曰水
　　　逆（五苓散主之）。

　この文章は、71 令胃氣和則愈の註釈として 11-71 条の傍らに書き込まれ
た。すなわち、少々の水を与えても胃気不和が解さずにわずらわしく、渇の
ために水を飲みたがり飲むと直ちに吐いてしまう者を名づけて"水逆"とい
うとの内容である。

　冒頭に（中風　発熱六七日）をつけられて独立した条文とされたものだが、（中
風　発熱六七日）は間違いである。水逆だけを参考にすればよい。

386　（霍亂　頭痛　発熱　身疼痛）熱多欲飲水者　五苓散主之。寒多不用水者
　　　理中丸主之。

　後人が、何故か 11-71 条の傍らに書き込まれていた理中丸を五苓散と共に
霍乱病に転載した。そもそも、辨霍亂病脈證并治第十四は、後人が"傷寒"
とは異なる霍乱病を『伝本』に書き加えたものである。最初は、霍乱病とい
う病名だけで薬方が記載されていなかった。

　そのため、すでに書き込まれていた理中丸の他に四逆加人参湯、通脈四逆
加猪膽汁湯が集められて、辨霍亂病脈證并治第十四として『伝本』に付け加
えられてしまった。

　したがって、（霍亂　頭痛　発熱　身疼痛）は、五苓散と理中丸には該当しない。
73 条の渇と不渇同様に、五苓散証の熱多欲飲水と理中丸証の寒多不用水を比
較しただけの書き込みである。

理中丸方　人参　乾姜　甘草　白朮各3両
　　　　　4味　擣篩　蜜和爲丸　如鶏子黄許大　以沸湯數合　和一丸
　　　　　研碎　温服之　日三服　夜二服。腹中未熱　益至三四丸。然不
　　　　　及湯。
　　　　　湯法　以四物　依兩數切　用水八升　煮取三升　去滓　温服一
　　　　　升　日三服。
　　　　　（4味　ついてふるい、蜜に和して丸となす。鶏子黄ばかりの大きさの如く
　　　　　　にする。沸湯数合をもって、一丸を和し、研碎（すりつぶしてくだくこと）
　　　　　　してこれを温服する。日三服　夜二服。　腹中未だ熱せざれば、益して三
　　　　　　四丸に至る。しかれども湯に及ばず）
　　　　　（湯法は四物をもって、両数によって切り、水8升をもって、煮て3升を取

各論

り、滓を去り、1升を温服する。日に3服する）

■ 機能的構造式

病位 ― （太陰病）/ 病理〈**気・血・水**〉（治）寒多不用水者

	表	表裏間	裏
㊐		甘草³　白朮³	
㊛		乾姜³	人参³

（治）自己治病力　　　補＋利水 ＝［甘草³・乾姜、人参³］：［白朮³］
　　　薬理と構成生薬　　**気** ＝ 甘草・乾姜
　　　　　　　　　　　　血 ＝ 人参
　　　　　　　　　　　　水 ＝ 白朮

［読み方］（霍亂　頭痛　発熱　身疼痛）熱多く水を飲まんとほっする者は　五苓
　　　　　散これをつかさどる。寒多く水をもちいざる者は　理中丸これを
　　　　　つかさどる。

［内　容］熱多く水を飲まんと欲する者は五苓散が、寒多く水を欲せざる者
　　　　　は理中丸が主治する。（霍亂　頭痛　発熱　身疼痛）は、削除する。

［解　説］理中丸は、4味の生薬を粉末にして、蜂蜜で丸剤としたものを熱
　　　　　湯に入れて砕いて細かくし、服用する。恐らく、携帯して何処で
　　　　　も直ちにのめることを目的としたのだろう。理中とは中焦を治療
　　　　　する意味である。身体を上焦・中焦・下焦に分類するグループが
　　　　　名付けた薬方である。
　　　　　　一方、4味を最初から煮詰めて服用すれば、人参湯である。
　　　　　　また、理中丸については、辨陰陽易差後勞復病脈證幷治に
　　　　　＜396（大病差後）　喜唾　久不了了者　胃上有寒　當以丸薬温之
　　　　　宜理中丸＞の文章がある。これは、寒多不用水者の註釈だった。
　　　　　すなわち、口中に唾液がたまる症状が長期間続く者は、胃上に寒
　　　　　があるからである。まさに丸薬をもってこれを温めるべきである。
　　　　　理中丸がよろしいという。寒多不用水者に理中丸を使用する理由

傷寒論　巻第二　辨太陽病脈證并治　下

を述べている。

　　胃上有寒としたのは、11-71 条の註釈に "胃中乾" があるので、胃中有寒とはしなかったのだろう。

　　このように、11-71 条の書き込みが 386 条の霍乱病とされ、その註釈が陰陽易差後勞復病とされて混乱している。

　　なお、人参湯は『金匱要略』胸痺心痛短氣病脈證并治に、枳實薤白桂枝湯の亦書き薬方として記載されているが疑問がある。はたして、理中の人参湯が、胸痺心痛に有効なのだろうか。

　次は、原文 19-263　少陽之爲病　口苦　咽乾　目眩也にある「目眩」の病的身体反応の梔子豉湯に移る。

　原文 12-77　＜太陽病＞　発汗 (若下之) 而煩熱　胸中窒者　梔子豉
　　　　　　　　湯主之。

梔子豉湯方は p.106 に記載。

[読み方]　＜太陽病を＞発汗して煩熱し　胸中 窒 者は梔子豉湯これをつ
　　　　　かさどる。
[内　容]　太陽病を発汗したところ、わずらわしい熱となり胸中がふさがる
　　　　　者は梔子豉湯が主治する。
[解　説]　76 条、77 条、78 条、79 条、80 条、81 条には、梔子豉湯とそ
　　　　　の去加方が集中している。この中で、原文と考えられるのは 77
　　　　　条だけである。＜太陽病＞を発汗して煩わしい熱があり、胸中に
　　　　　ものが詰まる感じがする。これは、病的感覚反応「目眩」と対比
　　　　　関係にある梔子豉湯の病的身体反応である。
　　　　　　目眩は "めまい" だが、めまいそのものではなく、煩熱と胸中
　　　　　窒による不快感を病的感覚反応として表現したものである。
　　　　　　以下はすべて書き込み文である。

76　(発汗後) 水薬不得入口　爲逆。若更発汗　必吐下不止。
74 条の名曰水逆の註釈が紛れ込んでいる。
(発汗　吐下後) 虚煩不得眠は、71 条の煩躁不得眠との比較である。

各論

虚煩不得眠には次の三方が対応する。

　　若劇者　必反覆顛倒　心中懊憹　梔子豉湯主之。

　　若少氣者　梔子甘草豉湯主之。

　　若嘔者　梔子生姜豉湯主之。

78　(傷寒五六日　大下之後)身熱不去　心中結痛者　未欲解也　梔子豉湯主
　　之。

　これは、14-99傷寒四五日　身熱　悪風　頸項強　胸下満に小柴胡湯与え
ても、身熱が解さずに心中結痛となった者には梔子豉湯がよいと書き加えた
文章である。

79　(傷寒　大下之後)心煩　腹満　臥起不安者　梔子厚朴湯主之。

　79条は76条の虚煩不得眠と臥起不安を比較するために書き込まれた。

80　(傷寒　醫以丸薬大下之)身熱不去　微煩者　梔子乾姜湯主之。

　78条の身熱不去　心中結痛者と比較・鑑別が目的の文章である。

　なお、冒頭の（　）内の文言はすべて校正時に追加されたものである。そ
もそも、(傷寒五六日　大下之後)とはあるが、それに該当する文章は見当たら
ない。恐らく、校正者が"想像して"これらの書き込み文に付け加えたのだ
ろう。

　心中懊憹（憂いもだえる）や心中結痛（心中の痛み）は、胸中窒を言い換
えた表現に過ぎない。原文は胸中と具体的な表現だが、懊憹や結痛は精神的
なので心中としたのだろう。いずれにしても、モデル化された条文は77条
だけである。

81　凡用梔子湯　病人舊微溏者　不可與服之。(およそ梔子豉湯を用いるに、病
　　人が永らく大便の微溏する者であるときは与えてこれを服さしむべからず)

　この文章は、梔子に大便を軟化する作用のあることを知った後人が、書き
入れたものである。それ故、永年にわたり、大便が軟便気味の者には梔子の
入った梔子豉湯を服用させてはならないとの忠告である。実際、梔子を含む
薬方を服用すると大便が軟らかになる傾向がある。

　次に、原文19-263　少陽之爲病　口苦　咽乾　目眩也にある「口苦」の
病的身体反応に移る。

傷寒論　巻第二　辨太陽病脈證幷治　下

原文 13-96　傷寒五六日（中風）往来寒熱　胸脇苦満　黙黙不欲飲食　心煩　喜嘔（或胸中煩而不嘔　或渇　或腹中痛　或脇下痞鞕　或心下悸　小便不利　或不渇　身有微熱　或欬）者　小柴胡湯主之。

原文 14-99　傷寒四五日　身熱　悪風　頸項強　胸下満　手足温而渇者　小柴胡湯主之。

　　　　　　　　　　　　　　　　　　　　小柴胡湯方は p.102 に記載。

原文 13-96
[読み方]　傷寒五六日　往来寒熱し　胸脇苦満し　黙黙として飲食を欲せず　心煩　喜嘔する者は小柴胡これをつかさどる。
[内　容]　傷寒五六日で、悪寒と発熱が行ったり来たりする。胸脇に苦しさが満ちあふれて、声もなくひっそりとして飲食したくない。心はわずらわしく、嘔をしたくなる者は小柴胡湯が主治する。

原文 14-99
[読み方]　傷寒四五日　身熱　悪風し　頸項強　脇下満ちて　手足温にして渇する者は小柴胡湯が主治する。
[内　容]　傷寒四五日で、体にこもった熱となり、さむけがして、首とうなじがこわばり、脇の下が張ったような感じがする。手足はあたたかくのどがかわく者は小柴胡湯が主治する。
[解　説]　ここに二つの傷寒がある理由は、3-3 太陽病　或已発熱　或未発熱〜　名爲傷寒からの変化だからである

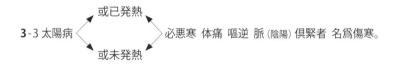

　　　或已発熱　　名爲傷寒　→　原文 13-96　傷寒　五六日
　　　或未発熱　　名爲傷寒　→　原文 14-99　傷寒　四五日

211

各論

　傷寒五六日が傷寒四五日の前にあるのは、3-3条における或已発熱と或未発熱の順序に従ったからである。(陰陽) は未発熱を陰、已発熱を陽としただけの無駄な註釈であり、削除する。

　ここで注意すべき点は、傷寒四五日あるいは五六日が傷寒自体の日数ではないことである。それは p.102 で述べたように、傷寒の病的身体反応が存在する太陽病からの日数である。つまり、自己治病力は、太陽病における傷寒には無力だが、太陽病が四五日あるいは五六日経過すると発動すると考えたことによる。

　それを利用して、3-3 太陽病　〜　名爲傷寒（太陽病）と 13-96 往来寒熱、14-99 身熱悪風（ともに少陽病）とにまたがって傷寒を外付けした。このようにした理由は、システムが自己治病力の発汗作用（汗出）を出発点としているので、無汗の傷寒をシステムに加えることができないからである。そこで、自己治病力が発動しない太陽病の病的感覚反応である「太陽之爲病　脈浮　頭項強痛而悪寒」を太陽病、中風、傷寒との共通の出発点とし、その上で、太陽病における「傷寒」の病的身体反応から四五日（或未発熱）あるいは五六日（或已発熱）経過して小柴胡湯証に変化するとしてシステムに外付けした。

　太陽病から四五日あるいは五六日経過すると太陽病は隣接する少陽病に転属することになる。それが小柴胡湯証であり、そこでは自己治病力が身熱悪風あるいは往来寒熱を**中和する**ことができる。

　システムに外付けしたために、傷寒四五日あるいは傷寒五六日を傷寒：太陽病四五日あるいは傷寒：太陽病五六日と読み変えなければならない。

　　傷寒四五日　→　傷寒：太陽病四五日　＝　少陽病　小柴胡湯証
　　傷寒五六日　→　傷寒：太陽病五六日　＝　少陽病　小柴胡湯証

　すなわち、傷寒は太陽病や中風と異なり、初発は自己治病力が関与できない病態であるために、太陽病と対比する形にせざるを得なかった。

　ではなぜ、太陽病四五日あるいは太陽病五六日としたのだろう。システムでは少陽病は太陽病からの変化で生じる。条文では太陽病からの継続性を重視しているので、冒頭に少陽病を冠することができない。

　　11-71　太陽病　発汗後　〜〜〜　消渇者　五苓散主之。
　　12-77　太陽病　発汗　(若下之) 而煩熱胸中窒者　梔子豉湯主之。

傷寒論　巻第二　辨太陽病脈證幷治　下

　このように、条文では少陽病とは記載せず、太陽病　発汗（後）として、自己治病力の指示による発汗（後）の証を記載している。つまり、少陽病は太陽病の発汗後に生成することを強調している。もう一つの生成は太陽病からの時間的経過である。それが、太陽病四五日と太陽病五六日である。

　傷寒は太陽病では自己治病力による発汗がないので、傷寒　発汗後　とは記載できない。そこで、原作者たちは、四五日あるいは五六日の太陽病を「傷寒」と「対比する」ことにして、傷寒四五日あるいは傷寒五六日と表示したわけである。

　実際、「傷寒」を太陽病期では治すことができず、発病後、四五日あるいは五六日経過し、小柴胡湯証になって、はじめて、自己治病力による「中和」で解すことが可能となる。

　それは、「傷寒」が急性熱性病の一病態に過ぎず、三陽病・三陰病からなるシステムに外付けされた位置にあり、『傷寒論』の主役ではないことを表している。

　ⅰ　傷寒の病的身体反応と小柴胡湯証の対比

　　3-3　太陽病　或已発熱　或未発熱　必悪寒　體痛　嘔逆
　　　　　　　脈（陰陽）俱緊者　名爲傷寒

上記の傷寒の病的身体反応を小柴胡湯証と対比する。

　3-3　名爲傷寒　　　　　　　　13-96　小柴胡湯主之
　　　或已発熱　必悪寒　：　　　　　往来寒熱
　　　嘔逆　　　　　　：　　　　　黙黙不欲食　心煩　喜嘔

　3-3　名爲傷寒　　　　　　　　14-99　小柴胡湯主之
　　　或未発熱　必悪寒　：　　　　　身熱　悪風*
　　　體痛　　　　　　：　　　　　頸項強　脇下満

　　　　　　　　　　　　　悪風*は自己治病力による発汗　汗出時の「さ
　　　　　　　　　　　　　むけ」だが、ここでは身熱に使用されている。

　或已発熱　必悪寒は、小柴胡湯証の往来寒熱と、また、或未発熱　必悪寒は小柴胡湯証の身熱　悪風と対比されている。體痛と嘔逆も同様に対比の状

213

各論

態にある。対比することにより実質は太陽病からの日数に「傷寒」を付けることが可能になる。

このように、傷寒は太陽病では治療できないので、中風とは異なり、**太陽傷寒は存在しない**。一方、中風は太陽病において、太陽中風として存在する。中風は **4-12 太陽中風　桂枝湯主之**からスタートして、**10-38 太陽中風　大青龍湯主之**で完結する。すなわち、自己治病力が（＋）→（−）となるシステムの構成に従うことができるからである。

そのため、**13-96 傷寒五六日**　にある“中風”は間違いなので削除する。

ii　少陽病の編集と厥陰病の編集の類似

システムでは太陽病は陽で、その陰は少陰病であり、少陽病が陽でその陰が厥陰病である。つまり、それぞれには陽と陰の関係がある。ただし、陽明病と太陰病にはそれがない（p.59）。

また、『原本』では、太陽病篇の中で太陽病 → 少陽病への進行を記載している。同様に、厥陰病の四逆湯や通脈四逆湯が少陰病篇にあり、少陰病 → 厥陰病の継続性を強調している。このように編集できるのは、先に述べたようにシステムにおいて、それぞれが陽と陰の関係にあるからである。その結果、『原本』では、厥陰病篇には四逆湯と小柴胡湯に 2 方しか存在しない。

iii　厥陰病篇の最後の薬方が小柴胡湯である理由

往来寒熱は傷寒の病的身体反応である。「或已発熱　必悪寒」が五六日経過して生じたものである。それが少陽病の陰になる厥陰病に変化すると往来が消滅して寒と熱とに分離する。

　　　往来寒熱　　寒 ↔ 熱　→　寒　・　熱

その原因は、気のエネルギー不足により、水の循環不全が発生して厥（四肢の冷え）となり、往来ができなくなるためである。ただし、「熱」は消滅しない。往来が消滅しても生命がある限り、「熱」は存在している。したがって、厥陰病の薬方構成（p.116）で述べたように、往来寒熱が厥陰病では往来の消滅によって「寒」と「熱」の 2 系統になる。

「寒」の系統は下利と厥逆悪寒であり、「熱」の系統は熱不去、身反不悪寒で乾嘔、身有微熱で嘔を伴う。そして、少陰病から厥陰病への進行に伴って、

214

傷寒論　巻第二　辨太陽病脈證幷治　下

四逆湯と通脈四逆湯の服用より気がエネルギーを回復し、嘔而発熱になる。嘔而発熱は少陽病の復活を意味する。それに対応するのが自己治病力の中和であり、薬方は小柴胡湯である。

したがって、小柴胡湯が『原本』の厥陰病篇に位置することになり、記載される最後の薬方になる。

なお、或未発熱　身熱悪風は、未発熱とある通り、寒のみで熱がないので往来寒熱にはならないため、身熱悪風の分離はない。しかし、小柴胡湯が中和することには変わりないので、冒頭に傷寒を付けて傷寒四五日と表示している。

（或胸中煩而不嘔　以下）の文言は、すべて原文に対する註釈であり削除可能である。

ここからは、13-96 小柴胡湯証に対する補入と比較・追加の薬方が続く。

― 書き込み ―　　（一次）144 小柴胡湯（13-96 小柴胡湯証；往来寒熱）

144　婦人 (中風　七八日) 續得寒熱　発作有時　経水適断者 (此爲熱入血室　其血必結　故使如瘧状発作有時)　小柴胡湯主之。

[読み方]　婦人　続いて寒熱を得て　発作時あり　経水適断の者は小柴胡湯これをつかさどる。

[内　容]　成人の女性が往来寒熱になり、時々悪寒・発熱の発作がするようになった。すると、始まったばかりの月経が突然停止した。この者には小柴胡湯が主治する。

[解　説]　冒頭の (中風　七八日) は削除する。續得寒熱とあるので、13-96 傷寒五六日 (中風) の続きとして七八日としたに過ぎない。(此爲熱入血室　其血必結　故使如瘧状発作有時) は、間違った註釈である。書き込み者は「寒熱　発作有時」が経水適断の原因だとしている。しかし、註釈者は熱入血室つまり熱が血室には入ったために血が必然的に結ばれたからだという。

従来、その血室が体のどの部位なのか議論されてきたが、そもそも註釈自体が誤りなので特定できていない。

215

各論

― 書き込み ―　　（一次）146 柴胡桂枝湯
（小柴胡湯証；往来寒熱・胸脇苦満との比較）

146　(傷寒六七日) 発熱　微悪寒 (支節煩疼) (微嘔) 心下支結　外證未去者
柴胡桂枝湯主之。

柴胡桂枝湯方　桂枝　黄芩　人参　生姜　芍薬各1両半　甘草1両　大棗6枚
半夏2合半　柴胡4両
9味　以水7升　煮取3升　去滓　温服1升。

■ 機能的構造式

病位　表裏間の陽（少陽病）/ 病理〈気・**血**・**水**〉（治）発熱　微悪寒
心下支結　外証未去者

	表	表裏間	裏
陽	桂枝 1.5	柴胡 4・黄芩 1.5・半夏 2.5・人参 1.5	生姜 1.5 大棗 6・甘草 1
陰			芍薬 1.5

（治）自己治病力　　発汗＋中和（気・血・水）＝［桂枝 1.5］：［柴胡 4・黄芩 1.5］：
［人参 1.5・芍薬 1.5］：［半夏 2.5・生姜 1.5 大棗 6］

薬理と構成生薬　**気** ＝ 桂枝・甘草、柴胡・黄芩

血 ＝ 人参、芍薬

水 ＝ 半夏、生姜・大棗

[読み方]　(傷寒六七日) 発熱し　微悪寒し　心下支結し　外証いまだ去らざる
者は柴胡桂枝湯これをつかさどる。

[内　容]　冒頭の (傷寒六七日) は、13-96 条の傷寒五六日の継続として、つ
けられただけであり、削除する。(支節煩疼) は外証未去についての
の註釈であり、(微嘔) は心下支結の註釈である。太陽病から少陽
病・小柴胡湯証に転入したものの、太陽病（外証）が去っていな
いものがある。その症状が、発熱　微悪寒　心下支結である。

216

傷寒論　巻第二　辨太陽病脈證并治　下

［解　説］　小柴胡湯証の「往来寒熱、胸脇苦満」と「発熱・微悪寒、心下支結」
を比較するために書き込まれた文章である。内証（小柴胡湯証）
に外証（桂枝湯証）が結びついた状況なので、小柴胡湯と桂枝湯
を1/2ずつ合方して柴胡桂枝湯とした。

　　しかし、なぜ、1/2ずつにしたのか理由はわからない。外証未
去ならば、小柴胡湯加桂枝3両とする方が適切と考える。また、
心下支結の意味も判然としない。文字通り解釈すれば、（胸脇苦
満が）心下に枝分かれして凝結することである。しかし、中脘（心
下と臍の中間の位置）にある“かたまり”が心下支結だという説
がある。（『リアル傷寒論』p.357）。

　　いずれにしても、書き込みなので、作者の意図がもう一つはっ
きりしないが、実際には使用する機会はある。

―書き込み―　　（一次）147 柴胡桂枝乾姜湯
　　　　　　　　　　　（小柴胡湯証；胸脇苦満・喜嘔との比較）

147　(傷寒五六日)（已発汗而復下之）胸脇満微結　小便不利　渇而不嘔　但頭
　　汗出　往来寒熱　心煩者　柴胡桂枝乾姜湯主之。

　　柴胡桂枝乾姜湯方　柴胡半斤　桂枝3両　乾姜2両　栝樓根4両　黄芩3両
　　　　　　　　　　牡蠣2両　甘草2両
　　　　　　　　　　7味　以水1斗2升　煮取6升　去滓　再煎　取3升
　　　　　　　　　　温服1升　日3服。

217

各論

■ 機能的構造式

病位　表裏間の陽（少陽病）/ 病理〈気・―・水〉（治）小便不利　渇而不嘔
　　　　　　　　　　　　　　　　　　　　　　　　　　但頭汗出　往来寒熱
　　　　　　　　　　　　　　　　　　　　　　　　　　心煩者

表	表裏間	裏
㊝　桂枝 3	柴胡 半斤・黄芩 3・栝樓根 4・牡蠣 2・甘草 2	
㊜	乾姜 2	

（治）自己治病力　　中和（気・水）＋補 ＝［柴胡 半斤・黄芩 3・桂枝 3］：

　　　　　　　　　　　　　　　　　　　　　　　［栝樓根 4・牡蠣 2］：［甘草 2・乾姜 2］

　　　薬理と構成生薬　**気** ＝ 桂枝・甘草、柴胡・黄芩、（甘草）・乾姜

　　　　　　　　　　　血 ＝ ―

　　　　　　　　　　　水 ＝ 栝樓根、牡蠣

[読み方]　　脇脇が満ちて微結し　小便利せず　渇して嘔せず　ただ頭に汗
　　　　　　が出て往来寒熱し　心煩する者は柴胡桂枝乾姜湯これをつかさ
　　　　　　どる。

[内　容]　　胸脇に張った感じがあり、それが少しくかたまっている。小便の
　　　　　　出が悪く、のどが渇いて嘔はない。頭にだけ汗が出て、往来寒熱し、
　　　　　　気持ちが落ち着かない者は柴胡桂枝乾姜湯が主治する。

[解　説]　　（傷寒五六日）は、本方が **13-96** 条の傍らに書き込まれていたので
　　　　　　再編のときに付け加えられた。また、（已発汗而復下之）は、小便不
　　　　　　利と渇の註釈である。どちらも削除する

　　　　　　　本方は、小柴胡湯証の往来寒熱と胸脇苦満の比較するために書
　　　　　　き込まれた。往来寒熱は共通だが、胸脇苦満ではなく、胸脇満微
　　　　　　結であり、喜嘔に対しては不嘔である。これらの症状は、エネル
　　　　　　ギー不足による気の循環不全による。そのため、上熱下寒となり、
　　　　　　影響が水の循環に及んで小便不利となる。

218

傷寒論　巻第二　辨太陽病脈證并治　下

―書き込み―　　（一次）107 柴胡加龍骨牡蠣湯
　　　　　　　　　（小柴胡湯証；胸脇苦満・心煩との比較）

107　（傷寒八九日）（下之）胸満　煩驚　小便不利　讝語　一身盡重　不可轉
　　　側者　柴胡加龍骨牡蠣湯主之。

柴胡加龍骨牡蠣湯方　柴胡 4両　半夏 2合半　黄芩 生姜 人参 桂枝 茯苓（鉛丹）
　　　　　　　　　　龍骨　牡蠣各 1両半　大棗 6枚　甘草 1両（大黄 2両）
　　　　　　　　　　11味　以水 8升　煮取 4升　再煎（内大黄　切如碁
　　　　　　　　　　子　更煮一両沸）去滓　温服 1升。

■ 機能的構造式

病位　表裏間の陽（少陽病）/ 病理〈**気**・血・**水**〉（治）胸満煩驚　小便不利
　　　　　　　　　　　　　　　　　　　　　　　　　　讝語　一身盡重
　　　　　　　　　　　　　　　　　　　　　　　　　　不可轉側者

　　　　　　表　　　　　　　　　　表裏間　　　　　　　　　　裏

　㊐　桂枝 1.5　　　柴胡 4 半夏 2.5 黄芩 1.5 生姜 1.5 大棗 6枚
　　　　　　　　　　茯苓 1.5 龍骨 1.5 牡蠣 1.5 甘草 1

　㊜　　　　　　　　　　　　　　　　　　　　　　　　　人参 1.5

（治）自己治病力　　中和（気・血・水）＝［柴胡 4・黄芩 1.5　龍骨 1.5］：［人参 1.5］：
　　　　　　　　　　　　　　　　　　　　［牡蠣 1.5　茯苓 1.5・生姜 1.5・大棗 6・半夏 2.5］
　　　薬理と構成生薬　**気** ＝ 桂枝・甘草、柴胡・黄芩、龍骨
　　　　　　　　　　　血 ＝ 人参
　　　　　　　　　　　水 ＝ 生姜・大棗、茯苓、牡蠣、半夏
　　　　　　　　　　　　　　　　（なお、鉛丹（気剤）は削除した）

［読み方］　脇満　煩驚し　小便利せず　讝語し　一身盡重く　轉側す
　　　　　べからざる者は柴胡加龍骨牡蠣湯これをつかさどる。
［内　容］　胸が一杯になって、外からの刺激に過剰に反応するようになる。

各論

小便の出が悪く、うわ言をいう。全身が重く、寝返りを打つことができない者は柴胡加竜骨牡蛎湯が主治する。

[解　説]　本方の構成生薬には疑問がある。まず、本方には大黄は不要である。この大黄は 103 太陽病　過經十餘日　云々にある加大黄二両が 107 条に紛れ込んだものである。その大黄に内大黄　切如碁子更煮一両沸と付け加えて条文とされてしまった。

　本方は小柴胡湯に〈桂枝〉、〈茯苓〉、〈龍骨〉、〈牡蠣〉を加えて構成されている。目的は小柴胡湯証の「心煩」が重症化した病人を治すためである。そこで、13-96 傷寒五六日　往来寒熱　胸脇苦満の傍らに書き込まれた。

　（傷寒八九日）は、校正時に 146 柴胡桂枝湯証の続きとして書き加えられたもので特に意味はない。また、（下之）は一身盡重を大承気湯証の其身必重と比較して、書き入れられたもので必要ない。

―**書き込み**―　　（二次）112 桂枝去芍薬加蜀漆龍骨牡蠣救逆湯
　　　　　　　　　　（柴胡加龍骨牡蛎湯証；煩驚との比較）

112　（傷寒　脈浮　醫以火迫劫之　亡陽）必驚狂　臥起不安者　桂枝去芍薬加蜀漆龍骨牡蠣救逆湯主之。

救逆湯方　桂枝 3両　生姜 3両　大棗 12枚　甘草 2両　牡蠣 5両　龍骨 4両
　　　　　蜀漆 3両
　　　　　7味　以水 1斗 2升　先煮蜀漆　減 2升　内諸薬　煮取 3升
　　　　　去滓　温服 1升。

傷寒論　巻第二　辨太陽病脈證并治　下

※ 機能的構造式は省略

病位　表裏間の陽（少陽病）/ 病理〈**気**・―・水〉（治）驚狂　臥起不安者

（治）自己治病力　　　中和（気・水）＝［桂枝 ³・甘草 ²　龍骨 ⁴　蜀漆 ³］：
　　　　　　　　　　　　　　　　　　　［牡蠣 ⁵　生姜 ³・大棗 ¹²］

　　薬理と構成生薬　　**気** ＝ 桂枝・甘草、龍骨、蜀漆
　　　　　　　　　　　血 ＝ ―
　　　　　　　　　　　水 ＝ 牡蠣　生姜・大棗

[読み方]　（傷寒　脈浮に　医火をもってこれを迫劫（はくごう）し亡陽（ぼうよう）す）必ず驚狂（きょうきょう）し臥起安か
　　　　　らざる者は桂枝去芍薬加蜀漆龍骨牡蠣救逆湯（けいしきょしゃくやくかしょくしつりゅうこつぼれいきゅうぎゃくとう）これをつかさ
　　　　　どる。

[内　容]　（傷寒、脈浮に医師が焼鍼でこれを、おびやかし脅迫したので陽を失って）必
　　　　　ず驚き狂い寝たり起きたりが平常通りではなくなった者には救逆
　　　　　湯が主治する。

[解　説]　本方は柴胡加竜骨牡蛎湯証の煩驚と必驚狂を比較する目的で書き
　　　　　込まれた。そのため、必驚狂　臥起不安者　救逆湯主之が書き込
　　　　　み文である。（傷寒　脈浮　醫以火迫劫之　亡陽）は後から付け加えら
　　　　　れたもので本方とは関係ない。
　　　　　　本方は 21 太陽病　下之後　脈促　胸満者の桂枝去芍薬湯に〈蜀
　　　　　漆〉、〈龍骨〉〈牡蠣〉の３味を加えたものである。胸満がさらに
　　　　　重症化した驚狂に適応する。なお、蜀漆については植物名に諸説
　　　　　ある。

—書き込み—　　　（三次）117 桂枝加桂湯（112 救逆湯証；必驚狂との比較）

117　焼鍼令其汗　鍼處被寒　核起而赤者　必発奔豚（氣従少腹上衝心者）（灸
　　　其核上各一壮）與桂枝加桂湯。（更加桂枝二両也）

桂枝加桂湯方　桂枝 ⁵両　芍薬 ³両　生姜 ³両　甘草 ²両　大棗 ¹²枚
　　　　　　　５味　以水７升　煮取３升　去滓　温服１升。

221

各論

※ 機能的構造式は省略

　病位　表の陽（太陽病）／ 病理〈**気**・血・水〉（治）奔豚者

（治）自己治病力　　発汗 ＝［桂枝 5］
　　　薬理と構成生薬　　**気** ＝ 桂枝・甘草
　　　　　　　　　　　　血 ＝ 芍薬
　　　　　　　　　　　　水 ＝ 生姜・大棗

［読み方］　焼鍼し　それをして汗しめ鍼処寒を被むり　核起こって赤き者
　　　　　　は　必ず奔豚を発す（気少腹より心に上衝する者）桂枝加桂湯を与え
　　　　　　よ。

［内　容］　焼鍼して、発汗したら焼鍼をした箇所に寒が入って核が生じて赤
　　　　　　い者は必ず奔豚を発す（気が少腹より心に上衝する者）桂枝加桂湯を
　　　　　　与える。

［解　説］　焼鍼とは、鍼を焼いて皮膚に刺して発汗させる医術といわれてい
　　　　　　る。それによって、発汗したところ鍼を刺した箇所から寒が侵入
　　　　　　し、赤い核できた者は必ず奔豚を発すので桂枝加桂湯を与えよと
　　　　　　の指示である。
　　　　　　　　117条は「必発奔豚」を112条の「必驚狂」と比較するために
　　　　　　書き込まれた文章である。
　　　　　　　　なお、奔豚は、『金匱要略』奔豚氣病脈證幷治に＜従少腹起　上
　　　　　　衝咽喉　発作欲死　復還止　皆従驚恐之（気が少腹から起こり上がっ
　　　　　　て咽喉をつき、発作があると死んだようになるのだが、また、生き還るので皆
　　　　　　が驚き恐れる）＞と記載されている。しかし、117条では少腹より
　　　　　　咽喉ではなく、"心"に上衝する者と言っているのでこの註釈は間
　　　　　　違いである。

―**書き込み**―　　（四次）118 桂枝甘草龍骨牡蠣湯
　　　　　　　　　　　　（桂枝加桂湯；焼鍼令其汗との比較）

　118　（火逆）（下之）（因）焼鍼煩躁者　桂枝甘草龍骨牡蠣湯主之。

傷寒論　巻第二　辨太陽病脈證幷治　下

桂枝甘草龍骨牡蠣湯方　桂枝 1両　甘草 2両　牡蠣 2両　龍骨 2両
　　　　　　　　　　　4味　以水5升　煮取2升半　去滓　温服8合
　　　　　　　　　　　日3服

※ 機能的構造式は省略

病位　表裏間の陽（少陽病）/ 病理〈**気**・—・水〉（治）焼鍼煩躁者

（治）自己治病力　　　　中和（気・水）＝［桂枝 1・甘草 2　龍骨 2］：［牡蠣 2］
　　薬理と構成生薬　　**気** ＝ 桂枝・甘草、龍骨
　　　　　　　　　　　血 ＝ —
　　　　　　　　　　　水 ＝ 牡蠣

[読み方]　焼鍼により煩躁する者は桂枝甘草龍骨牡蠣湯これをつかさどる。
[内　容]　焼鍼によって煩躁する者は桂枝甘草竜骨牡蠣湯が主治する。
[解　説]　118条は、64 心下悸欲得按者の桂枝甘草湯に〈龍骨〉と〈牡蠣〉
　　　　　を加味した薬方である。

　　　　　　最初は、112 救逆湯証の「驚狂」を 107 柴胡加竜骨牡蠣湯証の「煩
　　　　　驚」と比較するために 107 条の傍らに書き込まれた。その後、焼
　　　　　鍼に関連する桂枝加桂湯と桂枝甘草竜骨牡蠣がここに集められ、
　　　　　三方になった。三方の出自をみると、二方が桂枝湯であり一方は
　　　　　桂枝甘草湯である。

　　　　　　このことから、三方を書き入れた後人の目的は、太陽病を焼鍼
　　　　　で発汗することへの警告にあるといえる。

　次は柴胡加竜骨牡蠣湯証の「一身盡重　不可轉側」と比較するために書き
込まれた桂枝附子湯とそれに関連して白虎湯と炙甘草湯あるいは甘草附子湯
が追加された経緯を述べる。

各論

―書き込み― （二次）174 桂枝附子湯
　　　　　　　　　　（柴胡加龍骨牡蠣湯証；一身盡重　不可轉側との比較）

174 （傷寒八九日）（風濕相搏）身體疼煩　不能自轉側（不嘔）（不渴）脈浮（虚）
　　而濇者　桂枝附子湯主之。

桂枝附子湯方　桂枝 4両　附子炮 3枚　生姜 3両　大棗 12枚　甘草 2両
　　　　　　　5味　以水 6升　煮取 2升　去滓　分温 3服。

※ 機能的構造式は省略

病位　表の陰（少陰病）/ 病理〈**気・―・水**〉（治）身體疼煩　不能自轉側
　　　　　　　　　　　　　　　　　　　　　　　　　脈浮而濇者

（治）自己治病力　　　中和（気）＋温水 ＝［桂枝 4・甘草 2］：
　　　　　　　　　　　　　　　　　　　　　［附子 炮3、生姜 3・大棗 12］
　　　薬理と構成生薬　**気** ＝ 桂枝・甘草
　　　　　　　　　　　血 ＝ ―
　　　　　　　　　　　水 ＝ 生姜・大棗、炮附子

［読み方］　身体疼煩し　自ずから轉側することあたわず　脈浮にして濇な
　　　　　　る者は桂枝附子湯これをつかさどる。
［内　容］　身体がうずいてわずらわしく、自分で寝返りをできない。脈が浮
　　　　　　で、とどこおる者は桂枝附子が主治する。
　　　　　　（傷寒八九日）は、本方が 107 柴胡加竜骨牡蛎湯の傍らに書き込ま
　　　　　　れたためにつけられただけであり意味はない。また、（風濕相搏）
　　　　　　は、175 甘草附子湯の註釈であり、本方には関係ない。そもそも、
　　　　　　風や湿は『原本』にはない。さらに、（不嘔）は、107 柴胡加竜骨
　　　　　　牡蛎湯証の「胸満」の否定であり、（不渇）は、17-219 白虎湯証
　　　　　　の「口不仁」を否定するための註釈に過ぎない。白虎湯証にも、「難
　　　　　　以轉側」があるからである。
　　　　　　　なお、脈の虚は、削除した方がよい。註釈者は、桂枝附子湯の
　　　　　　脈が桂枝湯よりも弱いという意味で虚としたのだろうが、不要で

傷寒論　巻第二　辨太陽病脈證幷治　下

ある。

[解　説]　柴胡加竜骨牡蠣湯証の「不可轉側」の原因は「一身盡重」にあり、桂枝附子湯証の「不能自轉側」では、「身體疼煩」である。さらに、白虎湯証の「難以轉側」の原因は、「腹満　身重」である。この中で、原方は白虎湯だけだが、柴胡加竜骨牡蠣湯や桂枝附子湯が書き加えられたお蔭で『原本』の守備範囲が拡大されている。

　　本方は、21 太陽病　下之後　脈促　胸満者　の桂枝去芍薬湯に炮附子3枚を加えている。すると、身体疼煩を改善することが可能になるという。

― 書き込み ―　　（三次）176 白虎湯

　　　　　　　　（174 桂枝附子湯証；脈浮 (虚) 而濇との比較）

176　(傷寒) 脈浮滑 (此以表有熱　裏有寒) 白虎湯主之。

[読み方]　脈浮滑　白虎湯これをつかさどる。
　　　　　　みゃくふかつ　びゃっことう

[内　容]　脈浮で滑ならば白虎湯が主治する。

[解　説]　この文章は「脈浮滑」を174 桂枝附子湯証の「脈浮而濇」と比較するために書き加えられた。その理由は、前述したように白虎湯証にも「難以轉側」があるからである。
　　(傷寒) は、174 条に (傷寒八九日) があるために冒頭につけられたが、傷寒には関係ない。(此以表有熱　裏有寒) は、脈浮滑の註釈だが間違いである。350「脈滑而厥者　裏有熱」とあるように本方証は裏寒ではなく裏熱である。

― 書き込み ―　　（四次）177 炙甘草湯（176 白虎湯証；脈浮滑との比較）

177　(傷寒) 脈結代　心動悸　炙甘草湯主之。

炙甘草湯方　甘草 4両　生姜 3両　人参 2両　生地黄 1斤　桂枝 3両　阿膠 2両
　　　　　　麦門冬 半升　麻子仁 半升　大棗 12枚
　　　　　　9味　以清酒 7升　水 8升　先煮 8味　取る 3升　去滓　内

225

各論

膠烊消盡　温服１升　日３服。一名復脈湯。

※ 機能的構造式は省略

病位　表裏間の陽（少陽病）/ 病理〈**気・血・水**〉（治）脈結代　心動悸（者）

（治）自己治病力　　中和（気・血・水）＝［桂枝 ³・甘草 ⁴］：

［生地黄 ¹斤・阿膠 ²・人参 ²］：

［生姜 ³・大棗 ¹²枚・麦門冬 半升・

麻子仁 半升］

薬理と構成生薬　**気** ＝ 桂枝・甘草

血 ＝ 生地黄、阿膠、人参

水 ＝ 生姜・大棗、麦門冬、麻子仁

［読み方］　脈 結代　心動悸　炙甘草湯これをつかさどる。
みゃくけつたい　しんどうき　しゃかんぞうとう

［内　容］　脈拍が規則正しくなく、一時停止し、心臓が動悸する（者）は炙
甘草湯が主治する。

［解　説］　この文章は、白虎湯証の「脈浮滑」とは正反対の「脈結代」を比
較するために書き込まれた。つまり、脈の状態だけが対象で、症
状は心動悸なので白虎湯証の「難以轉側」とは無関係である。

炙甘草湯は臨床上重要な薬方である。しかし、『原本』の原方
ではなく、追加の薬方である。『金匱要略』血痺虚勞病脈證幷治
には、『千金翼』炙甘草湯として＜治虚勞　不足　汗出而悶　脈
結　悸　行動如常　不出百日危　急者十一死＞（きょろう 不足、汗
いでで悶し、脈結、悸を治す。行動常のごとし、百日を出でずしてあやうし。
急なる者は十一日に死す）と記載されている。

このように、書き込まれた薬方には、それぞれの出自があるは
ずである。

226

傷寒論　巻第二　辨太陽病脈證幷治　下

―書き込み―　　（三次）175 甘草附子湯
　　　　　　　　　　　（174 桂枝附子湯証；身體疼煩との比較）

175　（風濕相搏）骨節疼煩　掣痛不得屈伸　近之則痛劇　汗出　短氣　小便
　　不利　惡風不欲去衣　或身微腫者　甘草附子湯主之。

　甘草附子湯方　甘草 2両　附子 炮2枚　白朮 2両　桂枝 4両
　　　　　　　　4味　以水 6升　煮取 3升　去滓　温服 1升　日 3服。

※ 機能的構造式は省略

　病位　表の陰（少陰病）/ 病理〈氣・―・水〉（治）骨節疼煩　掣痛不得屈
　　　　　　　　　　　　　　　　　　　　　　　伸或身微腫者

　（治）自己治病力　　中和（氣）＋温（水）＝［桂枝 4・甘草 2］：［附子 炮2・白朮 2］
　　　薬理と構成生薬　**氣** ＝ 桂枝・甘草

　　　　　　　　　　　血 ＝ ―

　　　　　　　　　　　水 ＝ 白朮・炮附子

[読み方]　骨節疼煩し　掣痛して屈伸するを得ず　これに近づけば則ち痛
　　　　　み劇しく　汗出で短氣して小便利せず　惡風し衣を去るを欲せ
　　　　　ず　或いは身微腫する者は甘草附子湯これをつかさどる。
[内　容]　骨と関節が痛み、それが引っ張るように痛むので、屈伸すること
　　　　　ができない。
　　　　　　そこに手を近づけれると痛みが激しくなる。汗が出て呼吸がせ
　　　　　わしなく小便の出が悪く、さむけがして衣服を脱ぎたくない。或
　　　　　いは少しく浮腫がある者は甘草附子湯の主治である。(風濕相搏)は、
　　　　　骨節疼煩の註釈である。
[解　説]　175条は、174 桂枝附子湯証の「身體疼煩」と本方証の「骨節疼煩」
　　　　　を比較するために書き込まれた。桂枝去芍薬湯証（脈促　胸満）
　　　　　と桂枝甘草湯証（心下悸欲得按）が両湯のベースになっている。
　　　　　そこに、［生姜・炮附子］と［白朮・炮附子］が加わると身体疼
　　　　　煩と骨節疼煩の違いが生じるという。

各論

　以上で、**13-96** 小柴胡湯証の「往来寒熱、胸脇苦満」について書き加えられた柴胡加竜骨牡蛎湯とそれに関連する追加の薬方が終わる。

　次は、同じく、**13-96** 小柴胡湯証の「心煩、喜嘔、（或腹中痛）」に対する追加の薬方である。

―書き込み―　　（一次）79 梔子厚朴湯

　　　　　　　　　　　（13-96 小柴胡湯証；胸脇苦満　心煩との比較）

79　（傷寒　下後）心煩　腹満　臥起不安者　梔子厚朴湯主之。

梔子厚朴湯方　梔子 14個　厚朴 4両　枳実 4枚

　　　　　　　3味　以水3升半　煮取1升半　去滓　分2服。（温進1服

　　　　　　　得吐者　止後服）

■ 機能的構造式

病位　表裏間の陽（少陽病）/ 病理〈**気**・―・―〉（治）心煩　腹満　臥起不安者
　　　　　表　　　　　　　　　　　　表裏間　　　　　　　　　　　　裏
　　㊛　　　　　　　　　梔子 14個・厚朴 4・枳實 4枚

　　㊜

（治）自己治病力　　　中和（気）＝［梔子 14個・厚朴 4・枳實 4枚］
　　　薬理と構成生薬　　**気** ＝ 梔子、厚朴、枳實
　　　　　　　　　　　　血 ＝ ―
　　　　　　　　　　　　水 ＝ ―

［読み方］　心煩　腹満し　臥起安からざる者は梔子厚朴湯これをつかさどる。

［内　容］　心煩し腹満して、寝起きが正常の状態でない者は梔子厚朴湯が主治する。

傷寒論　巻第二　辨太陽病脈證并治　下

[解　説]　心煩と腹満のために、臥（横になること）も、起きることも正常
　　　　　な状態でない。小柴胡湯証の胸脇苦満・心煩とは異なり、心煩と
　　　　　腹満によって寝たり起きたりに支障を来すことを述べている。

― 書き込み ―　　（一次）102 小建中湯（13-96 小柴胡湯証；心煩との比較）

102　(傷寒二三日) 心中悸而煩者　小建中湯主之。

小建中湯方　桂枝 3両　甘草 2両　大棗 12枚　芍薬 6両　生姜 3両　膠飴 1升
　　　　　　6味　以水 7升　煮取 3升　去滓　内飴　更上微火消解　温
　　　　　　服 1升　日 3服。

■ 機能的構造式

病位　―（太陰病）/ 病理〈気・血・水〉（治）心中悸而煩者

表	表裏間	裏
㊐ 桂枝 3	生姜 3・大棗 12枚・甘草 2	
㊜		芍薬 6・膠飴 1升

（治）自己治病力　　　　補（気・血）＝［桂枝 3・甘草 2・膠飴 1升］：［芍薬 6］
　　薬理と構成生薬　　気 ＝ 桂枝・甘草、膠飴
　　　　　　　　　　　血 ＝ 芍薬
　　　　　　　　　　　水 ＝ 生姜・大棗

[読み方]　心中悸して煩する者は小建中湯これをつかさどる。
[内　容]　心中が動悸して気分がすっきりしない者は小建中湯が主治する。
　　　　　(傷寒二三日) は、校正時につけられたものだが本文には関係ない。
[解　説]　心中と胸中はどのように違うのか。
　　　　　　　心中　…　懊悩、結痛、煩、疼熱などのような"精神的苦痛"
　　　　　　　　　　　に関係する
　　　　　　　胸中　…　窒などのような"肉体的苦痛"に関係する

229

各論

　　したがって、心中悸とは炙甘草湯証の脈結代　心動悸のような
症状ではなく、胸部に動悸を感じて気分がすっきりしないことを
述べたのだろう。
　　この文章を書き入れた後人は小柴胡湯証の心煩を心中悸而煩と
解釈した。彼は、『金匱要略』血痺虚勞脈證幷治にある＜虚勞
裏急　"悸"　衄　腹中痛　夢失精　四肢痠痛　手足煩熱　咽乾
口燥　小建中湯主之＞参考にしたと考えられる。

　次は13-96小柴胡湯証の「或腹中痛」についての書き込みである。小建中
湯と黄連湯の二方がある。

―書き込み―　　　（一次）100 小建中湯
　　　　　　　　　　　（13-96 小柴胡湯証；或腹中痛との比較)

100　(傷寒　陽脈濇　陰脈弦　法當) 腹中急痛　先與小建中湯　不差者　小柴
　　胡湯主之。

［読み方］　腹中急痛には　先に小建中湯を与えよ。差ざる者は小柴胡湯こ
　　　　　　れをつかさどる。
［内　容］　腹中が痙攣するように痛む症状には先に小建中湯を与える。それ
　　　　　　で、治らない者は小柴胡湯が主治する。
［解　説］　小柴胡湯証に書き加えられた「或腹中痛」と小建中湯証の「腹中
　　　　　　急痛」を比較・鑑別するために書き込まれた。ただし、『金匱要
　　　　　　略』血痺虚勞脈證幷治にある小建中湯証は"腹中痛"で腹中急痛
　　　　　　ではない。それでも、書き込み者は小建中湯証の腹中痛には急痛
　　　　　　にも効果があると考えたのだろう。腹中急痛については、小柴胡
　　　　　　湯よりも小建中湯を優先するように主張している。
　　　　　　（陽脈濇　陰脈弦）は、その根拠を述べた註釈だが、理屈に過ぎない。
　　　　　　冒頭の（傷寒）は、13-96 傷寒五六日の傷寒をつけただけである。

傷寒論　巻第二　辨太陽病脈證幷治　下

―書き込み―　　（一次）173 黄連湯

（13-96 小柴胡湯証；喜嘔、或腹中痛との比較）

173　（傷寒）（胸中有熱　胃中有邪氣）腹中痛　欲嘔吐者　黄連湯主之。

黄連湯方　黄連 3両　甘草 3両　乾姜 3両　桂枝 3両　人参 2両　半夏半升
　　　　　大棗 12枚
　　　　　7味　以水 1斗　煮取 6升　去滓　温服　晝 3夜 2。

■ 機能的構造式

病位　表裏間の陽（少陽病）/ 病理〈気・血・水〉（治）腹中痛　欲嘔吐者		
表	表裏間	裏
陽　桂枝 3	黄連 3・半夏半升・大棗 12枚・甘草 3	
陰	乾姜 3	人参 3

（治）自己治病力　　　中和（気・血・水）＝ ［黄連 3　桂枝 3　甘草 3・乾姜 3］：
　　　　　　　　　　　　　　　　　　　　　　［人参 3］：［半夏半升・大棗 12枚］
　　　薬理と構成生薬　　**気** ＝ 桂枝、黄連、甘草・乾姜
　　　　　　　　　　　　血 ＝ 人参
　　　　　　　　　　　　水 ＝ 半夏、大棗

［読み方］　腹中痛み　嘔吐せんと欲する者は黄連湯これをつかさどる。
［内　容］　腹中が痛んで、嘔吐したくなる者は黄連湯が主治する。
　　　　　　冒頭の（傷寒）は校正時につけられたが、意味がないので削除する。（胸中有熱）は、欲嘔吐者についての註釈であり、（胃中有邪氣）は腹中痛の註釈である。どちらも削除する。
［解　説］　［甘草・乾姜］があるので、気のエネルギー不足による冷えた胃内停水（寒飲）を改善する。一方、〈黄連〉は気剤で胃の充血あるいは炎症に適応する。この腹中痛は胃において、熱と寒飲が衝突している状態である。気剤の〈桂枝〉が胃のセンサーに作用して

231

各論

　　両者の衝突状態を改善する。
　　　嘔吐には、『金匱要略』婦人妊娠病脈證幷治にある乾姜人参半
　夏丸と同じ生薬構成の［乾姜・人参・半夏］が対応している。

　以上で13-96小柴胡湯に対する書き込みが終わり、14-99小柴胡湯の書き
込みに移る。

―書き込み―　　（一次）78梔子豉湯（14-99小柴胡湯証；身熱との比較)

　78　(傷寒五六日　大下之後) 身熱不去　心中結痛者　梔子豉湯主之。

[読み方]　身熱去らず　心中結痛する者は梔子豉湯これをつかさどる。
[内　容]　身熱が去らずに心中が結ばれて痛む者は梔子豉湯が主治する。
[解　説]　身熱があって、心中に何かが凝結したように痛む者は梔子豉湯が
　　　　　よい。
　　　　　（傷寒五六日　大下之後）の"大下之後"は間違った註釈である。正
　　　　　確には、服小柴胡湯とすべきだろう。

―書き込み―　　（一次）80梔子乾姜湯（14-99小柴胡湯証；身熱との比較)

　80　(傷寒　醫以丸薬大下之) 身熱不去　微煩者　梔子乾姜湯主之。

梔子乾姜湯方　梔子 14個　乾姜 2両
　　　　　　　2味　以水3升半　煮取1升半　去滓　分2服。
　　　　　　　温進1服　得吐者　止後服。

232

傷寒論　巻第二　辨太陽病脈證并治　下

※ 機能的構造式は省略

病位　表裏間の陽（少陽病）/ 病理〈**気**・―・―〉（治）身熱不去　微煩者

（治）自己治病力　　　消熱 ＝［梔子 ^{14個}・乾姜 ²］
　　　薬理と構成生薬　**気** ＝ 梔子、乾姜
　　　　　　　　　　　血 ＝ ―
　　　　　　　　　　　水 ＝ ―

[読み方]　身熱去らずして　微煩する者は梔子乾姜湯これをつかさどる。
[内　容]　78 条とは異なり、少しく煩する者は梔子乾姜湯が主治する。
[解　説]　身熱去らずとあることから、**14**-**99** 小柴胡湯証に小柴胡湯を与え
　　　　　たが、依然として、身熱がある者がいる。その場合、心中結痛者
　　　　　には梔子豉湯が適応し、微煩者には梔子乾姜湯がよいという。（78
　　　　　傷寒五六日　大下之後）と（80 傷寒　醫以丸薬大下之）は、校正時に書
　　　　　き加えられた文言である。78 条と 80 条は **14**-**99** 条の傍らに書き
　　　　　込まれただけなので、冒頭にそのような文言は必要ない。

辨太陽病脈證并治　下

　辨太陽病脈證并治　下は、『原本』にはなかった。その理由は、三陽病が存
在する体の部位は上から頭項 → 胸脇（頸項）→ 胃であり、「心下」が独立し
た存在ではないからである。心下を加えると、原則である三点集約ができな
くなる。そこで、**13**-**96** 小柴胡湯証を他薬で下することにより、「心下」を
胸脇から派生した部位とし、これをまとめて編集したのが『原本』辨太陽病
脈證并治・下である。
　これにより、少陽病・胸脇部の範囲が拡大して、『原本』の臨床的価値が向
上した。特に、「心下」の症状に対応する瀉心湯類には重要な薬方があり、胸
脇だけでは足りない領域を補完している。
　その手法は『原本』における辨太陰病脈證并治の桂枝加芍薬湯の場合と類
似している。陽明病には“陰”がないので、本来であれば太陰病は存在しな
いはずである。しかしそれでは、三陽病・三陰病の治療システムを構築でき

233

各論

ない。そこで、敢えて太陽病を誤治して（醫反下之）太陰病を創設した。

　ただし、149条では、誤治しても、依然として柴胡湯証が継続するときがあるのため、"醫反下之"ではなく、"而以他薬下之"と表現している。他薬とは大承気湯だろう。

　このように、後人たちはモデル化されたシステムの隙間を巧みに補完している。

　149条から178条までが辨太陽病脈證幷治・下で実質的には少陽病篇である。

149　傷寒五六日（嘔而発熱者）柴胡湯證具　而以他薬下之。柴胡證仍在者
　　　復與柴胡湯。此雖已下之　不爲逆　必蒸蒸而振　却発熱汗出而解。
　　　＜不解＞若心下満而鞕痛者（此爲結胸也）大陷胸湯主之。
　　　但満而不痛者（此爲痞　柴胡不中與之）宜半夏瀉心湯。

［読み方］傷寒五六日　柴胡湯證具わる。しかるに他薬をもってこれを下す。柴胡の證仍ある者には　復柴胡湯を与えよ。之已に下すといえども逆となさず。必ず蒸蒸として振い　反って発熱し汗出て解す。
　　　　　＜解さずに＞、もし、心下満ちて鞕痛する者は、大陷胸湯これをつかさどる。
　　　　　ただ満ちて痛まざる者は　半夏瀉心湯に宜しい。

［内　容］傷寒五六日は13-96 小柴胡湯の条文を意味する。149条ではその中の「喜嘔」を主として述べている。その小柴胡湯証を瀉下した場合、二通りの変化があることを示した文章である。

　　　　　　　　　　　　　　而以他薬下之
　　　柴胡湯証　──────────────→　ⅰとⅱへ

ⅰ　柴胡湯証仍在者　復與柴胡湯（柴胡の証なおある者にはまた柴胡湯を与えよ）
　　柴胡湯を与えた結果、逆に発熱して汗が出て解す。
　　この復與柴胡湯に関連して、103条の註釈が加えられた。

234

傷寒論　巻第二　辨太陽病脈證幷治　下

103　（太陽病　過經十餘日　反二、三下之　後四五日）　柴胡湯證仍在者　先與小
　　　柴胡湯。　嘔不止　心下急　鬱鬱微煩者（爲未解也）與大柴胡湯（下之
　　　則愈）。

［読み方］　（再度、柴胡湯を与えても蒸蒸として振るい、反って発熱し、汗出
　　　　　て解さず）柴胡湯證がなおある者には先に小柴胡湯を与えよ。（そ
　　　　　れでも）嘔やまず、心下が急して、鬱鬱微煩する者には大柴胡湯
　　　　　　　　　　　　　　　　　うつうつび はん
　　　　　を与えよ。
［内　容］　嘔に関する柴胡湯証には、先に小柴胡湯を与えて、その嘔が止ま
　　　　　ず、心下が差し迫り、鬱鬱微煩する者には、大柴胡湯を与えよと
　　　　　いう。（太陽病　過經十餘日　反二、三下之　後四五日）は、最初、149
　　　　　条の傍にあった文章が、103条に置かれた際に、つけられたに過
　　　　　ぎない。また、（下之則愈）も、間違った註釈なので、二つとも削
　　　　　除すべきである。

　103条は、嘔（喜嘔）不止を示して、胸脇苦満が心下急に変化したことを
強調している。すなわち、大柴胡湯の心下急は他薬で瀉下した後の「柴胡湯
證仍在者」には先に小柴胡湯を与えて嘔が解さない時に生じるという。
　一方、「心下」における満而鞕痛や痞は、柴胡湯証を他薬で瀉下することに
より発生する。註釈者は、先に与える柴胡湯を小柴胡湯とし、後の柴胡湯を
大柴胡湯と命名して、その心下急を「心下」と比較するために149条に加え
た。

ⅱ　他薬をもって瀉下しために柴胡湯証が消滅して心下に異常を生じた者
　病の存在する部位が、小柴胡湯証の「胸脇」から「心下」に変化し、四つ
の証（心下満而鞕痛、但満而不痛、心下痞鞕、心下痞鞕而満）が出現する。
心下満而鞕痛を除けば、これらはいずれも少陽病に属す。心下満而鞕痛は陽
明病の証なので、実は、心下ではなく、「胃」に属すはずである。ところで、
149条で「心下」とした理由は、135「心下痛」按之石鞕者　大陥胸湯主之
を参考にしたためである。それによって、大陥胸湯が陽明病に属すにもかか
わらず、「心下」の部位に記載したのだろう。

235

各論

それらをまとめると、次の通りである。

― 心下の変一覧 ―

i （註釈）柴胡湯證仍在者に小柴胡湯を与えて、嘔不止　心下急　鬱鬱微煩
　　　　者は大柴胡湯

ii -1　傷寒五六日　柴胡湯證具　而以他薬下之
　　　　若心下満而鞕痛者　149 大陥胸湯（135 心下痛　按之石鞕者）
　　　　　　（一次）比較；小結胸　　138 小陥胸湯
　　　　　　（一次）比較；往来寒熱　136 大柴胡湯

ii -2　　＜若＞（心下）但満而不痛（痞）149 半夏瀉心湯
　　　　　　（一次）比較；心下痞　按之濡者　154 大黄黄連（瀉心）湯
　　　　　　（二次）比較；心下痞而復悪寒　汗出者　155 附子瀉心湯
　　　　　　（補入）（與瀉心湯）痞不解　其人渇而口燥　煩　小便不利者
　　　　　　　　　　　　　　　　　　　　　　　　　　156 五苓散

ii -3　(傷寒汗出解之後)
　　　　　　＜若＞心下痞鞕　乾噫食臭　腹中雷鳴 下利者　157 生姜瀉心湯
　　　　　　　　補入；噫氣不除者　　　　　　　　161 旋復代赭石湯
　　　　　　　　比較：嘔吐而下利者　　　　　　　165 大柴胡湯

ii -4　(醫反下之)
　　　　　　＜若＞心下痞鞕而満　其人下利日數十行　158 甘草瀉心湯
　　　　　　　　補入：(服甘草瀉心湯）利不止　159 赤石脂禹餘糧湯

― 心下の変各論 ―

i　（註釈）103 大柴胡湯（小柴胡湯証；胸脇苦満からの派生）

　　大柴胡湯方　柴胡半斤　黄芩3両　芍薬3両　半夏半升　生姜5両　枳實4枚
　　　　　　　大棗12枚
　　　　　　　7味　以水1斗2升　煮取6升　去滓　再煎　温服1升　日
　　　　　　　3服。

傷寒論　巻第二　辨太陽病脈證幷治　下

一方、加大黄２両。若不加　恐不爲大柴胡湯。

■ 機能的構造式

病位　表裏間の陽（少陽病）/ 病理〈**気・血・水**〉（治）嘔不止　心下急
　　　　　　　　　　　　　　　　　　　　　　　　　　鬱鬱微煩者

	表	表裏間	裏
陽		柴胡 半斤・黄芩 3・半夏 半升・生姜 5・大棗 12枚・枳實 4枚	
陰			芍薬 3

（治）自己治病力　　　　中和（**気・血・水**）＝［柴胡 半斤・黄芩 3・枳實 4枚］：
　　　　　　　　　　　　　　　　　　　　　　　［芍薬 3］：
　　　　　　　　　　　　　　　　　　　　　　　［半夏 半升・生姜 3・大棗 12枚］

　　　薬理と構成生薬　**気**＝柴胡・黄芩、枳實
　　　　　　　　　　　血＝芍薬
　　　　　　　　　　　水＝半夏、生姜・大棗

　大柴胡湯は原方ではないので、システムに応じたモデル化がされていない。そのため、103条では心下急のような曖昧な表現がみられる。"急"とは、差し迫ったさまの意味だが具体性に欠ける。

　また、大柴胡湯の『原本』への最初の登場は、嘔に関して、小柴胡湯よりも強力であることの訴えるためである。この時点で、従来の柴胡湯が小柴胡湯に、書き込みの柴胡湯が大柴胡湯とされた。

（比較）小柴胡湯と大柴胡湯の構成生薬は次の通りである。

小柴胡湯　柴胡 半斤　黄芩 3両　半夏 半升　人参 3両　生姜 3両　大棗 12枚
　　　　　甘草 3両

大柴胡湯　柴胡 半斤　黄芩 3両　半夏 半升　枳實 4枚　芍薬 3両　生姜 5両
　　　　　大棗 12枚　（甘草 3両）

以上からわかるように、小柴胡湯の人参を枳実・芍薬に替え、生姜を２両

各論

増やした薬方が大柴胡湯といえる。ただし、大柴胡湯には甘草3両がない。
恐らく、記載するときに脱落したのだろう。したがって、103条の大柴胡湯
に甘草3両を加えて、8味とすべきである。

大柴胡湯と大黄について

『金匱要略』婦人産後病脈證并治には、「枳實芍薬散」があり、産後　腹痛
煩満不得臥　と記載されている。また、『伝本』少陰病篇318条には、柴胡・
枳実・芍薬・甘草　で構成される「四逆散」があり、枳實芍薬散に柴胡と甘
草を加味している。四逆散は、25-316真武湯にある腹痛　と比較するため
書き込まれた薬方である。

さらに、『金匱要略』腹満寒疝宿食病脈證并治には、"按之心下満痛者（此
爲實也　當下之）宜大柴胡湯"がある。この大柴胡湯にも甘草3両はなく、
大黄2両が含まれ8味である。

これらを参考にすると、大柴胡湯の勢力は、腹部が中心であるとがわかる。
腹部の満痛が上行して、胸脇に及んでもたらされる嘔に効果がある。大柴胡
湯の書き込み者は、人参を枳実・芍薬に替えることにより、小柴胡湯証の胸
脇苦満による嘔との比較をしたかったのだろう。

ただし、腹満とすると陽明病になってしまうので、その影響が及ぶ部位を
心下とし、心下急あるいは心下満痛と表現して「心下」にこだわった。また、
小柴胡湯証由来の往来寒熱があるためでもある。したがって、便秘を伴う満
痛の時には、加大黄も可能だが、嘔には不要である。大黄は必要に応じて加
味すべきである。そのため、基本的には、大黄は大柴胡湯の構成生薬ではない。
103条にある"一方、加大黄2両。若不加　恐不爲大柴胡湯"は削除する。

ⅱ-1　149　大陷胸湯（小柴胡湯証；胸脇苦満からの派生）

135　（傷寒　六七日）（結胸熱實）脈沈而緊　心下痛　按之石鞕者　大陷胸湯
　　　主之。

149　傷寒　五六日　柴胡湯證具　而以他薬下之　若心下満而鞕痛者（此爲
　　　結胸也）大陷胸湯主之。

傷寒論　巻第二　辨太陽病脈證幷治　下

大陷胸湯方　大黄 6両　芒消 1升　甘遂 1銭ヒ
　　　　　　3味　以水 6升　先煮大黄　取 2升　去滓　内芒消　煮 1両
　　　　　　沸　内甘遂末　温服 1升。(得快利　止後服)

■ **機能的構造式**

病位　裏の陽（陽明病）/ 病理〈気・―・**水**〉(治) 心下痛　按之石鞕者

表	表裏間	裏
㊐	甘遂 1銭ヒ	大黄 6・芒消 1升
㊜		

(治) 自己治病力　　　瀉下＋駆水 ＝ ［大黄 6・芒消 1升］：［甘遂 1銭ヒ］
　　薬理と構成生薬　　気 ＝ 大黄
　　　　　　　　　　　血 ＝ ―
　　　　　　　　　　　水 ＝ 甘遂、芒消

［読み方］　傷寒　五六日　柴胡湯の証そなわる　しかるに他薬をもってこれ
　　　　　を下す　もし、心下満ちて　鞕痛する者は大陷胸湯これをつか
　　　　　さどる。

［内　容］　小柴胡湯証を他薬によってこれを下したら、柴胡湯証がなくなっ
　　　　　た。もし、心下が満ちて、痞えて硬く痛む者は大陷胸湯が主治す
　　　　　る。

［解　説］　149 大陷胸湯証の「心下満而鞕痛」は、135「心下痛　按之石鞕」
　　　　　を言い換えた表現である。このように、小柴胡湯証を大承気湯で
　　　　　瀉下して、陽明病・大陷胸湯証になるのだろうか。
　　　　　　大陷胸湯は、方中に［大黄・芒消］を含むので、陽明病・承
　　　　　気湯の一種である。ところが、症状が主として「心下」にある
　　　　　ので、小柴胡湯証の「胸脇苦満」からの派生とみなされ、149
　　　　　条の位置に記載された。本方は陽明病に属すも、熱実がないの
　　　　　で「心下痛」を重視して準少陽病の薬方としたのだろう。
　　　　　　いずれにしても、「心下」は後から加えられたので、『原本』

239

各論

にみられる厳格さに欠ける点があるのもやむを得ないと考える。

大陥胸湯は最初、陥胸湯と命名されたが、比較のために書き込まれた小陥胸湯との整合性を図るために大陥胸湯と呼ばれるようになった。陥胸とは胸を貫き通すという意味である。このように表現されるのは、135条にある“心下痛　按之石鞕者”が影響している。そのため、本来ならば陥心湯とすべきなのだが、すでに瀉心湯が存在していたので陥胸湯としたのだろう。

また、実際に適応する症状が狭心症などの胸部の劇痛なので、それによって陥胸湯とした可能性もある。

なお、結胸という用語が陥胸湯の本体を見えにくくしている。結胸は『伝本』の辨太陽病脈證幷治下の128条から142条までの条文に集中している。それに結胸は、128問曰　病有結胸（中略）名曰結胸也　とあるように他の書物の用語である。それが、149条において“此爲結胸也”の註釈を加えられたために陥胸と紛らわしくなった。『傷寒論』では陥胸があるので、結胸は必要ない。

―書き込み―　　（一次）138 小陥胸湯

　　　　　　　　　　（135 大陥胸湯証；心下痛　按之石鞕との比較）

138　（小結胸）（病正在心下）按之則痛　脈浮滑者　小陥胸湯主之。

小陥胸湯方　黄連[1両]　半夏[半升]　栝樓實[大者1枚]
　　　　　　3味　以水6升　先煮栝樓實　取3升　去滓　内諸薬　煮取
　　　　　　2升　去滓　分温3服。

240

傷寒論　巻第二　辨太陽病脈證幷治　下

■ 機能的構造式

病位　表裏間の陽（少陽病）/ 病理〈気・―・**水**〉（治）按之則痛　脈浮滑者		
表	表裏間	裏
㊐	黄連¹・半夏^{半升}・栝樓実^{大1枚}	
㊅		

（治）自己治病力　　中和（気・水）＝［黄連¹］：「栝樓実^{大1枚}・半夏^{半升}」
　　　薬理と構成生薬　　気 ＝ 黄連
　　　　　　　　　　　　血 ＝ ―
　　　　　　　　　　　　水 ＝ 半夏・栝樓実

[読み方]　（小結胸）（病まさに心下にあり）これを按ずればすなわち痛み　脈浮
　　　　　滑の者は小陥胸湯これをつかさどる。

[内　容]　（小結胸）（病はまさに心下にある）これ（心下）を押さえると痛み、
　　　　　脈が浮滑である者は小陥胸湯が主治する。

[解　説]　138条は、135 脈沈而緊　心下痛　按之石鞕者　大陥胸湯主之の
　　　　　心下痛　按之石鞕者　と比較するために書き込まれた文章であ
　　　　　る。すなわち、「心下痛」の傍註である。大陥胸湯証の心下痛は
　　　　　何もしなくても痛いが、小陥胸湯証は心下部を押さえると痛む。
　　　　　そのため、陥胸湯と比較し陥胸の程度が小さいとして小陥胸湯と
　　　　　命名された。（小結胸）は削除する。

　　　　　　なお、脈浮滑の浮は大陥胸湯の沈よりは浮であり、痛みは少
　　　　　ないので緊ではなく滑であるという意味である。太陽病の脈浮
　　　　　ではない。

　　　　　　大陥胸湯は陽明病だが、小陥胸湯は少陽病である。病理は両
　　　　　者とも〈気・―・**水**〉である。脈証の違いと心下痛に差がある
　　　　　ことを示している。

241

各論

―書き込み―　　　（一次）136 大柴胡湯（大陥胸湯証；無大熱との比較）

36　（傷寒十餘日）（熱結在裏）復往来寒熱者　與大柴胡湯。（但結胸）無大熱者
（此爲水結在胸也）（但頭微汗出者）　大陥胸湯主之。

[読み方]　復往来寒熱する者には大柴胡湯を與えよ。大熱なき者は大陥胸湯
　　　　　これをつかさどる。

[内　容]　大熱（熱感はあるが発熱していない状態）がない者は大陥胸湯が
　　　　　主治する。（傷寒十餘日）は、校正時に付け加えられた。（熱結在裏）
　　　　　は、135 条の結胸熱實の註釈が、間違って 136 条に記載された。（此
　　　　　爲水結在胸也）と（但頭微汗出者）は、但結胸　無大熱者の註釈であ
　　　　　る。（但結胸）は削除する。

[解　説]　138 条は、大柴胡湯証と大陥胸湯証を比較するために往来寒熱と
　　　　　大熱なしを挙げた文章で、後人による書き込みである。

―書き込み―　　　（二次）168 白虎加人参湯
　　　　　　　　　　　　　（136 大柴胡湯証；熱結在裏　復往來寒熱）

168　（傷寒　若吐　若下後　七八日不解）（熱結在裏）表裏倶熱　時時悪風　大
　　　渇　舌上乾燥而煩　欲飲水數升者　白虎加人参湯主之。

[読み方]　表裏倶熱し　時時悪風し　大渇し　舌上乾燥而煩し　水數
　　　　　升飲欲者は　白虎加人参湯これをつかさどる。

[内　容]　表裏が一緒に熱して、時々さむけがする。非常にのどがかわいて、
　　　　　舌の上が乾燥してわずらわしく、水を数升も飲みたい者は白虎加
　　　　　人参湯が主治する。

[解　説]　大柴胡湯証の往来寒熱と表裏倶熱　時時悪風を比較する目的で、
　　　　　白虎加人参湯が書き込まれた。前述のように、熱結在裏は135
　　　　　結胸熱實の註釈であり、大柴胡湯証の往来寒熱とは何の関係もな
　　　　　い。そもそも、大柴胡湯証の往来寒熱と白虎加人参湯証（表裏倶
　　　　　熱　時時悪風）を比較することに、臨床的な価値があるのだろう
　　　　　か。

傷寒論　巻第二　辨太陽病脉證并治　下

　　　冒頭の（傷寒　若吐　若下後　七八日不解）は、校正時に付け加えられた。これに該当する条文はない。

― 書き込み ―　　（二次）169 白虎加人参湯
　　　　　　　　　　　　（136 大陥胸湯証；無大熱）

　169　(傷寒) 無大熱　口燥渇　心煩　背微悪寒者　白虎加人参湯主之。

［読み方］　大熱なく　口燥渇し　心煩して　背微悪寒する者は白虎加人参湯
　　　　　　これをつかさどる。
［内　容］　大熱がなく、口が乾燥してのどがかわき、心がわずらわしく、背
　　　　　　中が少し悪寒する者には白虎加人参湯が主治する。
［解　説］　ここでは、共通の“無大熱”によって、大陥胸湯証と口燥渇　心
　　　　　　煩　背微悪寒の白虎加人参湯を比較している。168 条と同様に、
　　　　　　疑問のある追加の文章である。
　　　　　　　恐らく、168 条と 169 条は、同一人物が白虎加人参湯の活用
　　　　　　を意図して書き加えたのだろう。したがって、大柴胡湯証や大
　　　　　　陥胸湯証との比較よりも、白虎加人参湯証に注目すればよい。

ii -2　149 半夏瀉心湯（大陥胸湯証；心下満而鞕痛との比較）

　149　但満而不痛者 (此爲痞　柴胡不中與之) 宜半夏瀉心湯。

　半夏瀉心湯方　半夏 半升　黄芩 3両　乾姜 3両　人参 3両　黄連 1両　大棗 12枚
　　　　　　　　甘草 3両
　　　　　　　　7味　以水1斗　煮取6升　去滓　再煎　取3升温服1升
　　　　　　　　日3服。

243

各論

■ 機能的構造式

病位　表裏間の陽（少陽病）/ 病理〈**気・血・水**〉（治）但満而不痛者

	表	表裏間	裏
陽		半夏 ^{半升}・人参 ^{3}・黄芩 ^{3}・黄連 ^{1}・大棗 ^{12枚}・甘草 ^{3}	
陰		乾姜 ^{3}	人参 ^{3}

（治）自己治病力　　　中和（気・血・水）＝［黄芩 ^{3}・黄連 ^{1}・甘草 ^{3}・乾姜 ^{3}］：

［人参 ^{3}］：［半夏 ^{半升}・大棗 ^{12枚}］

薬理と構成生薬　　**気** ＝ 黄芩・黄連、甘草・乾姜

血 ＝ 人参

水 ＝ 半夏、大棗

［読み方］　（心下が）但満ちて、痛まざる者は半夏瀉心湯に宜しい。

［内　容］　心下がただ満ちているだけで痛まない者には半夏瀉心湯がよろしい。

（此爲痞）は、大陷胸湯証の（此爲結胸）と比較するための註釈であるが、154 大黄黄連（瀉心）湯証を参考にすると誤りである。その理由は、154 条で述べる。（柴胡不中與之）は、但満而不痛者に対する註釈である。すでに柴胡湯証ではないので、改めて、（柴胡これを与えるべからず）という必要はない。

［解　説］　149 条では、小柴胡湯証の胸脇苦満を他薬でこれを下したときの変化について最も重い「心下満而鞕痛」と最も軽い「但満而不痛」を対比する形で記載している。しかし、この文言は適切でない。なぜならば、但満而不痛は心下満而鞕痛と比較上の表現であり、**半夏瀉心湯自体の証ではない**からである。「心下痞鞕」が脱落したことが考えられる。

その理由として、"宜半夏瀉心湯"とあることから『金匱要略』嘔吐噦下利病脈證幷治の＜嘔而腸鳴　心下痞者　半夏瀉心湯主之＞を引用した可能性が考えられるからである。

また、154 条で半夏瀉心湯証と比較した大黄黄連（瀉心）湯証に

傷寒論　巻第二　辨太陽病脈證并治　下

"按之濡"とあることからもそれが裏付けられる。したがって、149 半夏瀉心湯は、大陥胸湯との比較のために書き込まれたに過ぎず、肝心な証が示されていない。どうしたのだろう。149 条における書き込みも心下満而不痛＜痞鞕＞者とすべきである。

― 書き込み ―　（一次）154 大黄黄連 (瀉心) 湯
　　　　　　　　　　（半夏瀉心湯証；心下痞との比較）

154　心下痞　按之濡 (其脈關上浮) 者　大黄黄連 (瀉心) 湯主之。

大黄黄連 (瀉心) 湯方　大黄 ^{2}両　黄連 ^{1}両
　　　　　　　　　　２味　以麻沸湯２升漬之　須臾絞　去滓　分温再服。

※ 機能的構造式は省略
　病位　表裏間の陽（少陽病）/ 病理〈気・―・―〉（治）心下痞　按之濡者

（治）自己治病力　　　　中和（気）＝［大黄 ^{2}・黄連 ^{1}］
　　　薬理と構成生薬　　気 ＝ 大黄、黄連
　　　　　　　　　　　　血 ＝ ―
　　　　　　　　　　　　水 ＝ ―

［読み方］　心下痞し　これを按じて濡の者は　大黄黄連 (瀉心) 湯これをつかさどる。
［内　容］　心下がつかえても、押さえるとやわらい（濡）者は大黄黄連 (瀉心) 湯が主治する。
［解　説］　本方の心下痞は半夏瀉心湯証とくらべると"やわらい"という。これは前述したように半夏瀉心湯証には「心下痞鞕」があることを示唆している。
　　　　　　　さらに、本方の名称は大黄黄連瀉心湯ではなくて、元々は**大黄黄連湯**であった。後人が瀉心と註釈したのが、再編集時、薬方名に加えられてしまった。「瀉心湯」は『金匱要略』驚悸吐衄下血胸満瘀血病脈證并治にもある。

245

各論

　　　　瀉心湯方　　大黄 2両　　黄連 1両　　黄芩 1両
　　　　　　3味　　以水 3升　　煮取 1升　　頓服。

　　以上から分かるように、大黄黄連湯は黄芩を含まず、心下痞を
対象とするが瀉心湯ではない。瀉心湯の治は、心氣不足　吐血
衄血で、頓服である。

　　（其脈關上浮）は、註釈で難経・十八難にある三部九候の脈であり、
削除する。

― 書き込み ―　　　（二次）155 附子瀉心湯
　　　　　　　　　　　　（大黄黄連（瀉心）湯証；心下痞との比較）

155　心下痞　而復悪寒　汗出者　附子瀉心湯主之。

附子瀉心湯方　　大黄 2両　　黄連 1両　　黄芩 1両　　附子 炮1枚
　　　　　　4味　　切 3味　　以麻沸湯 2升漬之　　須臾絞　　去滓　　内附子
　　　　　　汁分温再服。

※ 機能的構造式は省略
　病位　表裏間の陽・表の陰（少陽病＋少陰病）／ 病理〈気・―・水〉
　　　　　　　　　　　　　　　　　　（治）心下痞　悪寒　汗出者

　（治）自己治病力　　　中和（気）＋温 ＝ ［大黄 2・黄連 1・黄芩 1］：［附子 炮1］
　　　薬理と構成生薬　　気 ＝ 大黄、黄連・黄芩
　　　　　　　　　　　　血 ＝ ―
　　　　　　　　　　　　水 ＝ 炮附子

［読み方］　心下痞し　しかるにまた悪寒し　汗出ずる者は附子瀉心湯これを
　　　　　　つかさどる。
［内　容］　心下がつかえて、悪寒して汗が出る者は附子瀉心湯が主治する。
［解　説］　本方は「振り出した瀉心湯」と炮附子 1枚を煎じた「液」を混ぜ
　　　　　　て服用する。一緒に煎じないので、『金匱要略』驚悸吐衄下血胸
　　　　　　満瘀血病脈證幷治の瀉心湯とは作り方が異なる（三味　以水三升

煮取一升）。このように瀉心湯には混乱がみられる。

　本来、瀉心とは心下痞鞕を瀉す（下す）ことである。ところが、黄芩を含まない大黄黄連湯が大黄黄連瀉心湯と誤称されて混乱に拍車がかかった。

　その結果、瀉心が混同されて、「嘔のある」半夏・生姜・甘草の三瀉心湯と「嘔のない」大黄、黄連、黄芩から成る瀉心湯が存在する結果になった。

―書き込み―　　（補入）156 五苓散
　　　　　　　　　　（149 半夏瀉心湯証；心下痞についての補入）

156　本以下之　故心下痞。與瀉心湯　痞不解。其人渇而口燥煩　小便不
　　利者　五苓散主之。

［読み方］　本これを下すをもっての故に心下痞す。瀉心湯を与えて痞解せず。その人渇して口燥し煩し　小便利せざる者は五苓散これをつかさどる。

［内　容］　149 柴胡湯証を他薬で下したために心下痞となった。そこで、半夏瀉心湯を与えたが痞が解さない。その人が渇し、口内が乾燥してわずらわしく、小便が出ない者は五苓散が主治する。

［解　説］　半夏瀉心湯を与えたが解さない痞がある。その場合、渇而口燥煩小便不利の証があれば五苓散がその心下の痞を解すという助言である。

ⅱ-3　157 生姜瀉心湯（149 半夏瀉心湯証；但満而不痛との比較）

157　(傷寒　汗出解之後) (胃中不和) ＜若＞心下痞鞕　乾噫食臭 (脇下有水氣)
　　腹中雷鳴　下利者　生姜瀉心湯主之。

生姜瀉心湯方　生姜 4両　甘草 3両　人参 3両　乾姜 1両　黄芩 3両　半夏 半升
　　　　　　　黄連 1両　大棗 12枚
　　　　　　　8味　以水 1斗　煮取 6升　去滓　再煎取 3升　温服 1升

各論

日 3 服。

■ 機能的構造式

病位　表裏間の陽（少陽病）/ 病理〈**気・血・水**〉（治）心下痞鞕　乾噫食臭		
		腹中雷鳴　下利者
表	表裏間	裏
㊧	生姜 4・甘草 3・大棗 12枚・黄芩 3・ 黄連 1・半夏 半升・黄芩 3・黄連 1	
㊜	乾姜 1	人参 3

（治）自己治病力　　中和（気・血・水）＝［黄芩 3・黄連 1　甘草 3・乾姜 1］：
　　　　　　　　　　　　　　　　　　　　　　　　　［人参 3］：［半夏 半升、生姜 4・大棗 12枚］

　　薬理と構成生薬　　**気** ＝ 黄芩・黄連、甘草・乾姜

　　　　　　　　　　　血 ＝ 人参

　　　　　　　　　　　水 ＝ 半夏・生姜・大棗

［読み方］　もし　心下痞鞕し　食臭を乾噫し　腹中雷鳴して下利する者
　　　　　は生姜瀉心湯これをつかさどる。

［内　容］　もし、心下が痞鞕（つかえる感があってかたい）し、食べた物の
　　　　　臭いがするゲップが出る。その上、腹が雷のようにごろごろなっ
　　　　　て下痢をする者は生姜瀉心湯が主治する。

［解　説］　157 条の心下痞鞕は、149 半夏瀉心湯証の但満而不痛と比較する
　　　　　ために書き込まれた。したがって、冒頭の（傷寒　汗出解之後）は
　　　　　後人が書き加えた文言で間違いである。本方は傷寒には関係ない。
　　　　　汗出而解の後に心下痞鞕が発現するのはおかしい。（胃中不和）は、
　　　　　心下痞鞕　乾噫食臭の註釈である。（脇下有水氣）は、腹中雷鳴
　　　　　下利者の註釈である。

傷寒論　巻第二　辨太陽病脈證幷治　下

―書き込み―　　（一次）161 旋覆代赭石湯

（157 生姜瀉心湯証；心下痞鞕への補入）

161　（傷寒　発汗　若吐　若下　解後）心下痞鞕　噫氣不除者　旋復代赭石湯
主之。

旋復代赭石湯方　旋覆花 3両　人参 2両　生姜 5両　代赭石 2両　甘草 3両
半夏 半升　大棗 12枚
7味　以水 1斗　煮取 6升　去滓　再煎取 3升　温服 1
升日 3服。

■ 機能的構造式

病位　表裏間の陽（少陽病）/ 病理〈**気・血・水**〉（治）心下痞鞕　噫氣不除者
表　　　　　　　　　　表裏間　　　　　　　　　　裏
㊜　　旋覆花 3・代赭石 2・半夏 半升・生姜 5・大棗 12枚・甘草 3
㊖　　　　　　　　　　　　　　　　　　　　　　　人参 2

（治）自己治病力　　　中和（気・血・水）＝［旋覆花 3・甘草 3］：
［代赭石 2・人参 2］：
［半夏 半升、生姜 5・大棗 12枚］

薬理と構成生薬　　**気** ＝ 旋覆花、甘草

血 ＝ 代赭石、人参

水 ＝ 半夏、生姜・大棗

［読み方］　心下痞鞕し　噫氣のぞかざる者は　旋復代赭石湯これをつかさど
る。

［内　容］　心下につかえた感じがして、押すと硬く、（生姜瀉心湯を服用して
も）依然として噫気がある者には旋復代赭石湯が主治する。

［解　説］　本方は、157 生姜瀉心湯証「心下痞鞕　乾噫食臭」の傍らに書き
込まれた。すなわち、生姜瀉心湯を服用しても、噫気（ゲップ）

249

各論

が除かれない者には、本方がよいとの補入である。生姜瀉心湯の〈黄芩〉・〈黄連〉・〈乾姜〉を去って、〈旋覆花 3)〉・〈代赭石 2)〉を加えた薬方である。また、〈生姜〉が1両増えて5両になっている。生姜瀉心湯と同じく再煎である。冒頭の（傷寒　発汗　若吐　若下　解後）は、校正時に書き加えられたもので161条には関係ない。

— 書き込み —　　（一次）165 大柴胡湯

　　　　　　　　　（157 生姜瀉心湯証；乾噫食臭　下利との比較）

165　（傷寒　発熱　汗出不解）（心下痞鞕）嘔吐而下利者　大柴胡湯主之。

[読み方]　嘔吐して下利する者は大柴胡湯これをつかさどる。

[内　容]　嘔吐と下痢がある者は大柴胡湯が主治する。

[解　説]　165条は、157 生姜瀉心湯証の乾噫食臭　下利との比較するために書き込まれた。つまり、乾噫食臭が重症化して嘔吐となり、下痢を伴う者には生姜瀉心湯よりも大柴胡湯が適するという趣旨である。

　　　　　（傷寒　発熱　汗出不解）は、校正時に付け加えられた。また、大柴胡湯証は心下急（あるいは心下満而痛）であり、（心下痞鞕）は、誤りなので削除する。

ii -4　158 甘草瀉心湯（157 生姜瀉心湯証；腹中雷鳴　下利との比較）

158　（傷寒　中風　醫反下之）其人下利　日數十行　穀不化　腹中雷鳴　心下痞鞕而満　乾嘔　心煩不得安＜者＞（醫見心下痞　謂病不盡　復下之　其痞益甚　此非結熱　但以胃中虚　客氣上逆　故使鞕也。）甘草瀉心湯主之。

甘草瀉心湯方　甘草 4両　黄芩 3両　半夏 半升　大棗 12枚　黄連 1両　人参 3両　7味　以水1斗　煮取6升　去滓　再煎取3升　温服1升　日3服。

傷寒論　巻第二　辨太陽病脈證幷治　下

■ 機能的構造式

病位　表裏間の陽（少陽病）/ 病理〈**気**・血・水〉（治）下利　日数十行　乾嘔
　　　　　　　　　　　　　　　　　　　　　　　　　　心煩不得安＜者＞

表	表裏間	裏
㊙	甘草 4・半夏 半升・黄芩 3・黄連 1・大棗 12枚	
㊙	乾姜 3	人参 3

（治）自己治病力　　　中和（気・血・水）＝［黄芩 3・黄連 1、甘草 4・乾姜 3］：
　　　　　　　　　　　　　　　　　　　　　　　［人参 3］：［半夏 半升・大棗 12枚］

　　　薬理と構成生薬　　**気** ＝ 黄連・黄芩、甘草・乾姜

　　　　　　　　　　　　血 ＝ 人参

　　　　　　　　　　　　水 ＝ 半夏、大棗

[読み方]　其人下利　日に数十行　穀化せず　腹中雷鳴し　心下痞鞕して
　　　　　満ち　乾嘔　心煩し安を得ざる＜者＞は甘草瀉心湯これをつか
　　　　　さどる。

[内　容]　下痢が1日に数十回あり、便は未消化である。腹はゴロゴロと鳴り、
　　　　　心下はつかえてかたい。吐き気はあるが何も吐かず、心がわずら
　　　　　わしく、精神状態が正常でない者は甘草瀉心湯が主治する。

[解　説]　其人とは、冒頭の（傷寒　中風　醫反下之）をした人を指すが、この
　　　　　文言は校正時に書き加えられたもので意味はない。158条は157
　　　　　生姜瀉心湯証の腹中雷鳴　下利が重症化して、下痢が激しく精神
　　　　　的に落ち着かない者には甘草瀉心湯が適方であると述べた文章で
　　　　　ある。

　　　　　（醫見心下痞　謂病不盡　復下之　其痞益甚　此非結熱　但以胃中虚　客氣
　　　　　上逆　故使鞕也）は、（傷寒　中風　醫反下之）についての註釈だが、
　　　　　削除する。

　　　　　　なお、155附子瀉心湯、157生姜瀉心湯、158甘草瀉心湯の煎
　　　　　じ方に関して、大字（壹、弐、参、肆、伍、陸など）が使用され
　　　　　ているテキストがある。これらから類推すると、三方は同一人物

251

各論

による書き込みの可能性がある。

　　また、本方の煎じ方も157条、161条と同じく再煎である。

— 書き込み —　　（一次）159 赤石脂禹餘糧湯

　　　　　　　　　　（158 甘草瀉心湯証；下利への補入）

159　（傷寒）（服湯薬　下利不止　心下痞鞕）　服瀉心湯已（復以他薬下之）利不止
　　　＜者＞（醫以理中與之　利益甚　理中者　理中焦　此利在下焦）赤石脂禹餘
　　　糧湯主之。

　　赤石脂禹餘糧湯方　赤石脂 1斤　禹餘糧 1斤
　　　　　　　　　　　2味　以水6升　煮取2升　去滓　分温3服。

※ 機能的構造式は省略

　　病位　—（太陰病）/　病理〈—・**血**・—〉（治）利不止＜者＞

　　（治）自己治病力　　　　補＝［赤石脂 1斤・禹餘糧 1斤］
　　　　薬理と構成生薬　　　気＝ —

　　　　　　　　　　　　　　血＝赤石脂、禹餘糧

　　　　　　　　　　　　　　水＝ —

［読み方］　瀉心湯を服し已て　利止まざる者は 赤石脂禹餘糧湯これをつ
　　　　　　かさどる。
［内　容］　瀉心湯（甘草瀉心湯）を服用後も下痢が止まらない者は赤石脂禹
　　　　　　餘糧湯が主治する。
［解　説］　159条の趣旨は甘草瀉心湯で止まらない下痢には赤石脂禹餘糧湯
　　　　　　がよいとの助言である。（傷寒）は校正時に書き加えられた。（服湯
　　　　　　薬　下利不止　心下痞鞕）は後人 A による甘草瀉心湯証の心下痞鞕而
　　　　　　満についての註釈。（復以他薬下之）は、後人 B による利不止に対
　　　　　　する註釈である。さらに、（醫以理中與之　利益甚　理中者　理中焦　此
　　　　　　利在下焦）は後人 C による書き込みで、この下痢に理中丸（人参湯）
　　　　　　を与えてはいけない理由を述べたものである。『原本』には、中

252

焦や下焦という考え方はない。

　これで、「胸脇苦満」から派生した「心下」に関する条文の解説が終わり、陽明病篇に移る。

傷寒論　巻第三　辨陽明病脈證幷治

傷寒論　巻第三
辨陽明病脈證幷治

　陽明病篇はテキスト（伝本）179 条から 262 条までの 83 の条文から
構成されているが、原方は大承氣湯、白虎湯、茵蔯蒿湯の三方である。
それらに付随して小承氣湯、四逆湯、白虎加人参湯、梔子蘗皮湯、麻黄
連軺赤小豆湯、呉茱萸湯、猪苓湯、麻子仁丸などがある。

　また、陽明病は少陽病からの転入だが、太陽病 → 少陽病にみられる
具体的な継続性は示されていない。

　原文 **15**-80　陽明之爲病　胃家實（是）也。

［読み方］　陽明の 病 たる　胃家實なり。
［内　容］　陽明病の病的感覚反応は、(熱が) 胃部に充満している状態である。
［解　説］　すでに述べたように、この条文には主語の「熱」が省略されている。
　　　　　　したがって、陽明之爲病　胃家「熱」實也と読むべきである。
　　　　　　　少陽病の熱がどのように陽明病の「熱実」になるかを示す。

255

各論

少陽病		陽明病
口苦：往来寒熱（胸脇）	→	胃家「熱」実：潮熱（大便鞕・燥屎）
咽乾：表熱・微熱（胃中）	→	胃家「熱」実：裏熱（口乾舌燥）
目眩：煩熱（胸中）	→	胃家「熱」実：瘀熱（発黄）

原文 **16**-208　陽明病　脈遲　雖汗出不悪寒者　其身必重　短氣　腹
満而喘　有潮熱者（此外欲解　可攻裏也）（手足濈然而汗出者
此大便已鞕也）大承氣湯主之。

（若汗多　微発熱　悪寒者　外未解也。其熱不潮　未可與承
氣湯）。（若腹大満不通者　可與小承氣湯　微和胃氣　勿令
大泄下。）

大承氣湯方は p.108 に記載。

[読み方]　陽明病　脈遲(みゃくち)　汗出(あせいず)るといえども悪寒せざる者は　その身必ず
重く　短氣(たんき)する。腹満(ふくまん)して喘(ぜん)し　潮(ちょう)熱(ねつ)ある者は大承氣(だいじょうきとう)湯これを
つかさどる。

[内　容]　陽明病で脈が遅く、汗が出ても悪寒しない者は体が必ず重く、呼
吸が促拍（ハアハアと呼吸の間隔が短く差し迫る）する。腹満し
てゼイゼイし、潮熱ある者は大承気湯が主治する。

[解　説]　なぜ、脈を陽明病の最初の条文の冒頭に記載したのか。それは太
陽病と陽明病が陽において表裏の関係にあるからである。このた
め、太陽病の脈浮「数」と対比するために脈（沈）「遅」を強調
した。すなわち、発熱と潮熱の違いとそれに伴う治療法（発汗と
瀉下）の区別を脈で示した。それを麻黄湯と大承気湯で比較する。

麻黄湯	頭痛　発熱		身疼（腰痛　骨節疼痛）無汗而喘
			＝　発汗
大承気湯	雖汗出　不悪寒（潮熱）其身必重　短気		腹満而喘
			＝　瀉下

（手足濈然而汗出者　此大便已鞕也）は、汗出に対する註釈である。汗

256

傷寒論　巻第三　辨陽明病脈證幷治

が手と足に集中したように出る者は大便がすでにかたいという。註釈者が自分の経験を書き加えたのだろう。

「承気」とは「潮熱による気の異常を救う」という機能的名称である。承気湯の核となる構成生薬は［大黄・芒消］だが、そこに〈厚朴〉、〈枳実〉の気剤を加えている。〈大黄〉の作用も気剤である。

（若汗多　微発熱　悪寒者　外未解也。其熱不潮　未可與承氣湯）は、雖汗出　不悪寒についての註釈である。（若腹大満不通者　可與小承氣湯　微和胃氣　勿令大泄下）は、腹満に対する註釈。臨床的に役立つ註釈とは言い難い。

―書き込み―　　234 桂枝湯（16-208 大承氣湯証；雖汗出不悪寒者との比較）

234　（陽明病）（脈遅）汗出多　微悪寒者（表未解也）可発汗　宜桂枝湯。

［読み方］　汗が出ること多く　微悪寒する者は発汗すべし　桂枝湯によろしい。

［内　容］　16-208 雖汗出　不悪寒者との比較で微悪寒者は桂枝湯で発汗するのがよろしい。

［解　説］　汗が出ても悪寒しない者と微悪寒する者の比較である。234 条は16-208 条のわきに書き込まれたために、冒頭が（陽明病）（脈遅）となっているが、桂枝湯の脈は浮弱「数」で遅ではない。（表未解也）は、汗出多　微悪寒者の註釈。

　　汗出による大承気湯証と桂枝湯証の区別を述べようとした書き込みだが、臨床的価値はなく、削除可能である。

―書き込み―　　225 四逆湯（16-208 大承氣湯証；脈遅との比較）

225　脈浮而遅（表熱裏寒）下利清穀者　四逆湯主之。

［読み方］　脈浮にして遅　下利清穀の者は四逆湯これをつかさどる。

［内　容］　脈が浮にして遅で、下利清穀（食べたものがそのまま便として出

257

各論

る下痢）の者には四逆湯が主治する。

[解　説]　225条は、脈に関して、「遅」と「浮弱にして遅」との違いから
大承気湯証と四逆湯証の区別を述べている。しかし、下利清穀は
通脈四逆湯証である。（表熱裏寒）は、脈浮而遅を表熱とし、下利
清穀を裏寒とする註釈である。いずれも、正確さに欠けている。
234条同様、削除可能である。

― 書き込み ―　　（一次）213・214 小承氣湯（大承氣湯証；大便鞕の比較）

213・214　（陽明病）其人多汗　以津液外出　胃中燥　大便必鞕　鞕則譫語
（発潮熱）脈滑而疾者　小承氣湯主之。

小承氣湯方　大黄 4両　厚朴 2両　枳實 3枚大者
　　　　　　3味　以水 4升　煮取 1升 2合　去滓　分温 2服。
　　　　　　（初服湯　當更衣　不爾者盡飲之。若更衣者勿服之。）

■ 機能的構造式

病位　裏の陽（陽明病）/ 病理〈**気**・―・―〉（治）鞕則譫語　脈滑而疾者		
表	表裏間	裏
㊜	厚朴 2・枳實 3枚	大黄 4
㊜		

（治）自己治病力　　　承気＋瀉下 ＝［厚朴 2・枳實 3枚］：［大黄 4］
　　　薬理と構成生薬　**気** ＝ 厚朴、枳實、大黄
　　　　　　　　　　　血 ＝ ―
　　　　　　　　　　　水 ＝ ―

[読み方]　その人汗多く　津液外に出るをもって　胃中燥　大便が必ず鞕。
　　　　　鞕ければすなわち譫語し　脈滑にして疾者は小承氣湯これを
　　　　　つかさどる。

傷寒論　巻第三　辨陽明病脈證幷治

（はじめ湯を服して　まさに更衣(こうい)すべし。しからざる者はこれを飲み尽くす。
もし、更衣する者はこれを服すことなかれ。）更衣とは、大小便をすることで
ある。

［内　容］　『伝本』では、213 条と 214 条が分かれているが本書では一緒に
　　　　　した。発汗によって、汗が多量に出ると津液（体液）が失われて
　　　　　胃の中が乾燥し大便が固くなる。固ければうわごとを言い、脈が
　　　　　なめらかで速い者は小承気湯が主治する。

［解　説］　この条文は 16-208 陽明病　脈遅　雖汗出　不悪寒者と比較する
　　　　　ために書き込まれた。そのため、脈遅に対して脈滑而疾と述べて
　　　　　いる。また、大便鞕に関して、潮熱（大承気湯証）と多汗による
　　　　　胃中燥の場合（小承気湯証）があり、後者では讝語があるという。
　　　　　　11-71 太陽病　発汗後（大汗出　胃中乾　煩躁　不得眠　～）の註釈
　　　　　のように、胃中乾あるいは胃中燥は何らかの精神的な異常を引き
　　　　　起こす傾向がある。（発潮熱）は、大便必鞕についての註釈だが、
　　　　　これは燥屎ではないので間違いであり、削除する。
　　　　　　『伝本』には承気湯が四つある。それらの生薬構成はつぎの通り
　　　　　である。

大承気湯	大黄4両	芒消3合	厚朴半斤	枳実5枚	
小承気湯	大黄4両	―	厚朴2両	枳実3枚	
調胃承気湯	大黄4両	芒消半斤	―	―	甘草2両
桃核承気湯	大黄4両	芒消2両	桃仁50個	桂枝2両	甘草2両

　　　　　これらから分かるように、承気湯で芒消を含まないのは小承気
　　　　　湯だけである。恐らく最初の名称は“厚朴枳実大黄湯”であった。
　　　　　校正時に、燥屎のある承気湯を“大”として、燥屎がなく讝語す
　　　　　る承気湯を“小”としたのだろう。
　　　　　　なお、230 条の（上焦得通　津液得下　胃氣因和　身濈然汗出解）は、
　　　　　本来、213・214 条の“胃中燥”の註釈だったが、間違って 230
　　　　　条に置かれてしまった。

各論

―書き込み―　　247 麻子仁丸（小承氣湯証；大便必鞕への追加）

247　（趺陽脈浮而濇　浮則胃氣強　濇則小便數　浮濇相搏　大便則鞕　其脾爲約）麻
　　　子仁丸主之。

麻子仁丸方　麻子仁 2升　芍藥 半斤　枳實 半斤　大黄 1斤　厚朴 1尺　杏仁 1升
　　　　6味　蜜和丸如梧桐子大　飲服十丸　日三服。漸加　以知爲度。

※ 機能的構造式は省略

病位　裏の陽（陽明病）/ 病理〈**気・血・水**〉（治）大便鞕（者）

（治）自己治病力　　　承気＋潤＋瀉下 ＝ ［芍薬 半斤・枳実 半斤・厚朴 1尺］：
　　　　　　　　　　　　　　　　　　　　　［麻子仁 2升・杏仁 1升］：［大黄 1斤］
　　　薬理と構成生薬　　**気** ＝ 枳実、大黄、厚朴
　　　　　　　　　　　　血 ＝ 芍薬
　　　　　　　　　　　　水 ＝ 麻子仁、杏仁

［読み方］　（趺陽の脈浮にして濇　浮はすなわち胃氣強く　濇はすなわち小便数　浮
　　　　　濇　相搏　大便すなわち鞕　其脾爲約）　麻子仁丸これをつかさどる。
［内　容］　趺陽脈浮（強い胃気）と濇（小便数）が格闘すると大便が固くな
　　　　　り、脾の働きが制約される。それには麻子仁丸が主治する。
［解　説］　傷寒論巻第一の「辨脈法第一」にはつぎの文章がある。
　　　　　　＜今趺陽脈浮而濇　故知脾氣不足　胃氣虚也（いま趺陽の脈が浮に
　　　　して濇である。ゆえに脾気が不足して胃気が虚となることを知るなり）＞
　　　　　　ところが247条では、趺陽脈浮而濇で浮ならば胃気が強だとし
　　　　ている。内容が違っている。よくわからない。
　　　　　　元々は、247条は179太陽陽明者　脾約是也の註釈である。脾
　　　　の働きが制約されると大便が固くなるとの理屈を述べている。
　　　　　　趺とは足の甲である。したがって、趺陽の脈は足の甲の脈であ
　　　　る。247条の文章は『原本』にはない理論を述べている。また、
　　　　247条は辨脈法第一の註釈でもある。このようにみると、247条
　　　　の文章と麻子仁丸との接点はないと考える。

傷寒論　巻第三　辨陽明病脈證幷治

　　麻子仁丸は小承気湯に芍薬（血剤）と麻子仁、杏仁（ともに水
剤）を加えた薬方である。つまり、"其人多汗　以津液外出　胃
中燥"を潤して、大便必鞕の改善を目的とする。
　　そのため、最初は、213 小承気湯証・大便必鞕への追加の薬方
として、213条の脇に書き込まれた。ところが、後人が麻子仁丸
に関係ない文章をつけ、247条として独立させてしまったので混
乱している。麻子仁丸は臨床上有用な薬方である。

―書き込み―　　（二次）229 小柴胡湯
　　　　　　　　　　　（213・214 小承氣湯証；胃中燥との比較）

229　（陽明病）（発潮熱）大便溏　小便自可　胸脇満不去者　與小柴胡湯。

［読み方］　大便溏　小便自ずから可　胸脇満去らざる者には小柴胡湯を與
　　　　　　よ。
［内　容］　大便溏とは、大便が泥のような状態をいう。小便は自然と出る。
　　　　　　胸脇満が去っていない者には小柴胡湯を与える。
［解　説］　229条は、213・214条小承気湯の胃中燥と大便必鞕に対して、
　　　　　　小便自可と大便溏を示して、胸脇満去らざる者には小柴胡湯を与
　　　　　　えよという。胸脇満去らざる者は確かに小柴胡湯証だが、その場
　　　　　　合、大便溏や小便自可があるのだろうか。
　　　　　　　冒頭の（陽明病）は不要である。また、註釈の（発潮熱）は燥屎
　　　　　　によるものなので大便溏とは整合性がない。

―書き込み―　　（三次）230 小柴胡湯（229 小柴胡湯証への追加）

230　（陽明病）脇下鞕満　不大便而嘔　舌上白胎者　可與小柴胡湯。（上焦
　　　得通　津液得下　胃氣因和　身濈然汗出而解）

［読み方］　脇下が鞕満し　不大便にして嘔し　舌上白胎の者には小柴胡湯
　　　　　　を与えるべし。
［内　容］　脇の下が固く満ちて、大便は出ないで嘔があり、舌の上に白胎（白

261

各論

苔を意味する）がある者には小柴胡湯を与えるべきである。

［解　説］　229 条の与小柴胡湯に追加の記述である。胸脇満に対して脇下鞕
満を、大便溏に対して不大便而嘔　舌上白胎を示して、この場合
も小柴胡湯を与えるべきという。

すでに述べたように、（上焦得通　津液得下　胃氣因和　身濈然汗出而
解）は、213・214 条の"胃中燥"の註釈である。間違って 230
条に置かれた。内容は、上焦が通じれば津液が下に流れて胃気が
和し　身にさっと汗が出て"胃中燥"が解すという。そもそも、
上焦という概念は『原本』にはない。

なお、冒頭の（陽明病）は、後からつけられたものである。

229 条と 230 条は、大便溏と反対の不大便を取り上げて、胸脇
苦満と脇下鞕満にこだわった後人が、小柴胡湯の活用を訴えた書
き込みである。参考にすればよい。

―書き込み―　　（三次）243 呉茱萸湯
　　　　　　　　　　（230 小柴胡湯証；不大便而嘔との比較）

243　食穀欲嘔（属陽明也）呉茱萸湯主之。（得湯反劇者　属上焦也）

呉茱萸湯方　呉茱萸 1升　人参 3両　生姜 6両　大棗 12枚
　　　　　4味　以水 7升　煮取 2升　去滓　温服 7合　日 3服。

262

傷寒論　巻第三　辨陽明病脈證幷治

■ 機能的構造式

病位　表裏間の陽（少陽病）/ 病理〈一・血・**水**×水〉（治）食穀欲嘔者		
表	表裏間	裏
㊧	呉茱萸 ^{1升}・生姜 ^{6}・大棗 ^{12枚}	
㊜		人参 ^{3}

（治）自己治病力　　　中和（血・水）＝［人参 ^{3}］：［呉茱萸 ^{1升}　生姜 ^{6}・大棗 ^{12枚}］

薬理と構成生薬　　　気 ＝ 一

血 ＝ 人参

水×水 ＝ 呉茱萸、生姜・大棗

[読み方]　穀を食して嘔を欲する（者）は呉茱萸湯これをつかさどる。

[内　容]　穀物を食べると嘔したくなる（者）は呉茱萸湯が主治する。

[解　説]　243条は、230条の不大便而嘔との比較するために書き込まれた。すなわち、不大便が原因の嘔と穀物を食べて欲する嘔である。（属陽明也）は、230条の不大便についての註釈が、間違って243条に記載されてしまった。このことから、243条が230条の隣にあったことがわかる。

（得湯反劇者　属上焦也）は、呉茱萸湯を服用して、かえって嘔が激しい者は陽明病ではなく、上焦（少陽病）に属すという。註釈者は（属陽明也）に惑わされて呉茱萸湯が陽明病に属すとしたが、実際は少陽病である。したがって、この註釈は誤りである。

なお、呉茱萸湯は正証を示されずに、陽明病篇、少陰病篇、厥陰病篇に登場している。

―書き込み―　　　（三次）359乾姜黄芩黄連人参湯

（243呉茱萸湯証；食穀欲嘔との比較）

359　（傷寒　本自寒下　醫復吐下之　寒格　更逆吐下　若）食入口即吐　乾姜黄芩黄連人参湯主之。

各論

乾姜黄芩黄連人参湯方　乾姜 3両　黄連 3³両　黄芩 3両　人参 3両
　　　　　　　　　　　4味　以水 6升　煮取 2升　去滓　分温再服。

※ 機能的構造式は省略

病位　表裏間の陽（少陽病）/ 病理〈気・血・一〉（治）食入口即吐

（治）自己治病力　　　中和（気・血）＝［乾姜³、黄連³・黄芩³］：［人参³］
　　薬理と構成生薬　　**気** ＝ 乾姜、黄芩・黄連
　　　　　　　　　　　血 ＝ 人参
　　　　　　　　　　　水 ＝ 一

[読み方]　食が口に入ると即吐す。乾姜黄芩黄連人参湯これをつかさどる。

[内　容]　食物が口に入るとただちに吐き出す（者）には乾姜黄芩黄連人参
　　　　　湯が主治する。

[解　説]　「嘔」は胃のなかにあったものを吐きだすことで、「吐」は口の中
　　　　　のものを吐き出すことである 12)。本方は、呉茱萸湯証の食穀欲嘔
　　　　　と比較するために書き込まれたのだが、(傷寒　本自寒下　醫復吐下之
　　　　　　寒格　更逆吐下　若) という関係のない文言を冒頭につけられて、
　　　　　359 条に置かれた。

原文 **17**-219　陽明病（三陽合病）腹満　身重　難以轉側　口不仁　面
　　　　　　　　垢　讝語　遺尿（発汗則讝語）（下之則額上生汗　手足逆冷）
　　　　　　　　（若）自汗出者　白虎湯主之。

白虎湯方は p.109 に記載。

[読み方]　陽明病　腹満して身重く　もって転側しがたく　口不仁にして
　　　　　面に垢つき　讝語し　遺尿して自汗出る者は白虎湯これをつかさ
　　　　　どる。

[内　容]　陽明病で、腹満して体が重く、そのために寝返りを打ちがたい。
　　　　　口は味覚がわからず、顔は垢がついたように薄汚い。うわ言をいっ
　　　　　て、小便を漏らし、自然と汗が出る者には白虎湯が主治する。

264

傷寒論　巻第三　辨陽明病脈證幷治

［解　説］　219 条は三陽合病ではなく、陽明病である。三陽合病は存在しない。

　　（発汗則讝語）は、自汗出者を桂枝湯証と間違えて発汗すると直ちに讝語するという註釈で、条文中の讝語との比較を目的としている。また、（下之則額上生汗　手足逆冷）は、白虎湯証の腹満　身重を大承気湯証と間違えて瀉下すると額の上に汗が出て、（温かった）手足が逆に冷くなる。いずれも、白虎湯証を発汗、瀉下してはいけないという注意である。

　　白虎湯証の熱は裏熱で、消化管の外部に充満し新陳代謝を異常に亢進させる。そのため、体液が汗と小便になって体外に出てしまうので、口舌が乾燥して食物の味がわからなくなり（口不仁）、顔は垢がついたように薄汚くなる。また、うわ言をいって小便を漏らす。

　　条文では、腹満と讝語で気の異常を遺尿と自汗出で水の異常を述べている。したがって、白虎湯証の病理は〈気・―・水〉であり、口渇がひどくなる（煩渇）と、加〈人参〉として白虎加人参湯〈気・血・水〉とする。

　　なお、厥陰病篇に 350 (傷寒) 脈滑而厥者 (裏有熱也) 白虎湯主之がある。裏熱は潮熱のような持続熱ではないので、時として、厥を伴うことがある。それが**熱厥**といわれる病態である。具体的には、全身は熱いのに手足は冷たいという症状だが、ヒトの病的身体反応がいかに複雑であるかを示している。

　　350 条は"脈滑而疾"と比較する目的で、元は 213・214 条小承気湯の傍らに書き込まれたのだが、"厥"があるために厥陰病篇に移されて 350 条とされた。

―書き込み―　　222 白虎加人参湯（**17**-219 白虎湯証；口不仁との比較）

222　若渇欲飲水　口乾舌燥者　白虎加人参湯主之。

　　　　　　　　　　　　　　　　白虎加人参湯方は p.166 に記載。

［読み方］　もし　渇して水を飲むことをほっし　口乾　舌燥する者は　白虎

265

各論

　　　　　　　加人参湯がこれをつかさどる。

[内　容]　のどが渇いて水を飲みたがり、口と舌が乾燥する者は、白虎加人
　　　　　参湯が主治する。

[解　説]　前述したように、白虎湯の「口不仁」と比較するために書き込ま
　　　　　れた文章である。
　　　　　　本方は、ひどい渇や口内の乾燥を改善する。

―書き込み―　　223 猪苓湯（222 白虎加人参湯証；渇欲飲水との比較）

223　(若脈浮　発熱)　渇欲飲水　小便不利者　猪苓湯主之。

猪苓湯方　猪苓　茯苓　澤瀉　阿膠　滑石 各1両
　　　　　5味　以水4升　先煮4味　去滓　内阿膠　烊消　温服7合
　　　　　日3服。

■ 機能的構造式

病位　表裏間の陽（少陽病）／ 病理〈―・**血・水**〉（治）渇欲飲水　小便不利者
　　　　　　表　　　　　　　　　　　表裏間　　　　　　　　　　　裏
　　　陽　　　　　　　猪苓 1・茯苓 1・沢瀉 1・滑石 1・阿膠 1

　　　陰

（治）自己治病力　　　　止血＋利水 ＝［阿膠 1］・［猪苓 1・茯苓 1・沢瀉 1・滑石 1］
　　　薬理と構成生薬　　気 ＝ ―

　　　　　　　　　　　血 ＝ 阿膠

　　　　　　　　　　　水 ＝ 猪苓、茯苓、沢瀉、滑石

[読み方]　渇して水を飲むことをほっし　小便不利の者は　猪苓湯これをつ
　　　　　かさどる。

[内　容]　のどが渇いて水を飲みたがり、（水を多量に飲んでも）小便が出な
　　　　　い者は猪苓湯が主治する。

傷寒論　巻第三　辨陽明病脈證并治

［解　説］　本方は白虎加人参湯との比較だが五苓散との比較の方が適している。その理由は、五苓散の白朮と桂枝を滑石と阿膠に替えた薬方だからである。そのため、五苓散証に類似している。ただし、脈浮、発熱とあるが、これは間違いで、気によるものではなく、表裏間の陽にある炎症性の微熱（血）のことであり、五苓散証の発熱とは異なる。書き込み文なので、正確性に欠ける。
　　　　　したがって、渇欲飲水と小便不利は同じでも消渇ではない。

原文 **18**-236　陽明病　発熱（汗出者　此爲熱越　不能発黄也）　但頭汗出　身無汗　劑頸而還　小便不利　渇引水漿者（此爲瘀熱在裏）（身必発黄）茵蔯蒿湯主之

茵蔯蒿湯方は p.109 に記載。

［読み方］　陽明病　発熱し　但頭に汗出て　身に汗なく　劑頸而還　小便不利　渇して水漿を引く者は茵蔯蒿湯これをつかさどる。
［内　容］　陽明病で発熱し、汗は頭だけに出て体は無汗である。すなわち、汗は首から上にしか出ない。小便は出が悪く、のどがかわいて、飲料になるものなら何でも飲む者は茵蔯蒿湯が主治する。
［解　説］　陽明病で発熱するのは茵蔯蒿湯証だけである。発熱して、汗は頭にだけすなわち首から上にしか出ないで体は無汗である。小便は出が悪く、口渇が激しく、飲料になるものなら何でも飲む者が茵蔯蒿湯証である。渇に関しては、白虎加人参湯証が冷水を欲っするのに対して茵蔯蒿湯証は冷温関係ない。ここに、裏熱と瘀熱の違いがみられる。
　　　　　（汗出者　此爲熱越　不能発黄也）は、もし、汗出ならば、瘀熱が発散する（熱越）ので黄を発することが不能になるという註釈である。
　　　　　（此爲瘀熱在裏）は註釈で、**瘀熱**は後人による造語だが茵蔯蒿湯証の参考になる。"瘀"の本来の意味は血がとどこおることだが、後人は、発熱が"但頭汗出　身無汗　劑頸而還"の状況を、熱が血のようにとどこおると考えて瘀熱と命名したのだろう。

267

各論

　　　　　　（身必発黄）は、瘀熱に対する註釈である。

― 書き込み ― 　　（一次）　260 茵蔯蒿湯
　　　　　　　　　　　　（18-236 茵蔯蒿湯証；身必発黄への追加）

　260　（傷寒　七八日）身黄　如橘子色　小便不利　腹微満者　茵蔯蒿湯主之。

［読み方］　身黄は　　如橘子色　小便不利　腹微満の者は茵蔯蒿湯これをつ
　　　　　かさどる。
［内　容］　身体の黄は、橘子色に似ている。小便は出が悪く、腹が微満する
　　　　　者は茵蔯蒿湯が主治する。
［解　説］　**18-236** 茵蔯蒿湯証・身必発黄の註釈で、その黄を具体的にみかん
　　　　　色と表現し、腹微満を追加している。

― 書き込み ― 　　（二次）261 梔子蘗皮湯（260 茵蔯蒿湯証；身黄への追加）

　261　（傷寒）身黄　発熱者　梔子蘗皮湯主之。

　梔子蘗皮湯方　肥梔子 15個　甘草 1両　黄蘗 2両
　　　　　　　　3味　以水 4升　煮取 1升半　去滓　分温再服。

※ 機能的構造式は省略
　病位　表裏間の陽（少陽病）/ 病理〈**気**・―・―〉（治）身黄　発熱者

　（治）自己治病力　　　中和（気）＝［肥梔子 15個・甘草 1・黄蘗 2］
　　　　薬理と構成生薬　　**気**＝梔子、甘草、黄蘗
　　　　　　　　　　　　血＝―
　　　　　　　　　　　　水＝―

［読み方］　身黄　発熱する者は梔子蘗皮湯これをつかさどる。
［内　容］　発黄して発熱する者には梔子蘗皮湯が主治する。
［解　説］　身黄に関して、病理が気の循環不全である梔子蘗皮湯方も参考にし

268

て欲しいとの書き込みである。

―書き込み―　　（一次）　262 麻黄連軺赤小豆湯
　　　　　　　　　　　　　（18-236 茵蔯蒿湯証；身必発黄への追加）

262　（傷寒）瘀熱在裏　身必発黄　麻黄連軺赤小豆湯主之。

麻黄連軺赤小豆湯方　麻黄 2両　連軺 2両　杏仁 40個　赤小豆 1升　大棗 12枚
　　　　　　　　　生梓白皮 1升　生姜 2両　甘草 2両
　　　　　　　　　8味　以潦水 1 斗　先煮麻黄　再沸　去上沫　内諸
　　　　　　　　　薬　煮取 3升　去滓　分温 3服　半日服盡。
　　　　　　　　　　潦水は、雨水であるが、それを使用する理由はわからない。

※ 機能的構造式は省略
　病位　表裏間の陽（少陽病）/ 病理〈気・―・**水**〉（治）発黄（者）

　（治）自己治病力　　　駆水 = ［麻黄 2・連軺 2・杏仁 40個・赤小豆 1升・
　　　　　　　　　　　　　　　大棗 12枚・生梓白皮 1升　生姜 2］
　　　薬理と構成生薬　　気 = 甘草
　　　　　　　　　　　　血 = ―
　　　　　　　　　　　　水 = 麻黄、連軺、杏仁、赤小豆、大棗・生姜、生梓白皮

［読み方］　瘀熱裏にあり　身必ず黄を発す　麻黄連軺赤小豆湯これをつ
　　　　　　かさどる。
［内　容］　瘀熱が裏にあると身は必ず発黄する。麻黄連軺赤小豆湯が主治す
　　　　　　る。
［解　説］　この文章は、発黄に関して麻黄連軺小豆湯も考慮すべきとのアドバ
　　　　　　イスである。
　　　　　　　瘀熱による水の循環不全が発黄の病因になっている。梔子蘗皮湯
　　　　　　の気の循環不全との違いを強調した書き込みである。

各論

― 書き込み ―　　（一次）237 抵當湯
　　　　　　　　　（18-236 茵蔯蒿湯の註釈；此爲瘀熱在裏との比較）

237　（陽明證）其人喜忘者　必有畜血（所以者　本有瘀血　故令喜忘）屎雖硬
　　　大便反易　其色必黒者　宜抵當湯下之。

［読み方］　その人　喜(しばしば)忘れる者は必ず畜血(ちくけつ)あり。屎硬(しかた)しといえども　大便(だいべん)か
　　　えって易(やす)く　その色必ず黒き者はよろしく抵當湯(ていとうとう)にてこれを下す
　　　べし。

［内　容］　しばしば物忘れをする者には必ず畜血がある。それは大便が固く
　　　ても、反対に排便しやすく、その色は必ず黒い。その者は抵当湯
　　　で瀉下するのがよい。

［解　説］　畜血とは瘀血のことである。237 条は 18-236 条の（此爲瘀熱在
　　　裏）と比較するために畜血（瘀血）の証を示している。書き込み
　　　者は「瘀熱と畜血」および「身黄と大便黒」を比較しようとした。
　　　したがって、抵当湯自体は発黄には関係ない。
　　　　なお、抵当湯は、124 条で桃核承気湯証との比較に登場している。
　　　（p.187 を参照）

傷寒論　巻第四
辨少陽病脈證幷治

　少陽病は、実質的には『原本』太陽病篇・下で五苓散から編集されている。そのため、ここでは少陽病の病的感覚反応のみを記載している。

原文 **19**-263　少陽之爲病　口苦　咽乾　目眩也。

［読み方］　少陽の病たる　口苦　咽乾　目眩なり。
［内　容］　少陽病の病的感覚反応は、口が苦く、のどがかわいて、目がくらむことである。
［解　説］　原作者たちは、少陽病の病的感覚反応が、太陽病の頭項から口、咽、目に移動すると編集した。病的身体反応との関係はつぎの通りである。

　　病的感覚反応　　　　　　　　　　病的身体反応

　　　　口苦　　　　　往来寒熱　胸脇苦満　黙黙不欲飲食　喜嘔
　　　　咽乾　　　　　脈浮　小便不利　微熱　消渇
　　　　目眩　　　　　煩熱　胸中窒

　ではなぜ、口、咽、目の順序にしたのだろうか。前述のように太陽病の病的感覚反応は頭 → 項である。すなわち、どちらも「体の表面」

271

各論

である。太陽病の隣の少陽病は表裏間の陽である。そこで、項の反対側にあり、体の内部への入り口である「口」を先頭にして、病的感覚反応の「苦」をつなげて「口苦」とした。

　次に、より体内に近い口内の「咽」に病的感覚反応の「乾」を接続して「咽乾」とした。

　最後に、目眩は「めまい」のことだが、病的身体反応では「頭眩（ずげん）」として区別している。病的感覚反応の「めまい」は、胸中窒の状態を目がまわるようだと表現したもので、身瞤動　振振欲擗地のような動的な「めまい」ではない。「目」の直接的な病的感覚反応ではなく、「煩熱　胸中窒」による苦しさの“比喩”である。

　顔には、感覚器官として目の他に鼻と耳がある。鼻と耳は、太陽病の勢力圏でもあり、少陽病と重なる部位である。そこで、比較的重複が少ない「目」に決定したのだろう。

『伝本』には、264条から272条まで、九つの条文があるが、いずれも後人による書き込みである。しかし、役に立つものはない。その中で、267条にある柴胡湯證罷　此爲壊病　知犯何逆　以法治之は、16条を真似た筆法だが誤りである。壊病とは発汗によって太陽病が壊れて、他の病になることである。ここでは、様々な治法によって柴胡湯証が止むのだから、“壊証”と言わなければならない。

傷寒論　巻第五　辨太陰病脈證幷治

傷寒論　巻第五
辨太陰病脈證幷治

　太陰病は陰の始まりで、病的感覚反応は「腹」に関係する。これは、陽明病の病的感覚反応の「胃（家）」の陰になるように考えられた。すでに述べたように、陽明病の病的感覚反応は胃家実で陰ができない。そのため、太陽病と少陰病あるいは少陽病と厥陰病のように、陽と陰の関係が成立しない。そのため、陽明病から太陰病に移行することはなく、三陽病は陽明病が終点である。

　そこで、胃を陽とし、腹を陰とし、それらを対比することにより三陽病と三陰病の治療システムを構築した。

　原文 **20**-273　太陰之爲病　腹満（而吐）食不下（自利益甚）時腹自痛。
　　　（若下之　必胸下結鞕）

［読み方］　太陰の病たる　腹満して　食下らず　時に腹自ずから痛む。
［内　容］　太陰病の病的感覚反応は、腹がいっぱいで、食べた物がのどを通らず、ときどき腹が自然と痛むことである。
［解　説］　（而吐）は食不下の註釈であり、（自利益甚）は時腹自痛についての註釈である。（若下之　必胸下結鞕）は、腹満の註釈である。これらは、すべて後人によるものであり、間違いである。吐や自利は病的身体反応に属し、その上、病的感覚反応を下すことはないから

273

各論

である。

原文 **21**-279　本太陽病　醫反下之　因爾腹満時痛者（属太陰也）桂枝
　　　　　　加芍薬湯主之。（大實痛者　桂枝加大黄主之。）

桂枝加芍薬湯方は p.111 に記載。

［読み方］　本太陽病　醫反これを下す。爾に因腹満して時に痛む者は桂枝
　　　　　加芍薬湯これをつかさどる。（大實痛者　桂枝加大黄湯主之）

［内　容］　もと太陽病を医師が誤って下し、それによって腹満し、ときどき
　　　　　痛む者は桂枝加芍薬湯が主治する。（大便が実して痛む者は桂枝加大黄
　　　　　湯が主治する。）

　　　　　（属太陰也）は腹満に対する註釈である。この腹満は陽明病ではな
　　　　　いと強調したかったのだろう。

　　　　　（桂枝加大黄湯）は疑問のある薬方である。文字通りに解釈すれば、
　　　　　太陽病初発の薬方（桂枝湯）に大黄を加えることになり、それは
　　　　　有り得ない。また、桂枝加芍薬湯加大黄とすれば、誤下後なので、
　　　　　大便が充満して痛むとは考えられないからである。（桂枝加大黄湯）
　　　　　は“時痛者”への書き込みだが間違いである。

［解　説］　陽病から陰病への移行をどのようにすればよいか原作者たちが苦
　　　　　心した点である。なにしろ陽明病は正午の太陽の位置にあるので
　　　　　影すなわち陰ができない。そこで、太陽病を発汗ではなく、敢え
　　　　　て治療法に違反した瀉下をすることにより生じる「腹満」をもっ
　　　　　て太陰病とした。

　　　　　　さらにこの「腹満」を病的感覚反応と病的身体反応の両方に使
　　　　　用している。確かに、太陽病でも「頭痛」を両者に使用しているが、
　　　　　発熱の有無で区別しているので太陰病とは異なる。

　　　　　　したがって、原作者たちは、二つの“禁じ手”を使って太陰病
　　　　　を創設したといえる。そのためか、薬方は桂枝湯中の芍薬の量を
　　　　　倍増した桂枝加芍薬湯だけである。

傷寒論　巻第六　辨少陰病脈證幷治

傷寒論　巻第六
辨少陰病脈證幷治

　少陰病は表において太陽病と陰・陽の関係にある。また、陰においては太陰病からの転入があり、さらに、厥陰病への変化がある。原作者たちは、これらをまとめて編集し少陰病篇とした。

　原文 **22**-281　少陰之爲病　脈微細　但欲寐也。

[読み方]　少陰の病たる　脈微細にして　但欲寐也。

[内　容]　少陰病の病的感覚反応は脈が微細で、ただ寝ることを欲するだけである。

[解　説]　少陰病の病的感覚反応は、病人の脈と状態だけしか記載されていない。その脈は微細（かすかで細い）で、病人は眠いのではなく、ただ横になっていたいだけである。このように、少陰病の病的感覚反応が簡素である理由は少陰病の特殊性にある。すなわち、少陰病は太陽病、太陰病そして厥陰病と関係を持っているからである。そのため、三点に集約することができず、編集上簡素にせざるを得なかったわけである。

　i　太陽病との関係（表的少陰病）
　　少陰病は太陽病と同じ表にあって、陰と陽の関係にある。その

275

各論

ことを「脈」で示している。

　　少陰之爲病　脈微細　但欲寐也。
　　太陽之爲病　脈浮　頭項強痛而悪寒。

そして、薬方ではつぎの関係にある。

　　（少陰病）麻黄附子細辛湯　　　⇔　（太陽病）桂枝麻黄各半湯
　　（少陰病）附子湯　　　　　　　：　（太陽病）麻黄湯

ii　太陰病との関係（裏的少陰病）
　真武湯証の腹痛は桂枝加芍薬湯証の腹痛が太陰病から少陰病に転入したことを示している。

　　（太陰病）桂枝加芍薬湯証；腹満時痛　→　（少陰病）真武湯証；腹痛

iii　厥陰病との関係（自下利と下利との対比）
　真武湯証の自下利を速やかに治さないと四逆湯証の下利　厥逆悪寒に変化する可能性がある。そこで、二方を対比の形で記載した。したがって、本来は317条が四逆湯の位置である。

　　　　　　25-316　　　　　　　　　　　　26-353
（少陰病）真武湯証；自下利：（厥陰病）四逆湯証；下利　厥逆悪寒

　以上のように、少陰病は三病との関係があり、新陳代謝が衰えた状態なので、脈の微細とただ横になっていたいという二点をもって共通の病的感覚反応としている。

―**書き込み**―　　303 黄連阿膠湯（22-281 但欲寐也との比較）

303　（少陰病　得之二三日）心中煩　不得臥　黄連阿膠湯主之。

黄連阿膠湯方　黄連4両　黄芩2両　芍薬2両　鶏子黄2枚　阿膠3両
　　　　　　5味　以水5升　先煮三物　取2升　去滓　内膠　烊盡
　　　　　　小冷内鶏子黄　攪令相得　温服7合　日3服。

傷寒論　巻第六　辨少陰病脈證幷治

■ 機能的構造式

病位　表裏間の陽（少陽病）/　病理〈気・**血**・—〉（治）心中煩　不得臥（者）		
表	表裏間	裏
㊛	黄連⁴・黄芩²・阿膠²・鶏子黄²枚	
㊜		芍薬²

（治）自己治病力　　　中和（気・血）＝［黄連⁴・黄芩²・鶏子黄²枚］：
　　　　　　　　　　　　　　　　　　　　　　　［阿膠³・芍薬²］

　　薬理と構成生薬　　**気** ＝ 黄連・黄芩、鶏子黄

　　　　　　　　　　　血 ＝ 阿膠、芍薬

　　　　　　　　　　　水 ＝ —

［読み方］　心中煩して　臥するを得ず　黄連阿膠湯これをつかさどる。
［内　容］　心がもやもやして気分が落ち着かず、横になれない者は黄連阿膠湯が主治する。
［解　説］　303条は22-281条の「但欲寐也」とは反対に精神的不安のために横になることができない証である。但欲寐也と不得臥を比較するために書き込まれた。本方は、『金匱要略』驚悸吐衄下血胸満瘀血病脈證幷治にある瀉心湯証の＜心氣不足　吐血衄血＞を参考にして創製されたのだろう。
　　　　　したがって、本来の証は、"吐血や衄血"による心気不足（不定）の心中煩　不得臥　である。少陰病の病的感覚反応である「但欲寐也」は、新陳代謝の衰えであり、"心気不足"ではないので、趣旨が異なる書き込みで、比較する意味がない。（少陰病　得之二三日）は、校正時に加えられたもので削除する。黄連阿膠湯は少陽病の薬方なので関係ない文言である。

277

各論

原文 **23**-301　少陰病　始得之　反発熱　脈沈者　麻黄附子細辛湯主
　　　　　　之。

麻黄附子細辛湯方は p.113 に記載。

[読み方]　少陰病　始之を得て　反発熱し　脈沈者は麻黄附子細辛
湯これをつかさどる。

[内　容]　少陰病で発病し、（原則として少陰病は発熱しないのに）それに反
して発熱し、（発熱ならば脈は浮なのに、そうではなく）脈沈の
者は麻黄附子細辛湯が主治する。

[解　説]　この条文には、モデル化の原則に対する違反が三つ含まれている。

　　　　　　一つは、太陽病ではなく、少陰病で「発病」すること
　　　　　　二つは、少陰病なのに「発熱」があること
　　　　　　三つは、発熱があるのに脈が浮でなく「沈」であること

　　これは、モデル化の原則が硬直したものでなく、柔軟性を持っ
ていることを表している。すなわち、原理は固定した枠組みとし、
その中において原則を柔軟に対応できるようにした。このように
しないと、病人と急性熱性病の複雑な関係をモデル化することは
できなかったからである。

　　したがって、ここでは違反を三点集約して読者の理解を求めて
いる。

　　そこには、病人が持っている「自己治病力」が深く関与している。

■ 図13　自己治病力と病位の変化

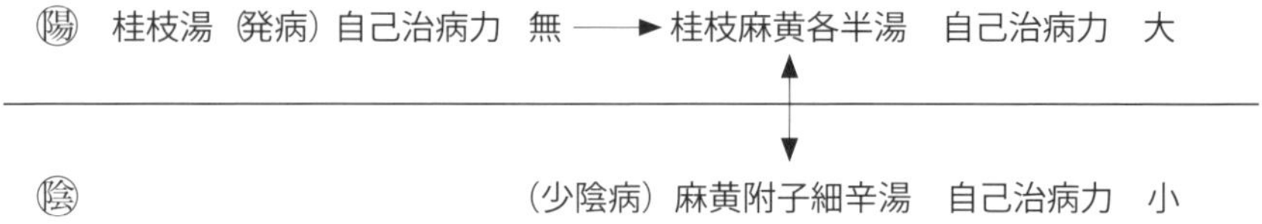

㊐　桂枝湯（発病）自己治病力　無 ──▶ 桂枝麻黄各半湯　自己治病力　大

㊂　　　　　　　　　　　　　（少陰病）麻黄附子細辛湯　自己治病力　小

　　発病時、自己治病力が病力よりも大きいと、自ら発汗して病を
治そうとする（桂枝湯証；汗出　悪風）。ところが、何らかの原
因で発病を自覚できない（自己治病力が無）ときは、桂枝湯証を

278

知らぬ間に経過して桂枝麻黄各半湯証（如瘧状発熱悪寒　熱多寒少）になり、突然自己治病力が大となり、始めて発病を自覚する。そこでは、発熱は「鬱熱」に変質している。

　図13から明らかなように、太陽病と少陰病は表において、陽と陰の関係にあるので、その時点での体調などにより、病力に対して自己治病力が小になると陽証から陰証に変化することがある。薬方でみると、桂枝麻黄各半湯から麻黄附子細辛湯になるのだが、そこまでの変化が病人の自覚がない状態で進行するので、あたかも、少陰病で発病したようにみえる。そのため、条文では「少陰病　始得之」と表現している。これを後世、"直中の少陰"と呼んでいる。

　かえって発熱するのは、桂枝麻黄各半湯の鬱熱が陰の少陰病になることにより、発熱に変化するからである。通常、少陰病では発熱しないので、「反発熱」と記載している。鬱熱であるためにこのようなことが生じる。

　その上、発熱にもかかわらず脈は沈である。発熱ならば、脈は「浮」でなければならない。脈浮と記載せず「沈」としたのは、病位が少陰病だからである。少陰病の脈は24-304・305附子湯証にあるよう「沈」である。

　ところが、実際には麻黄附子細辛湯証の脈が沈ではなく浮であることを経験する。これは発熱である以上、浮が当然だからである。このようになる原因は、図13にあるように桂枝麻黄各半湯証と麻黄附子細辛湯証が交互に往来するからである。そのため、二方の鑑別は理論のように簡単ではない。敢えて言えば、桂枝麻黄各半湯証は"熱多く寒少なし"で、麻黄附子細辛湯証は"熱少なく寒多し"である。

　このような矛盾した記述の目的は、読者に少陰病の特殊性を理解させ、併せてモデル化されたシステム全体の運用の指針を示すことにある。すなわち、個々の矛盾は全体の調和によって対応せよという指示である。

　なお、どちらの条文にも記載されていないが、両薬方の証には「咽痛」がある。モデル化により省略されている。

各論

―書き込み―　　302 麻黄附子甘草湯
　　　　　　　　（**23**-301 麻黄附子細辛湯証；反発熱への追加）

302　（少陰病　得之二三日）麻黄附子甘草湯　微発汗。（以二三日　無裏證　故微
　　　発汗也。）

麻黄附子甘草湯方　麻黄 2両　甘草 2両　附子 炮1枚
　　　　　　　　　　3味　以水7升　先煮麻黄　一両沸　去沫　内諸薬
　　　　　　　　　　煮取3升　去滓　温服1升　日3服。

※ 機能的構造式は省略
　病位　表の陰（少陰病）／ 病理〈気・―・**水**〉（治）発汗

　（治）自己治病力　　　　温（水）＝ ［附子 炮1］：［麻黄 2］
　　　　薬理と構成生薬　　気 ＝ 甘草
　　　　　　　　　　　　　血 ＝ ―
　　　　　　　　　　　　　水 ＝ 麻黄・炮附子

［読み方］　麻黄附子甘草湯で微しく発汗する。
［内　容］　麻黄附子細辛湯証の反発熱への追加の薬方として書き込まれた。
　　　　　　（少陰病　得之二三日）は、後からつけられた。（以二三日　無裏證　故
　　　　　　微発汗也）は、少陰病になって二三日なので裏証がないから微発汗
　　　　　　するという註釈であるが必要ない。
［解　説］　『金匱要略』水氣病脈證幷治に麻黄附子湯（麻黄 3両・甘草 2両・
　　　　　　附子 炮1枚）がある。条文には、＜水之爲病　其脈沈小　属少陰（中
　　　　　　略）発其汗即已＞と記載されている。『伝本』302 麻黄附子甘草湯
　　　　　　の転載だろうか。

　　　　　　　発汗作用を強調しているので、**23**-301 条の反発熱には麻黄附
　　　　　　子細辛湯よりも適しているようにみえる。しかし、「反発熱」は、
　　　　　　機能的構造式にあるように、表の陽（麻黄）、表裏間の陽（細辛）、
　　　　　　表の陰（炮附子）の三病位にまたがる水の循環不全が原因である。

その上、少陰病なので水が冷えた状態である。単なる発汗によっ
ては解さない。これが甘草ではなく、「細辛」を採用した理由で
ある。
　麻黄附子細辛湯で充分なので、強いて麻黄附子甘草湯を使用す
る必要はないと考える。

原文 **24**-304・305　少陰病　得之一二日　口中和　其背悪寒 (者　當
　　　　　　　　灸之) 身體痛　手足寒　骨節痛　脈沈者　附子湯
　　　　　　　　主之。

附子湯方は p.114 に記載。

［読み方］　少陰病これを得て一二日　口中和し　その背悪寒し　身體痛み
　　　　　手足寒　骨節痛み　脈沈の者は　麻黄附子湯これをつかさど
　　　　　る。
［内　容］　少陰病になってから一二日経過して、口中は和し、背中がさむけ
　　　　　する。身体が痛んで、手足がこごえ、骨節が痛み脈沈の者は附子
　　　　　湯が主治する。
［解　説］　304 条と 305 条には錯簡があるので、一緒にしたのが原文である。
　　　　　条文にはないが、前述したように、少陰病　始得之には「咽痛」
　　　　　ある。その咽痛がない状態を口中が和していると表現している。
　　　　　さらに、附子湯証は背中にさむけを感じて身体が痛く、手足がこ
　　　　　ごえて骨節も痛んで脈が沈である。
　　　　　　この条文は、少陰病が麻黄附子細辛湯証の咽痛に始まり、次い
　　　　　で、附子湯証の身体痛・骨節痛に移り、それから真武湯証の腹痛
　　　　　に続くことを示している。要するに、少陰病は太陽病の陰なので、
　　　　　「痛み」を伴うことがある。それに対応するために、血剤の〈人
　　　　　参〉・〈芍薬〉を加える。なお、附子湯証は麻黄湯証の陰に相当す
　　　　　るのだが、“直中の少陰”とは異なり、麻黄湯証から進行したの
　　　　　ではなく、麻黄附子細辛湯証からの進行である。そのため、附子
　　　　　湯証は麻黄湯証と**陰：陽の対比関係**にある。麻黄湯証の脈浮緊と
　　　　　の対比のために脈沈を記載している。

各論

311条、312条、313条には、共通の症状として「咽痛」が記載されている。

311　少陰病二三日　咽痛者　可與甘草湯。不差　與桔梗湯。
312　少陰病　咽中傷　生瘡　不能語言　聲不出者　苦酒湯主之。
313　少陰病　咽中痛　半夏散及湯主之。

311条、312条、313条は、麻黄附子細辛湯証への追加の薬方群である。このことは、麻黄附子細辛湯証に「咽痛」が存在していることを強く示唆している。

ではなぜ、麻黄附子細辛湯証に咽痛を記載しなかったのか。理由は「反発熱　脈沈」を重視したからである。桂枝麻黄各半湯証の咽痛も「如瘧状発熱悪寒」に重点を置いたので省略した。いずれも、モデル化により、麻黄附子細辛湯証や桂枝麻黄各半湯証のすべてを記載しなかった。すなわち、**モデル化された証は必ずしもその薬方のすべての症状を表わしてはいないことになる。**

冒頭の311少陰病二三日は、後から書き加えられたもので特別な意味はない。

原文 **25**-316　少陰病（二三日不已至四五日）腹痛　小便不利　四肢沈重
　　　　　　　（疼痛）自下利者（此爲有水氣）（其人或欬　或小便利　或下利
　　　　　　　或嘔者）眞武湯主之。

眞武湯方は p.115 に記載。

[読み方]　少陰病　腹痛し　小便利せず　四肢沈重し　自ずから下利する
　　　　　者は眞武湯これをつかさどる。

[内　容]　少陰病で腹痛し、小便の出が悪く、手足が水中に沈んだように重
　　　　　く感じて自然と下痢する者は真武湯が主治する。

[解　説]　冒頭の（二三日不已至四五日）は誤りである。真武湯証は太陰病・桂
　　　　　枝加芍薬湯証から進行して生まれる。少陰病　得之一二日の附子
　　　　　湯証を経過して真武湯証になるのではない。その証拠に、条文で
　　　　　は「腹痛」を真っ先に記載している。つまり、太陰病と少陰病の
　　　　　関係を明示している。

この腹痛に対応するために、真武湯には桂枝加芍薬湯由来の「芍薬」が３両含まれている。小便不利　四肢沈重　自下利はすべて水の循環不全によるものである。したがって、〈茯苓〉、〈生姜〉、〈白朮〉、〈炮附子〉と水剤が多い。

　（疼痛）は、四肢沈重の註釈であるが、四肢沈重に疼痛はない。（此爲有水氣）は、「入れ子構造」のハコに相当する四肢沈重と小便不利についての註釈で、意味は"水の気配がある"ということである。一方、フタは腹痛と自下利である。フタは太陰病から少陰病への転入を示し、ハコは少陰病の病的感覚反応（脈微細　但欲寐）が、病的身体反応の四肢沈重と小便不利に変化したことを表している。

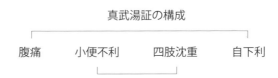

真武湯証の構成

腹痛　　小便不利　　四肢沈重　　自下利

　（其人或欬　或小便利　或下利　或嘔者）は、小便不利についての註釈である。欬して小便利の場合と不利（下利は誤り）で嘔の場合があるという。

　自下利とは小便不利に対する自己治病力による能動的な下痢である。つまり、小便不利によって、前から出ない水を自己治病力が強制的に後ろから出すための下痢である。自下利は同時に、四逆湯証や通脈四逆湯証の下痢との区別をするための目印でもある。それらの下痢は、厥逆悪寒や手足厥逆を伴う「気のエネルギー不足」による受動的な下痢だからである。

— 書き込み —　　（一次）307 桃花湯（**25**-316 眞武湯証；腹痛との比較）

307　（少陰病　二三日至四五日）腹痛　小便不利　下利不止　便膿血者　桃花湯主之。

各論

桃花湯方　赤石脂 1斤　乾姜 1両　粳米 1升
　　　　3味　以水 7升　煮米令熟　去滓　温 7合　内赤石脂末方寸匕
　　　　日 3服　若一服愈　餘勿服。

※ 機能的構造式は省略
　病位　表の陰（少陰病）/ 病理〈気・血・水〉（治）腹痛　下利不止　便膿血者

　（治）自己治病力　　　　温（血・水）＝ ［乾姜 1］：［赤石脂 1斤］：［粳米 1升］
　　　　薬理と構成生薬　　気 ＝ 乾姜
　　　　　　　　　　　　　血 ＝ 赤石脂
　　　　　　　　　　　　　水 ＝ 粳米

［読み方］　腹痛し　小便利せず　下利止まず　便膿血の者は桃花湯これをつ
　　　　　　かさどる。
［内　容］　腹痛して、小便の出が悪く、下痢がとまらず、粘液と血液が混じ
　　　　　　る便をする者は桃花湯が主治する。
［解　説］　307条は、腹痛を比較するために真武湯条文の傍に書き込まれた。
　　　　　　腹痛、下痢して膿血を便する者は桃花湯が主治するという。

―書き込み―　　（一次）316 四逆散
　　　　　　　　　　　　（25-316 眞武湯証；腹痛、自下利との比較）

318　(少陰病)(四逆)　其人 (或欬　或悸　或小便不利　或) 腹中痛　泄利下重者
　　　四逆散主之。

四逆散方　甘草　枳實　柴胡　芍薬
　　　　　4味　各十分　擣篩　白飲和方寸匕　日 3服。

284

傷寒論　巻第六　辨少陰病脈證幷治

■ 機能的構造式

病位	表裏間の陽（少陽病）/ 病理〈気・血・一〉（治）腹中痛　泄利下重者	
	表　　　　　　　　　　　表裏間　　　　　　　　　　裏	
㊐	柴胡・枳實・甘草	
㊜		芍薬

（治）自己治病力　　　中和（気・血）＝［柴胡・枳實・甘草］：［芍薬］
　　　薬理と構成生薬　**気** ＝ 柴胡、枳實、甘草
　　　　　　　　　　　血 ＝ 芍薬
　　　　　　　　　　　水 ＝ 一

［読み方］　（少陰病）（四逆）その人（或いは欬し　或いは悸し　或いは小便利せず　或
　　　　　いは）腹中痛み　泄利下重の者は四逆散これをつかさどる。

［内　容］　その人（或いは咳をし、或は動悸があり、或は小便の出が悪く）、腹痛し
　　　　　下痢をお漏らしする者は四逆散が主治する。

［解　説］　四逆散は、四逆湯（甘草・乾姜・生附子）を粉末にした薬方では
　　　　　ない。構成生薬からみて、元の名称は"柴胡枳実芍薬散"だった。
　　　　　ところが、後世、文章の冒頭に少陰病　四逆がつけられたことと
　　　　　薬方が四味だったことから、"四逆散"に替えられた可能性が高い。
　　　　　　四逆散は、"腹中痛　泄利下重者　柴胡枳実芍薬散主之"として、
　　　　　真武湯証の腹痛、小便不利、自下利と比較する目的で25-316条
　　　　　の傍らに書き込まれた薬方である。そのため、最初は、"腹中痛
　　　　　泄利下重者"であった。少陰病　四逆は後から加えられた。
　　　　　　そもそも、この"四逆"は27-317通脈四逆湯証の"手足厥逆"
　　　　　に対する註釈である。それが、柴胡枳実芍薬散の文章に紛れ込み、
　　　　　その上、真武湯証の其人或欬が加えられ、更に或小便不利などが
　　　　　"或いは"として付け加えられて、現在の姿になったと考えられ
　　　　　る。
　　　　　　病理は真武湯証の〈一・血・水〉とは対照的に〈気・血・一〉
　　　　　と水と気が入れ替わっている。このように、四逆散証の病理は気

285

各論

の異常が中心である。

―書き込み―　　（二次）371 白頭翁湯（318 四逆散証；泄利下重との比較）

371　熱利　下重者　白頭翁湯主之。

白頭翁湯方　白頭翁 2両　黄連 3両　黄檗 3両　秦皮 3両
　　　　　　4味　以水7升　煮取2升　去滓　温服1升　不愈　更服1升。

※ 機能的構造式は省略

病位　表裏間の陽（少陽病）/ 病理〈気・血・水〉（治）熱利　下重者

（治）自己治病力　　中和（気・血・水）＝［黄連 3・黄檗 3］:［白頭翁 2］:［秦皮 3］
　　　薬理と構成生薬　**気** ＝ 黄連、黄檗
　　　　　　　　　　　血 ＝ 白頭翁
　　　　　　　　　　　水 ＝ 秦皮

[読み方]　熱利　下重の者は白頭翁湯これをつかさどる。
[内　容]　排便時、肛門に灼熱感のある下痢をして、しぶり腹の者は白頭翁
　　　　　湯が主治する。
[解　説]　四逆散証のお漏らしするような下痢との比較である。どちらにも
　　　　　下重（しぶり腹）があるが、熱利は下痢便の出が悪くスムーズで
　　　　　ない。
　　　　　　なお、373 下利　欲飲水者（以有熱故也）白頭翁湯主之は、371
　　　　　条の熱利に口渇あることを補足している。また、『金匱要略』嘔
　　　　　吐噦下利病脈證幷治にある白頭翁湯は『伝本』からの転載である。

原文 **26**-353　大汗出　熱不去（内拘急）（四肢疼）＜咽乾者＞又下利
　　　　　　　　厥逆而悪寒者　四逆湯主之。

四逆湯方は p.118 に記載。

286

傷寒論　巻第六　辨少陰病脈證幷治

［読み方］　大いに汗出で　熱去らず＜咽乾者＞また、下利して厥逆し悪寒する者は四逆湯これをつかさどる。

［内　容］　汗が大量に出たが、依然として熱があり、＜のどが乾く者＞また、下痢して手足が冷たく、さむけする者は四逆湯が主治する。

［解　説］　実は、この四逆湯と 27-317 通脈四逆湯は厥陰病の薬方である。厥陰病は、表裏間の陰に属し、少陽病は陽に属す。原作者たちは少陽病を『原本』太陽病篇の下に記載したように、厥陰病を少陰病篇で記載している。

四逆湯は二つの証に対応する。

四逆湯 ←　大汗出　熱不去＜咽乾者＞（表的少陰病・麻黄附子細辛湯による発汗後）
又
下利　　厥逆而悪寒者　（裏的少陰病・真武湯証からの進行）

＜咽乾者＞は脱落したのではないか。なぜならば、咽乾は厥陰病の病的感覚反応である「消渇」の病的身体反応だからである。熱不去は陰熱であり、咽乾は麻黄附子細辛湯証の咽痛が変化したと考えられる。したがって、五苓散証の「脈浮・小便不利・消渇」とは異なる。

（内拘急）は、厥陰病篇にある 352 當帰四逆加呉茱萸生姜湯証の若其人 “内有久寒” 者に対する註釈である。すなわち、内にある久寒のために、内に拘急があるという。具体的には、痙攣性疼痛である。四逆湯とは関係ない。

（四肢疼）は、351 當帰四逆湯証の手足厥寒への註釈である。註釈者は手足厥寒により、四肢がうずくと註釈した。いずれも、再編集の際、間違って原文 26-353 条に加えられた。そのため、四逆湯証が混乱している。

原文 27-317　（少陰病）下利清穀（裏寒外熱）手足厥逆　脈微欲絶　身反不悪寒（其人面赤色）（或腹痛）（或）乾嘔（或咽痛）或利止脈不出者　通脈四逆湯主之。

通脈四逆湯方は p.119 に記載。

各論

［読み方］　下利清穀　手足厥逆し　脈微にして絶せんと欲す。身反って悪
　　　　　　寒せず　乾嘔する。あるいは利止み　脈出でざる者は通脈四
　　　　　　逆湯これをつかさどる。

［内　容］　食べた物が消化されずにそのまま出る下痢をして、手足が非常に
　　　　　　冷たく、脈はかすかでたえそうである。（ところが）体は反対に
　　　　　　悪寒せず、からえづきをする。

　　　　　　　或いは下痢が止んだにもかかわらず脈が回復しない者は通脈四
　　　　　　逆湯が主治する。

［解　説］　通脈四逆湯証の「下利清穀」は、真武湯証の「自下利」が四逆湯
　　　　　　証の「下利　厥逆而悪寒」となり、それがさらに進行した症状で
　　　　　　ある。すなわち、病理からみると、四逆湯証の気のエネルギー不
　　　　　　足が更に深刻となり、そのため、薬方では〈乾姜〉を二倍の３両
　　　　　　にして対応している。附子は〈生附子大１枚〉である。

　　　　　　　これは、通脈四逆湯証が陰の最終段階でここから再び四逆湯証
　　　　　　に戻り、陰から陽への回帰を予告している。このように、少陰病
　　　　　　から厥陰病への変化を少陰病篇で記述している。そのため、冒頭
　　　　　　の（少陰病）は誤りである。

　　　　　　　（裏寒外熱）は、手足厥逆を裏寒、身反不悪寒を外熱とする註釈。

　　　　　　　（其人面赤色）は、身反不悪寒についての註釈。悪寒しないので、
　　　　　　顔色が赤いという。

　　　　　　　（或腹痛）は、下利清穀に対する註釈である。身反不悪寒があるた
　　　　　　め、下利清穀なのに腹痛があると主張している。

　　　　　　　（或咽痛）は、身反不悪寒を反発熱と考えて、麻黄附子細辛湯証類
　　　　　　似の咽痛があると書き加えられた。いずれも削除すべき註釈であ
　　　　　　る。

少陰病篇における厥陰病と厥陰病篇の構成

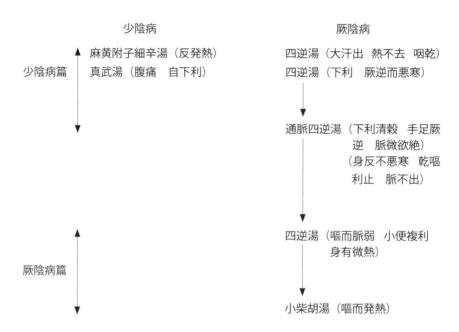

このように、四逆湯 → 通脈四逆湯 → 四逆湯 → 小柴胡湯の変化を少陰病篇と厥陰病篇において示している。

なお、本方は、利止　脈不出の改善を目的として、「通脈」四逆湯と命名された。

すでに述べたように (p.116)、厥陰病は寒（下利　厥逆悪寒）と熱（嘔而脈弱　身有微熱）からなる二つの系統で構成されている。寒の系統は、27-317条の通脈四逆湯で終了するが、熱の系統は、通脈四逆湯から再び、四逆湯となり、更に、小柴胡湯になる。

原作者たちは、このように厥陰病をモデル化して、陰から陽への回帰（厥陰病 → 少陽病）を設定した。それは、厥陰病が、表裏間の陰にあることから、往来寒熱の「往来」が消滅して、寒と熱に分離することを利用している。治療システムが陽 → 陰 → 陽と有機的に構築されている証拠である。

各論

―書き込み―　　（一次）314・315 白通湯

（27-317 通脈四逆湯証；清穀下利、脈微欲絶との比較）

314　少陰病　下利　脈微者　白通湯主之。

白通湯方　葱白 4茎　乾姜 1両　附子 生1枚

　　　　　3味　以水3升　煮取1升　去滓　分温再服。

※ 機能的構造式は省略

　病位　表の陰（少陰病）/ 病理〈**気**・―・水〉（治）下利　脈微者

　（治）自己治病力　　　温（気・水）＝［葱白 4茎・乾姜 1］：［附子 生1］

　　　　薬理と構成生薬　　**気** ＝ 葱白、乾姜

　　　　　　　　　　　　　血 ＝ ―

　　　　　　　　　　　　　水 ＝ 生附子

[読み方]　少陰病　下利して脈 微の者は白通湯これをつかさどる。

[内　容]　少陰病で下痢して脈が微の者は白通湯が主治する。

[解　説]　314条は通脈四逆湯証の清穀下利・脈微欲絶と比較するために書
　　　　　き込まれた。そのため、下利と脈微が記載されている。
　　　　　　さらに、**27-317**条の脈微欲絶が重症化した「無脈」には白通
　　　　　加猪胆汁湯がよいと追加されたのが315条である。

315　(與白通湯　利不止) 厥逆　無脈　乾嘔　煩者　白通加猪胆汁湯主之。

[読み方]　厥逆　無脈　乾嘔　煩する者　白通加猪胆汁湯　これをつか
　　　　　さどる。

[内　容]　手足が冷えて、脈は感知できない。からえずきをして煩わしい者
　　　　　は白通加猪胆汁湯が主治する。

[解　説]　これは、**27-317** 通脈四逆湯証の「手足厥逆　脈微欲絶」と比較
　　　　　するために、その傍らに書き込まれた文章である。すなわち、
　　　　　27-317 通脈四逆湯証と比較する目的で、白通湯とは別に書き加

傷寒論　巻第六　辨少陰病脈證幷治

えられたのだが、後世、校正者により（與白通湯　利不止）を冒頭
に付けられて315条とされた。
　したがって、（與白通湯　利不止）は、白通加猪胆汁湯には関係な
い余計な書き込みである。

※ 機能的構造式は省略

病位　表の陰（少陰病）/ 病理〈**気・血・**水〉（治）厥逆　無脈　乾嘔　煩者

（治）自己治病力　　　温（気・血）＝［葱白・乾姜］：［猪胆汁¹⁰、人尿⁵⁰］：［附子生1］
　　　薬理と構成生薬　**気** ＝ 葱白、乾姜
　　　　　　　　　　　　血 ＝ 猪胆、人尿
　　　　　　　　　　　　水 ＝ 生附子

―書き込み―　　（三次）309 呉茱萸湯
　　　　　　　　　　　　（315 白通加猪胆汁湯；厥逆　煩との比較）

309　（少陰病　吐利）手足逆冷　煩躁　欲死者　呉茱萸湯主之。

［読み方］　手足 逆冷 煩躁し　死を欲する者は呉茱萸湯これをつかさどる
［内　容］　手足が冷たく、煩躁して死にたいと思う者は呉茱萸湯が主治する。
［解　説］　309条は315白通加猪胆汁湯証の厥逆・煩との比較の目的で書き
　　　　　　込まれた。それは、手足の逆冷と死を欲する程の煩躁である。本
　　　　　　方は少陽病に属し少陰病ではない。また、本方証に嘔と吐はある
　　　　　　が"利"はない。309条は、315白通加猪胆汁湯の脇に書き込ま
　　　　　　れたので、冒頭に（少陰病　吐利）とあるが間違いであり、削除す
　　　　　　る。

―書き込み―　　（二次）351 當帰四逆湯
　　　　　　　　　　　　（27-317 通脈四逆湯証；手足厥逆　脈微欲絶との
　　　　　　　　　　　　比較）

351　手足厥寒　脈細欲絶者　當帰四逆湯主之。

各論

當帰四逆湯方　當帰 3両　桂枝 3両　芍薬 3両　細辛 3両　大棗 25個　甘草 2両
　　　　　　　通草 2両

　　　　　　　7味　以水 8升　煮取 3升　去滓　温服 1升　日 3服。

■ 機能的構造式

病位　表裏間の陽（少陽病）/ 病理〈気・血・水〉(治) 手足厥寒　脈細欲絶者		
表	表裏間	裏
陽　桂枝 3	細辛 3・大棗 25個・甘草 2・通草 2	
陰		當帰 3・芍薬 3

　（治）自己治病力　　　中和（気・血・水）＝［桂枝 3・甘草 2］：［當帰 3・芍薬 3］：
　　　　　　　　　　　　　　　　　　　　　　［細辛 3・大棗 25個・通草 2］

　　　　薬理と構成生薬　　気 ＝ 桂枝・甘草

　　　　　　　　　　　　　血 ＝ 当帰、芍薬

　　　　　　　　　　　　　水 ＝ 細辛、大棗、通草

［読み方］　手足厥寒　脈細にして絶せんと欲する者は當帰四逆湯これをつ
　　　　　　かさどる

［内　容］　手足が冷たくこごえ、脈は細くて今にもたえそうな者は当帰四逆
　　　　　　湯が主治する。

［解　説］　351 条は、**27-317** 通脈四逆湯証の手足厥逆　脈微欲絶と比較す
　　　　　　るために、書き込まれた文章である。"厥"の文字があるために
　　　　　　352 条と共に、厥陰病篇に移された。同様に、350 白虎湯（脈滑而
　　　　　　厥者）、355 瓜蒂散（病人　手足厥冷）、356 茯苓甘草湯（傷寒　厥而心
　　　　　　下悸）などもここに集められている。傷寒論再編時におこなわれ
　　　　　　た可能性が高い。

―書き込み―　　　（三次）352 當帰四逆加呉茱萸生姜湯
　　　　　　　　　　　　（351 當帰四逆湯証への追加）

傷寒論　巻第六　辨少陰病脈證幷治

352　若其人　内有久寒者　當帰四逆加呉茱萸生姜湯主之。

當帰四逆加呉茱萸生姜湯方　當帰 3両　芍薬 3両　甘草 2両　通草 2両　桂枝 3両
細辛 3両　生姜 半斤　呉茱萸 2升　大棗 25枚
9味　以水 6升　清酒 6升和　煮取 5升　去
滓　温分 5服。

※ 機能的構造式は省略

病位　表裏間の陽（少陽病）/ 病理〈気・**血**・**水**〉（治）内有久寒者

（治）自己治病力　　中和（気・**血**・**水**）＝ ［桂枝 3・甘草 2］：［当帰 3・芍薬 3］：
［生姜 半斤・大棗 25枚・細辛 3・通草 2・呉茱萸 2升］

薬理と構成生薬　気 ＝ 桂枝・甘草

血 ＝ 当帰、芍薬

水 ＝ 生姜・大棗、細辛、通草、呉茱萸

［読み方］　もしその人　内に久寒ある者は　當帰四逆加呉茱萸生姜湯こ
れをつかさどる。

［内　容］　内（腹中）に長期にわたる寒がある者は、当帰四逆加呉茱萸生姜
湯が主治する。

［解　説］　本方は当帰四逆湯に呉茱萸と生姜を加えた薬方である。すなわち、
当帰四逆湯証が主として、血の循環不全にあり、それが水と気の
循環に影響を及ぼすのに対して、本方は、さらに、水の循環不全
がより重症になった証である。
　「内」とは腹中を意味し、「久寒」とは水の循環不全である。その
ため、水剤の〈生姜〉は半斤（8両）、温性の利水剤である〈呉茱
萸〉も 2升と大量である。
　〈清酒〉を加えて煮るのもそれらの作用を円滑にし、高めること
が目的である。
　ところで、両方の薬方名は共通の四逆湯だが附子を含有してい
ない。手足の厥寒を「四逆」と表現したに過ぎない。また、どち
らも書き込まれた薬方なので、詳細な証は記載されていない。

各論

―書き込み― 　385 四逆加人参湯
　　　　　　　　（27-317 通脈四逆湯証；脈微欲絶との比較）

385 　（悪寒）脈微而復利 （利止　亡血也）四逆加人参湯主之。

四逆加人参湯方 　甘草 2両　附子 生1枚　乾姜 1.5両　人参 1両
　　　　　　　　4味　以水 3升　煮取 1升2合　去滓　分温再服。

※ 機能的構造式は省略
　病位　表裏間の陰（厥陰病）/ 病理〈気・血・水〉（治）脈微而復利

　（治）自己治病力　　補＋温 ＝［甘草 2・乾姜 15］・［人参 1］：［附子 生1］
　　　薬理と構成生薬　気 ＝ 甘草・乾姜
　　　　　　　　　　　血 ＝ 人参
　　　　　　　　　　　水 ＝ 附子

［読み方］　脈微にしてまた利す。
［内　容］　脈は微で、（一度止まった）下痢が再発する（者）を治す。
［解　説］　通脈四逆湯証の脈微欲絶と或利止と比較するために書き込まれ
　　　　　　た。ところが、すでに述べたように、なぜか、後から加えられた
　　　　　　霍乱病篇に移された。

―書き込み― 　390 通脈四逆加猪膽汁湯
　　　　　　　　（27-317 通脈四逆湯証；脈微欲絶との比較）

390 　（吐已下断　汗出而厥　四肢拘急不解）脈微欲絶者　通脈四逆加猪膽汁湯
　　　主之。

通脈四逆加猪膽汁湯方 　甘草 2両　乾姜 3両　附子 大生1枚　猪膽汁 半合
　　　　　　　　　　　4味　以水 3升　煮取 1升2合　去滓　内猪膽汁
　　　　　　　　　　　分温再服。

傷寒論　巻第六　辨少陰病脈證幷治

※ 機能的構造式は省略

病位　表裏間の陰（厥陰病）/ 病理〈**気・血・水**〉（治）脈微欲絶

（治）自己治病力　　　補＋温 ＝［甘草²・乾姜³］・［猪胆汁 ⁺⁴］：［附子 ⁺⁵¹］
　　　薬理と構成生薬　**気** ＝ 甘草・乾姜
　　　　　　　　　　　血 ＝ 猪胆汁
　　　　　　　　　　　水 ＝ 附子

［読み方］　脈微にして絶せんとほっする者は通脈四逆加猪胆汁湯これをつか
　　　　　さどる。

［内　容］　脈はかすかで、今にも絶えそうな者には通脈四逆加猪胆汁湯が主
　　　　　治する。

［解　説］　通脈四逆湯証の脈微欲絶との比較を目的として書き込まれた。そ
　　　　　のためか、本方の証は記載されていない。(吐已下斷　汗出而厥　四
　　　　　肢拘急不解) は、関係ない文言である。恐らく、通脈四逆湯で改善
　　　　　がされない時の症状を述べたのだろう。
　　　　　　四逆加人参湯と同様に、霍乱病篇に移された。

各論

辨厥陰病脈證弁治

原文 **28**-326　厥陰之爲病　消渇（氣上撞心）心中疼熱　饑而不欲食。
（食則吐蚘　下之利不止）

[読み方]　厥陰の病たる　消渇し　心中疼熱し　饑て食を欲せず。

[内　容]　厥陰病の病的感覚反応は、激しいのどの渇きと心中がうずいて熱
く、ひどい空腹なのに食べたくないことである。

　（氣上撞心）は、心中疼熱の註釈で、気が上がって心をつくという
意味である。

　（食則吐蚘　下之利不止）は、饑而不欲食の註釈である。飢えて食べ
たくないのに無理して食べると回虫を吐く。これを瀉下すると下
痢が止まらないという。338烏梅丸を参考にして、このような註
釈をしたのだろう。

[解　説]　厥陰病は、表裏間において少陽病とは陰陽の関係にある。そのた
め、病的感覚反応において、類似性がある。

厥陰病と少陽病の病的感覚反応の比較

厥陰病	消渇	心中疼熱	饑而不欲食
少陽病	口苦	咽乾	目眩

ただし、少陽病の病的**身体**反応は、咽乾（五苓散）、目眩（梔子豉湯）、口苦（小柴胡湯）の順で記載されている。システムを循環型にするために、敢えて、厥陰病の病的感覚反応に合わせたのだろう。

消渇について

	病的感覚反応		病的身体反応
厥陰病	消渇	大汗出と下利	咽乾・厥逆・厥冷
少陽病	咽乾	太陽病　発汗	脈浮・微熱・消渇

　消渇とは、飲んだ水が消えてしまい、いくら飲んでも渇が止まらないことを意味する。厥陰病の病的感覚反応である消渇は、大汗出と下痢よるもので、その結果、病的身体反応は咽乾、厥逆・厥冷となる。
　一方、少陽病では病的感覚反応は咽乾だが、病的身体反応は太陽病を発汗後の脈浮・微熱・消渇である。このように、消渇が厥陰病では病的**感覚**反応であり、少陽病では病的**身体**反応とされている。

心中疼熱について

	病的感覚反応	病的身体反応
厥陰病	心中疼熱	身反不悪寒　乾嘔
少陽病	目眩	煩熱　胸中窒

　心中疼熱とは、心中がうずいて熱くなることである。少陽病の目眩は、胸中の苦悶を病的感覚反応として、「目がくらむ」と表現した用語である。心中疼熱も厥陰病の病的感覚反応である。その病的身体反応が通脈四逆湯証の「身反不悪寒　乾嘔」と考えられる。胸中ではなく、心中としたのは病的感覚反応なので、目眩と同じように**精神的な苦痛**を強調するためである。

各論

饑而不欲食について

	病的感覚反応	病的身体反応
厥陰病	饑而不欲食	嘔而脈弱
少陽病	口苦	黙黙不欲飲食

　厥陰病は饑（うえること）を病的感覚反応とし、それに不欲食を加えた。不欲食も病的感覚反応である。その上で「嘔而脈弱」を病的身体反応とした。

　少陽病では「口苦」を病的感覚反応とし、黙黙不欲飲食を病的身体反応にしている。

　厥陰病は不欲食だが、消渇なので飲を渇望する。ところが、少陽病では飲食どちらも、黙黙として欲しがらない。このように、病的身体反応の饑と口苦の違いを述べて厥陰病と少陽病の陰・陽の関係を示している。

　厥陰病における自己治病力は、「温・補」を指示する。病態は気のエネルギー不足による冷えであり、そのために全身の水の循環不全が生じ、厥逆や厥冷が発生するからである。

　病理は、〈気・―・水〉で、薬方は〈甘草・乾姜＋生附子〉で構成される。

　厥陰病篇は、治療システムの最終に位置しているが病の終点ではない。繰り返しになるが、原作者たちは、病が陰から陽に回復することを考慮している。すなわち、厥陰病から少陽病への回帰である。

　その結果、『原本』において、厥陰病篇にあるのは四逆湯と小柴胡湯の二方だけである。すでに述べたように、厥陰病の通脈四逆湯は少陰病篇で論じられているからである。

　そうすることによって、つぎのように、陰から陽への回帰を示している。

辨厥陰病脈證幷治

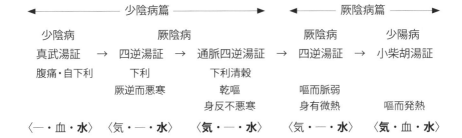

原文 29-377　嘔而脈弱　小便復利　身有微熱＜者＞（見厥者難治）四逆湯主之。

[読み方]　嘔して脈弱　小便復利し　身に微熱ある＜者＞は四逆湯これをつかさどる。

[内　容]　嘔して脈が弱く、（これまで小便の出が悪かったのが）回復してよく出るようになり、身に微熱がある＜者＞は四逆湯が主治する。

[解　説]　上の図から明らかなように、病は自下利 → 下利 → 下利清穀・乾嘔 → 嘔而脈弱 → 嘔而発熱　と進行する。一方、悪寒と熱の変化は、厥逆而悪寒 → 身反不悪寒 → 身有微熱 → 発熱　である。

　このように、通脈四逆湯証が**陰から陽への転換点**となって、再び、四逆湯証になり、そこから、少陽病・小柴胡湯証に変化し、陰から陽へと回帰する。ただし、その陽は、病の初発である太陽病ではなく**少陽病**である。つまり、厥陰病において少陽病の往来寒熱の「往来」が消滅し、寒と熱とに分離した状態から再び往来寒熱が変化した「嘔而発熱」になるので、自己治病力は発汗ではなく、「中和」を指示するためである。

　また、ここでは、乾嘔と嘔がキーワードになっている。乾嘔は、ゲーゲーと声だけでものを吐かない状態である。

　そうすると、通脈四逆湯証の「乾嘔」が四逆湯証の「嘔」に変化し、さらに、小柴胡湯証の「嘔」になることは、胃の中のものを吐けない状態から実際に吐くようになることを意味する。これは自己治病力が病力に対して大きくなる傾向にあることを示して

299

各論

いる。すなわち、下痢 → 下利清穀 → 乾嘔 → 嘔の変化である。

　脈に関しても同様の傾向がある。通脈四逆湯証の「脈不出」が四逆湯証では「脈弱」に好転する。脈に触れても感じない状態から弱くではあるが、感じられるようになる。

　これらのことから、原作者たちが治す対象を"病"ではなく、「病人」としたことがよくわかる。それによって、病人が持っている自己治病力を最大限に活用できるからである。

　なお、(見厥者難治)は、身有微熱〈者〉についての註釈だが、脈弱・小便復利と回復しているので厥はないので間違った註釈である。少陰病篇の四逆湯証・厥逆而悪寒を参考にして書き込んだのだろう。

―書き込み―　　378 呉茱萸湯（29-377 四逆湯証；嘔而脈弱）

　378　乾嘔　吐涎沫　頭痛者　呉茱萸湯主之。

[読み方]　乾嘔し　涎沫を吐し　頭痛する者　呉茱萸湯これをつかさどる。

[内　容]　からえずきをして、よだれを吐し、頭痛する者は呉茱萸湯が主治する。

[解　説]　四逆湯証の「嘔」と比較するために書き込まれた文章である。呉茱萸湯証には、手足逆冷（309 条）があるので、四逆湯証と似ているとしたのだろう。ただし、378 条で重要なのは、「頭痛」である。呉茱萸湯に関して、頭痛が記載されているのは、378 条だけである。

―書き込み―　　（二次）397 竹葉石膏湯（378 呉茱萸湯証；乾嘔　吐涎沫）

　397　(傷寒解後　虚羸　少氣) 氣逆　欲吐　竹葉石膏湯主之

　竹葉石膏湯方　竹葉 1把　石膏 1斤　半夏 半升　麥門冬 1升　人参 2両　甘草 2両　粳米 半升
　　　　　　　　7味　以水 1斗　煮取 6升　去滓　内粳米　煮米熟　湯成

300

辨厥陰病脈證幷治

去米 温服1升　日3服。

※ 機能的構造式は省略

病位　表裏間の陽（少陽病）/ 病理〈**気・血・水**〉（治）気逆欲吐

（治）自己治病力　　　中和（気・血・水）= ［竹葉 1把　石膏 1斤　甘草 2］：［人参 2］：
　　　　　　　　　　　　　　　　　　 ［半夏 半升　麦門冬 1升　粳米 半升］

　　薬理と構成生薬　**気** = 竹葉、石膏、甘草

　　　　　　　　　　 血 = 人参

　　　　　　　　　　 水 = 半夏、麦門冬、粳米

［読み方］　気逆して　吐を欲す　竹葉石膏湯これをつかさどる。

［内　容］　気が正常の運行にさからって、吐きたくなる（者）には竹葉石膏
　　　　　　湯が主治する。

［解　説］　本方は、『金匱要略』上氣病脈證幷治にある麦門冬湯証の＜大逆上
　　　　　　氣　咽喉不利＞と比較するために書き込まれた。したがって、最
　　　　　　初は麦門冬湯の傍らにあったのだが、誰かが378呉茱萸湯証の乾
　　　　　　嘔吐涎沫との比較を目的として、『伝本』に転載した。その気逆
　　　　　　の註釈としての（傷寒解後　虚羸　少氣）が冒頭に付け加えられ、さ
　　　　　　らに、辨陰陽易差後勞復病脈證幷治に移された。

　　　　　　　上気に対して気逆、気逆に対して少気と註釈者によって異なる
　　　　　　解釈が条文に書き加えられているので、注意して読まないと趣旨
　　　　　　を把握できない。

原文 **30**-379　嘔而発熱者　小柴胡湯主之。

［読み方］　嘔して発熱する者は小柴胡湯これをつかさどる。

［内　容］　嘔して発熱する者は小柴胡湯が主治する。

［解　説］　これが、『原本』の最後の条文である。小柴胡湯が、厥陰病篇の最
　　　　　　後にある理由はすでに述べた通りである（p.214）。

　　　　　　　ところで、『伝本』では、厥陰病篇に「傷寒」を冠した文章が
　　　　　　多くある（25/56）。その中で、343、344、345、346、347 の文

301

章には、"死"の文字がみられる。これらにより、厥陰病が死と直結している印象を受ける。しかし、記載されている内容は支離滅裂で読む者を混乱させるだけである。

そもそも、次図のように、傷寒は厥陰病篇には存在しない。

傷寒の流れ

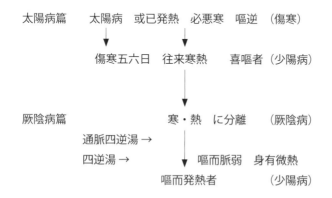

傷寒五六日の「往来寒熱」は、厥陰病で寒と熱とに分離する。それが「嘔而発熱者　小柴胡湯主之」と少陽病になり、陰から陽に回帰しても、傷寒が再発することはない。

なぜならば、傷寒は、太陽病の病的身体反応と少陽病の小柴胡湯証に外付けされ、実質的には少陽病として完結しているからである。そのため、厥陰病篇にある「傷寒」を冒頭に置いた文章はすべて誤りなので削除する。同時に、その他の書き込みも削除する。『原本』における条文は、28-326、29-377、30-379の三条である。

では、厥陰病篇にある『原文』最後の条文「嘔而発熱者　小柴胡湯主之」は何を強調しているのか。

傷寒五六日はすでに述べたように、太陽病五六日であり、実は少陽病である。少陽病　往来寒熱　喜嘔者　が、少陽病の陰にある厥陰病になると「傷寒の流れ」にあるように、通脈四逆湯証を転換点として、嘔而脈弱　身有微熱（者）の四逆湯証になる。それが四逆湯の服用で嘔而発熱者に改善する。

嘔而脈弱　→ 嘔　　　　身有微熱　→　発熱

　これを「嘔而発熱者」とまとめて、小柴胡湯主之とした。すなわち、少陽病の往来寒熱が厥陰病では寒と熱に分離するが、最終的には、嘔而発熱者になるので小柴胡湯証となり、厥陰病 → 少陽病への、陰から陽への回帰につながる。条文はその回帰を強調している（図7）。

　そして、この回帰には以下の二つの意味が込められている。

　一つは病人の重視である。発想の原点は「病人」を治すことであった。同時に、「病人」の持つ自己治病力を活用したので、陰から陽へと回帰するシステムを構築できた。病人ではなく“病”を対象としたならば、厥陰病篇の四逆湯証が最後となり、前出の文章のように死を考慮することになるだろう。しかし、原作者たちは病人の回復だけを考えたので、それらは不要の書き込みである。

　二つは、システムの始と終を明らかにすることである。三陽病では、太陽病（始）→ 少陽病 → 陽明病（終）だが、三陰病でも同様に、陽明病を終にしなければならない。そこで厥陰病・四逆湯証から改善した嘔而発熱者を小柴胡湯証とし、厥陰病 → 少陽病への進行を示した。少陽病に陽転すれば、終の陽明病へと進むことができる。ただし、『原本』では、陽明病への課程を省略している。

　原作者たちは病人を治すシステムの全体像を示すために「嘔而発熱者　小柴胡湯主之」をもって『原本』の最後を締めくくっている。

（了）

索　引

・薬方索引　　　　　　　　　　306
・表題への解答・総論索引　　310
・各論索引　　　　　　　　　　317

― 薬方索引 ―

薬方名について ――

太字体は原方名を表す
普通字体は書き加えられた薬方名を表す
＊は削除した薬方を表す
イタリック体は他の医学書に記載された薬方を表す
太字の数字は、薬方（方）条文（文）のあるページを
表す
普通字体の数字は薬方が記載されているページを表す

― い ―

茵蔯蒿湯	60、83、84、85、**109**（方）、**267**（文）、268

― う ―

烏梅丸＊	

― え ―

越婢湯（金匱要略）	98

― お ―

黄芩湯	194
黄芩加半夏生姜湯	194
黄連湯	231
黄連阿膠湯	276

― か ―

瓜蔕散＊	
葛根湯	60、83、84、85、**95**（方）、101、**169**（文）、192（合病）
葛根黄芩黄連湯	164、194（方）
葛根加半夏湯	192
乾姜黄芩黄連人参湯	263
乾姜附子湯＊	
甘草湯	282
甘草乾姜湯	201、202（方）
甘草瀉心湯	250
甘草附子湯	227

― き ―

桔梗湯	282
枳実梔子湯＊	

［索引］薬方索引

― く ―

苦酒湯　　　　　282

― け ―

桂枝湯　　　　　52、60、61、73、
　　　　　　　　83、84、85、**92**（方）、
　　　　　　　　97、101、120、
　　　　　　　　164（文）、**167**（文）、
　　　　　　　　257

桂枝加葛根湯　　60、83、85、**93**（方）、
　　　　　　　　101、**168**（文）

桂枝加桂湯　　　221

桂枝加厚朴杏仁湯　162

桂枝加芍薬湯　　60、61、83、85、
　　　　　　　　111（方）、**274**（文）

桂枝加芍薬生姜各一両人参三両新加湯
　　　　　　　　197

桂枝加大黄湯 *

桂枝加附子湯　　174

桂枝甘草湯　　　180

桂枝甘草龍骨牡蠣湯　222

桂枝去桂加茯苓白朮湯　159

桂枝去芍薬湯　　161

桂枝去芍薬加蜀漆牡蠣龍骨救逆湯　220

桂枝去芍薬加附子湯 *

桂枝二越婢一湯　　171

桂枝二麻黄一湯 *

桂枝人参湯　　　191

桂枝附子湯　　　224

桂枝麻黄各半湯　60、61、66、83、
　　　　　　　　85、**97**（方）、101、
　　　　　　　　121、**170**（文）、278

玄武湯（真武湯）　86、87

― こ ―

呉茱萸湯　　　　147、262（方）、
　　　　　　　　291、300

五苓散　　　　　83、84、85、
　　　　　　　　104（方）、**205**（文）、
　　　　　　　　206、247

厚朴生姜半夏甘草人参湯　198

― さ ―

柴胡湯　　　　　86

柴胡加芒消湯 *

柴胡加龍骨牡蠣湯　219

柴胡桂枝湯　　　216

柴胡桂枝乾姜湯　217

― し ―

四逆散　　　　　284

四逆湯　　　　　60、61、64、83、
　　　　　　　　84、85、87、116、
　　　　　　　　117、**118**（方）、
　　　　　　　　257、**286**（文）、
　　　　　　　　289、**299**（文）、302

四逆加人参湯　　127、150、294（方）

梔子乾姜湯　　　232

梔子甘草豉湯　　210

梔子厚朴湯　　　210、228（方）

梔子豉湯　　　　83、84、85、
　　　　　　　　106（方）、**209**（文）、
　　　　　　　　210、232

307

梔子生姜豉湯	210	大柴胡湯	148、235、236（方）、
梔子檗皮湯	268		238（加大黄）、
十棗湯 *			242、250
炙甘草湯	225	**大承氣湯**	60、61、83、84、
赤石脂禹餘糧湯	252		85、**108**（方）、
芍藥甘草湯	202		**256**（文）、259
芍藥甘草附子湯	179	**大青龍湯**	83、84、85、86、
小陷胸湯	240		**99**（方）、101、
承氣湯	86、257		**196**（文）
生姜瀉心湯	247		
小建中湯	229（方）、230	― ち ―	
燒褌散 *			
小柴胡湯	60、61、64、83、	竹葉石膏湯	151、300（方）
	84、85、**102**（方）、	猪膚湯 *	
	211(文)、215、261、	猪苓湯	266
	289、301（文）	調胃承氣湯	66、184（方）、
小承氣湯	258（方）、259		202、259
小青龍湯	199（文）（方）、		
	201	― つ ―	
眞武湯	60、61、64、83、		
	87、**115**（方）、	**通脈四逆湯**	60、61、64、83、
	177(壞病)、		85、87、116、117、
	282（文）		**119**(方)、**287**（文）、
			289、299、302
		通脈四逆加猪膽汁湯	
― せ ―			127、150、294（方）
青龍湯	87	― て ―	
旋覆代赭石湯	249		
		抵當丸 *	
― た ―		抵當湯	187（方）、270
大黄黄連 (瀉心) 湯 245			
大陷胸丸 *			
大陷胸湯	238、239（方）、		

［索引］薬方索引

― と ―

桃花湯	283、284（方）
桃核承氣湯	185、186（方）、259
當帰四逆湯	291、292（方）
當帰四逆加呉茱萸生姜湯	292

― に ―

人参湯	208

― は ―

白散 *	
白頭翁湯	286
半夏散及湯	282
半夏瀉心湯	243

― ひ ―

白虎湯	60、83、87、**109**（方）、225、**264**（文）
白虎加人参湯	148、166（方）、242、243、265
白通湯	290
白通加猪膽汁湯	290
白朮附子湯 *	

― ふ ―

茯苓甘草湯	206
茯苓桂枝甘草大棗湯	181
茯苓桂枝白朮甘草湯	183

茯苓四逆湯	188
附子湯	83、**114**（方）、**281**（文）
附子瀉心湯	246
文蛤散 *	

― ほ ―

牡蠣沢瀉散 *	

― ま ―

麻黄湯	60、61、83、85、**94**（方）、101、**172**（文）、256
麻黄杏仁甘草石膏湯	173
麻黄升麻湯 *	
麻黄石膏湯（越婢湯）	98（方）120
麻黄附子甘草湯	280
麻黄附子細辛湯	60、61、64、66、83、**113**（方）、121、**278**（文）、289
麻黄連軺赤小豆湯	269
麻子仁丸	260

― み ―

蜜煎導 *	

― り ―

理中丸	150、151、207（方）

309

― 表題への解答・総論索引 ―

太字体は主となる頁

―あ―

汗出	33、34、**73**、96、116（大汗出）
汗出悪風	33、52、79、91、119
汗出と無汗	33、34
アルゴリズム	17、**18**、51、52

―い―

胃（胃家）	35
医反下之	**110**、121
陰から陽への回帰	19、37、**62**、117、118、122
咽乾	34、35、37、65、67、68、70、103、116、118
咽痛	113、114
陰陽（陽陰）	32、48、50、54、**55**、81、82、112、116、138

―う―

鬱熱	96

温病について　143

―え―

壊病	66、67、128、**136**
栄氣と衛氣について　143	

―お―

悪寒	80
悪寒発熱	89、91
瘀熱	36、57、67、107、109
悪風	73、80
嘔而脈弱	38、117、123
往来寒熱	101、**102**、117
往来寒熱の分離	116、117
温	73、89、90

―か―

反発熱	37、112、121
霍乱病	127
加工	18、**53**、62、65
加工による陽面の決定　63	

［索引］表題への解答・総論索引

乾嘔	116、117、123
寒熱	32、33、48、55、69、116
寒熱のモデル化	48、49、54

—き—

喜嘔	102、123
規格	18
規格化	17
気血水	18、74
気血水の循環不全	16、74、75
気剤	88
規準（病）と変動（病人）	78、**81**
機能的構造式	**90**、91
基盤（○○病 脈證幷治）	46、**49**、52
基盤の基本骨格	47
基盤の構成	48、**49**
虚実について	139

—く—

駆水剤	88

—け—

鶏子大の如し	99
桂枝麻黄各半湯（名称）	96
経水適断	134、215
血剤	88
結胸について	144

厥陰病における寒熱と病理、自己治病力、薬方と［核］	117
厥陰病の二つの系統	116
厥陰病の薬方構成	116
原作者たち	45
原作者たちの発想の原点	45
『原本』に書き加えられた薬方	130
『原本』において、モデル化された脈	76
『原本』における太陽病篇の条文	33、34
『原本』における陽明病篇の条文	35、36
『原本』における少陽病篇の条文	34、35
『原本』における太陰病篇の条文	36
『原本』における少陰病篇の条文	36、37
『原本』における厥陰病篇の条文	37、38
『原本』の全容	16
玄武	87
玄武湯（名称）	86、87
原理・原則	17、46、48

—こ—

呉茱萸湯	147
口苦	34、35
合病	128

― さ ―

柴胡湯	86
『雑病論』	27、129
三者択一	17、**50**、56、82
三大要素	33、48
三点集約	17、33、46、48
三陰病	56
三陽病	56
三陽病と三陰病	56

三陽病・三陰病における自己治病力と
　［核］となる生薬の組み合わせ　90

三陽病の進行順と記載順
　　　　　　61、62、63、64

三陽病・三陰病の平面図　59

三陽病と表裏の関係　71

三陽病、三陰病、中風、傷寒における
　病人の病理　75

三陽病・三陰病に対応する
　18 方の構成　90

三陽病の病的感覚反応とモデル化　57

三陽病篇・三陰病篇と薬方の
　相関図　61

― し ―

自己治病力	69、**73**、89、120

自己治病力と免疫　74

自己治病力と
　［核］となる生薬の組み合わせ　90

自己治病力の作用　73

自己治病力と自然治癒　74

四逆湯について　87

四神と薬方名	87
システム	18
システム化	16、50
システム構成	19
システム内容	19

システムにおける
　三陽病・三陰病の相互関係　65

システムにおける病の進行順と
　実際の進行順の相違　124

システム化のまとめ　124

瀉下	73、89、90、107

出発点（太陽病）と終点（陽明病）　19

18 方構成生薬の気血水分類　88

18 方の構成と自己治癒力　89

18 方の名称	85
書式	17、51
証	78、**79**、80
証の機能	78、80

少陰病における寒熱と病理、
　自己治病力、薬方と［核］　112

少陰病における発熱（反発熱）
　　　　　　113、121

少陰病の薬方構成　112

書物（『傷寒論』）としての構成　20

書物の名称『傷寒論』について　26

傷寒	27、78、**100**

『傷寒論』と『金匱要略』の比較　20

『傷寒論』と『金匱要略』の
　両方に記載されている薬方　84

『傷寒論』の原本	**41**
『傷寒論』の総論	20、**46**、49
『傷寒論』の治療法	18
『傷寒論』の伝本（内容）	29

［索引］表題への解答・総論索引

『傷寒論』の発想　16
『傷寒論』の方法　16
『傷寒論』の目的　16
『傷寒論』の歴史　28
承気湯について　86
小柴胡湯証の嘔と比較
　および吐の追加　134
上、中、下　　57、**70**、81、82
上焦、中焦、下焦について　141
消熱　　　　　89、90、106
少腹と膀胱について　142
条文の加工　　53
条文の作成　　51
生薬の気血水分類　88
生薬の薬理作用　88
少陽病における寒熱と病理、
　自己治病力、薬方と［核］　101
少陽病の薬方構成　101
心下　　　　　128
心下に関係する薬方と
　書き加えられた薬方　133
身体のモデル化　48、69
診断と治療の直結　16
身熱悪風　　　103
真武湯（薬方名）　87

— す —

水逆　　　　　104
水剤　　　　　88、104
朱雀　　　　　87

— せ —

生理現象　　　18
生理現象のモデル化　74
青龍　　　　　87
青龍湯（薬方名）　86、87

— そ —

其背悪寒　　　37

— た —

太陰病の設定　121
太陰病における寒熱と病理、
　自己治病力、薬方と［核］　111
太陰病の薬方構成　110
大柴胡湯　　　148
対比　　　　　17、18、46、47
対比関係　　　114
太陽中風　　　34、97、98、120
太陽病の発熱に対する自己治病力と
　病力の六種類のケース　91
太陽病の薬方構成　91
太陽病の薬方における桂枝（気剤）と
　麻黄（水剤）の配合比と作用　101
沢瀉　　　　　104

— ち —

治　　　　　　18、47、49、52、
　　　　　　　69、89
治療法　　　　18

313

竹葉石膏湯	151
中風	119
中風と傷寒	119
中和	73、89、90、102
潮熱	36、57、67、107

一て一

手足と四肢	72

一と一

頓証菩提	80

一な一

内外について	140

一に一

二項対立概念	17、32、46、47、48
二者択一	17、**50**、56、82
二陽併病	128

一は一

白飲	104
麦門冬湯 (金匱要略)	151
八味丸 (金匱要略)	21
発汗	73、89、90、91
煩躁	34、98
煩躁者	137

判定基準	32、33
煩熱	35、65、101、105

一ひ一

白虎	87
白虎湯 (薬方名)	87
白虎加人参湯	148
白朮	104
表題への解答	16
表・表裏間・裏	48、**69**、**71**、82
表・表裏間・裏と身体部位	69、71
病的感覚反応	49、**56**、57、69、71
病的身体反応	49、**69**、71
病的感覚反応と病的身体反応における身体部位との関係	**70**、71、72
病人	45
病人の分類と対比	47
病人のモデル化	68
病理	16、49、**69**、74、88

一ふ一

腹満時痛	110
茯苓	104
部分け	52
分類と対比	47

［索引］表題への解答・総論索引

— へ —

篇　　　　　　20、51、61
辨霍乱病脈證幷治第十三における薬方
　　　　　　150
辨陰陽易差後勞復病脈證幷治第十四
　における薬方　151

— ほ —

補（給）　　　73、89、90
補・温　　　　73、89、90

— ま —

麻黄石膏湯（越婢湯）　120

— み —

身有微熱　　　38、116、117
脈　　　　　　49、**72**、76、77
脈の機能　　　78

— む —

無汗　　　　　33、34、91、94

— も —

目眩　　　　　34、35、105
モデル化　　　16、17、18、46、54
モデル化された項目　54

モデル化された三陽病・三陰病の
　イメージ図　58
モデル化された症状（寒熱）　75
モデル化された脈　76
モデル化の原理・原則　46

— や —

薬方の［核］　　86、89、90
薬方の構成と自己治病力の関係　89
薬方（18方）の独創性　83
薬方（18方）の名称　85
薬方のモデル化　82
薬理　　　　　49、88
病と病人の関係　81、82
病と病人の対比関係における脈　77
病のシステム化　50
病のシステム加工　51
病の体系　　　50
病の分類・対比　55、56
病のモデル化　48、55

— よ —

陽と陰から三陽病と三陰病への
　展開図　59
陽の平面化　　63
陽明病における熱と病理、自
　己治病力、薬方と［核］　107
陽明病の薬方構成　106
陽面の決定　　56、63

315

― り ―

『リアル傷寒論』8項目の訂正　22	
利水剤	88、104
利水	89、90、104
裏熱	36、99、107、108
料	104

― れ ―

冷熱	89、90

― ろ ―

老子	44、58
老冊	44
六病	58
六病への規格化・集約化　56	

［索引］各論索引

― 各論索引 ―

―あ―

噫氣不除者	249
汗出　悪風者	167
汗出而喘	173
汗出　短氣	227
不汗出而煩躁者	196

―い―

医反下之	274
胃中乾	205
胃中燥	258
一身盡重　不可轉側者	219
遺尿　自汗出者	264
入れ子構造	156、165、283
＜咽乾＞者	286
陰から陽への転換点	299
咽中乾	201、203
咽中傷	282
咽中痛	282
咽痛	171、279
咽痛者	282
陰熱	178

―う―

饑而不欲食	296
内有久寒者	293

（右列）

鬱鬱微煩者	235
鬱熱	171、279

―え―

壞病	**176**

―お―

悪寒	154、157、158
起則頭眩	183
瘀熱	267
瘀熱在裏　身必発黄	269
悪風	157、158、169、170、172
悪風者	167、168
嘔者	194
嘔而汗出者	194
嘔而脈弱　小便復利　身有微熱＜者＞	299
嘔吐而下利者	250
嘔而発熱者	301
嘔不止	235
往来寒熱	211、213、217、302
大汗出　熱不去　＜咽乾者＞	286

317

─か─

外証未去者	216
反悪寒者	179
反発熱　脈沈者	278
臥起不安者	210
渇而不嘔	217
渇欲飲水　口乾舌燥者	265
渇欲飲水　小便不利者	266
乾嘔	250、287
乾嘔者	164
乾嘔　吐涎沫　頭痛者	300
寒多不用水者	207

─き─

喜嘔者	211
几几	168、169
気逆欲吐	300
瘧状如く発熱悪寒	170
翕翕発熱	165
胸下満	211
驚狂　臥起不安者	220
胸脇苦満	211
胸脇満　不去者	261
胸脇満　微結	217
胸中窒者	209
悩熱而利	191
胸満者	161
胸満　煩驚	219

─く─

口不仁	264

─け─

頸項強	211
経水適断者	215
厥逆　無脈　乾嘔　煩者	290
厥而心下悸	206
結胸	240
下利者	247
下利　厥逆而悪寒者	286
下利清穀	287
下利清穀　手足厥逆　脈微欲絶	
身反不悪寒＜者＞	287
下利　脈微者	290
下利不止　便膿血者	283
『原本』（傷寒論）の総論	154

─こ─

更衣	259
口苦	271
口中和	281
項背強几几（汗出悪風）	168
項背強几几（無汗　悪風）	169
＜項背痛者＞	169
骨節疼痛	172
骨節疼煩	227
合病	192
之を按じて則痛　脈浮滑者	240

―し―

屎雖硬　大便反易　其色必黒者　270
直中の少陰　279
四逆　293
自下利　192
自下利者　194、282
四肢沈重　282
四肢微急　難以屈伸者　174
少陰病　始得之　278
少陰病篇における
　　厥陰病と厥陰病篇の構成　289
消渇　297
消渇者　205
傷寒　154、158、302
傷寒五六日　往来寒熱　胸脇苦満　211
傷寒四五日　身熱　悪風　211
傷寒の定義　158
『傷寒論』の総論　154
少気者　210
承気　257
承気湯（四種類）の比較　259
嗇嗇悪寒　165
食入口即吐　263
食穀欲嘔　262
小便数　201、203
小便自利者　187
小便難　174
小便不利　205、217、219、
　　　　　227、267、268、
　　　　　282、283
小便不利者　159、247、266
小便不利　渇引水漿者　267

蒸蒸発熱者　184
少腹急結者　185
少腹當鞕満　187
条文 1-1 の内容　155
身黄　発熱者　268
心下悸　177
心下悸欲得按者　180
心下急　鬱鬱微煩者　235
心下支結　216
心下痛　按之石鞕者　238
（心下）但満而不痛者　243
心下の変一覧　236
心下の変各論　236
心下痞　按之濡者　245
心下痞而復悪寒　汗出者　246
心下痞鞕　噫氣不除者　249
心下痞鞕　乾噫　食臭
　　腹中雷鳴　下利者　247
心下痞鞕　表裏不解者　191
心下痞鞕而満
　　乾嘔　心煩不得安＜者＞　250
心下満而鞕痛者　238
心下満微痛　159
心下有水氣　199
振振欲擗地者　177
（身爲）振振揺者　183
身體痛　手足寒　骨節痛　脈沈者　281
身體疼煩　不能自轉側　224
心中懊憹　210
心中悸而煩　229
心中結痛者　210
心中と胸中　229
心中煩　不得臥　276

身疼	172
心動悸	225
身熱　悪風	211
身熱不去　心中結痛者	232
身熱不去　微煩者	232
心煩	201、210、211、243
心煩者	217
心煩不得安＜者＞	250

— す —

頭眩	177
頭眩と起則頭眩の比較	183
水逆	207
頭痛　発熱	167、172

— せ —

背微悪寒者	243
臍下悸者	181
淅淅悪風	164
泄利下重者	284
舌上白胎者	261
讝語	219、258、264
讝語者	202

— そ —

総論	154
其背悪寒	281
其人　内有久寒	293
其人悪風　小便難	174

其人渇而口燥煩	247
其人喜忘者　必有畜血	270
其人如狂	185
其人臍下悸者	181
其人多汗	258
其人仍発熱	177
其人発狂者	187
其人腹中痛　泄利下重者	284
其身必重	256

— た —

大渇　舌上乾燥而煩	242
大煩渇　不解	166
大便必鞕	258
大便溏	261
太陽與陽明合病	192
太陽中風（桂枝湯）	164
太陽中風（桂枝湯服用後の変化）	166
太陽中風（大青龍湯）	196
太陽中風（大青龍湯服用後の変化）	199
太陽病から少陽病への転入	204
太陽病　得之	170
太陽病の加工	155
太陽病の構成	156、157
太陽病の治のシステム（薬方）	156
太陽病のモデル化と分類・集約	155
太陽病の病的感覚反応に桂枝湯を服用した場合	159
太陽病の病的感覚反応を瀉下した場合（便秘有）	161
太陽病の病的感覚反応を瀉下した場合（便秘無）	162

［索引］各論索引

太陽病　発汗　汗出不解
　其人仍発熱　175、177
＜太陽病＞発汗　而煩熱　209
但欲寐也　　　　275
但嘔者　　　　　192
但頭汗出　　　217、267
但満而不痛者　　243
短気　　　　227、256

— ち —

畜血　　　　　　270
中風の定義　　　158
潮熱者　　　　　256

— て —

手足温而渇者　　　211
手足逆冷　煩躁　欲死者　291
手足厥寒　脈細欲絶者　291
手足厥逆　脈微欲絶　287

— な —

仍頭項強痛　　　159
仍発熱　　　　　177

— に —

二陽併病　　　　190

— ね —

熱多寒少　　　　170
熱厥　　　　　　265
熱の消滅現象　　180
熱のすり替わり現象　180
熱利　下重者　　286

— は —

発黄　　　　　　269
発汗　汗出不解　其人仍発熱　175、177
発汗而煩熱　　　209
発汗　遂漏不止　174、175
発汗　不解　蒸蒸発熱者　175、184
（発汗）不解　其人如狂　185
発汗　若下之　病仍不解　煩躁者　188
発汗　病不解　反悪寒者　179
発狂者　　　　　187
発熱而欬　或喘者　199
発奔豚　　　　　221
煩驚　　　　　　219
煩躁　吐逆者　　201

— ひ —

痞不解　小便不利者　247
微喘者　　　　　162
微発汗　　　　　280
鼻鳴　　　　　　164

321

― ふ ―

不汗出而煩躁者　196

不大便而嘔　舌上白胎者　261

不能自轉側　224

服瀉心湯已　利不止＜者＞　252

腹中急痛　230

腹中痛　泄利下重者　284

腹中痛　欲嘔吐者　231

腹中雷鳴　下利者　247

腹脹満者　198

腹痛　282、283

腹満　210

腹満而喘　有潮熱者　256

腹満時痛者　274

腹満　身重　難以轉側　264

茯苓四逆湯証
（動的作用と静的作用）　189、190

― へ ―

辨厥陰病脈證幷治　296

辨少陰病脈證幷治　275

辨少陽病脈證幷治　271

辨太陰病脈證幷治　273

辨太陽病脈證幷治下　169

辨太陽病脈證幷治上　154

辨陽明病脈證幷治　255

便膿血者　283

― み ―

身反不悪寒　287

身必重　256

身必発黄　269

身瞤動　振振欲擗地者　177

身疼　172

身疼痛　196、197

身無汗　267

身微腫者　227

身有微熱　299

脈滑而疾者　258

脈緩者　154

脈結代　225

脈洪大者　166

脈細欲絶者　291

脈促　胸満者　161

脈遅　256

脈浮滑者　240

脈不出者　287

脈浮（虚）而濇者　224

脈微欲絶　287

脈微欲絶者　294

脈微而復利　294

脈微細　275

― む ―

無汗　159、169

無汗而喘者　172

無大熱　243

無大熱者　173、242

無脈　290

［索引］各論索引

— め —

面色反有熱色者　170

— も —

黙黙不欲飲食　　211
目眩　　　　　　271
本太陽病　医反下之
　因爾腹満時痛者　274

— よ —

與瀉心湯　痞不解　小便不利者　247

陽旦湯　　　　166
腰痛　　　　　172
欲飲水数升者　242

— り —

利止　脈不出者　287
利不止＜者＞　　252

323

引用・参考文献

全般　齋藤謙一　　　　　　　リアル傷寒論　源草社　東京　2019
　　　日本漢方協会学術部編　傷寒雑病論　「傷寒論」「金匱要略」第 1 版
　　　　　　　　　　　　　　　　　　　東洋学術出版社　千葉　1981

　1)、2)、7)　　　　　　　ベネッセ表現読解国語辞典
　　　　　　　　　　　　　　　　　ベネッセコーポレーション　東京　2003
　3)、4)、5)、6)、8)　岩波国語辞典　岩波書店　東京　2011
　9) 大塚敬節　　　　臨床應用　傷寒論解説　創元社　大阪　1974　124
　10) 大塚敬節　　　　臨床應用　傷寒論解説　創元社　大阪　1974　125
　11) 大塚敬節　　　　臨床應用　傷寒論解説　創元社　大阪　1974　37
　12) 山田慶児　　　　中国医学はいかにつくられたか
　　　　　　　　　　　　　　　　　岩波書店　東京　1999　60
　13) 芳沢光雄　　　　「3」の発想　新潮社　東京　2009　78
　14) 福永光司　　　　老子　朝日新聞社　東京　2006　299
　15)、18)、20)、21)、22)　漢辞海　三省堂　東京　2001
　16) 大塚敬節　　　　臨床應用　傷寒論解説　創元社　大阪　1974　110
　17) 諸橋轍次　　　　大漢和辞典　大修館書店　東京　1976
　19) 藤平　健　　　　漢方臨床ノート・論考篇
　　　　　　　　　　　　　　　　　創元社　大阪　1988　311

あとがき

　本書で、『傷寒論』は幸運に恵まれたと述べたが、著者も三つの幸運に恵まれた。

　まず、一つは『傷寒論』に巡り会えた幸運である。さかのぼれば、高校時代に世界史の教科書で、その存在を知った。さらに、大学生になってから、たまたま、学友が和綴じの『傷寒論』を持っていたので、それを見せてもらう機会があった。内容は理解できなかったが、これが実物の『傷寒論』かと、なぜか、感動したことを昨日のように思い出す。

　その後、臨床応用傷寒論解説（大塚敬節著）を入手して、本格的に『傷寒論』に向き合った。以来、多数の解説書を読み、考えることが習慣になり、いつしか、『傷寒論』が著者のライフワークとなっていた。巡り会いにより、ライフワークを持てたことに感謝する。

　二つは、『傷寒論』をはじめ、様々な漢方関係医学書の薬方を実地に使用する機会に恵まれたことである。薬局という場において、漢方に理解のある多数の顧客の支援により、徐々にではあるが、『傷寒論』の懐に入れるようになった。実用第一の医学書なので、実践は不可欠である。紙上の文字だけでは、不十分だった。条文を参考にして、生薬を自分の眼で確かめ、自分の鼻で匂いを嗅ぎ、時には味をみて調合し、顧客に服用して貰い、服用後の評価を得て、はじめて薬方の使用法を会得できる。その機会を与えてくれた顧客の皆さんに感謝したい。

　三つは、健康に恵まれたことである。ライフワークは、文字通り、長い年月を必要とする。毎日、コツコツと実践と思索を繰り返せたのは、平穏無事に過ごせたからである。健康ほどありがたいものはない。ライフワークを継続するためには心身の充実が必須の要件である。健康とそれを蔭で支えてくれた妻の由季子に感謝する。

　ここに、『リアル傷寒論』に続く『漢方の聖典・傷寒論とはどのような医学

あとがき

書か』の完成で、著者のライフワークである『傷寒論』とのご縁を更に深めることができた。

　今回も作図でご協力いただいた日立市在住の舟幡一行氏と再度、出版のお世話になった源草社・社長の吉田幹治氏に記して感謝の意を表する。

2024 年 10 月
齋藤　謙一

著者略歴

齋藤 謙一（さいとう けんいち）

1939 年　茨城県に生まれる。

1961 年　明治薬科大学卒業　薬剤師となる。

1963 年　齋藤薬局を開設し、現在に至る。

［漢方歴］

1975 年　（社）日本東洋医学会に入会。

　　　　「熱入血室の臨床応用について」（口演発表）

　　　　　（第 44 回日本東洋医学会学術総会・仙台市）

　　　　「類聚方の現代的意義」（ポスター発表）

　　　　　（第 46 回日本東洋医学会学術総会・金沢市）

　　　　「桂麻の剤における桂枝と麻黄の配合比について」（ポスター発表）

　　　　　（第 47 回日本東洋医学会学術総会・横浜市）

以来 45 年余、「傷寒論」の研究を継続する。

その間、田畑隆一郎先生と小倉重成先生に師事して漢方の臨床力を磨く。

2005 〜 2007 年　東邦大学薬学部客員講師として「傷寒論」を講義する。

2010 〜 2017 年　『漢方の臨床』（東亜医学協会）に「リアル傷寒論」を連載する。

2019 年　「リアル傷寒論」を上梓する。

漢方の聖典『傷寒論（しょうかんろん）』とはどのような医学書か

2024 年 11 月 20 日　第一刷発行

著　者　　齋藤謙一

発行人　　吉田幹治

発行所　　有限会社 源草社

東京都千代田区神田神保町 1-64 神保町ビル 301　〒 101-0051

電話 03-5282-3540　FAX 03-5282-3541

E-mail：info@gensosha.net　URL：http://gensosha.net/

装幀　別府祥子

印刷　株式会社上野印刷所

乱丁・落丁本はお取り替えいたします。

© Kenichi Saito, 2024　Printed in Japan

ISBN978-4-907892-47-0

JCOPY ＜（社）出版者著作権管理機構 委託出版物＞

本書の無断複写は著作権法上での例外を除き禁じられています。複写される場合は、そのつど事前に、（社）出版者著作権管理機構（電話 03-5244-5088、FAX 03-5244-5089、e-mail:info@jcopy.or.jp）の許諾を得てください。